千金方

李春深◎编著

天津出版传媒集团
天津科学技术出版社

图书在版编目(CIP)数据

千金方 / 李春深编著. --天津 : 天津科学技术出版社, 2020.5

ISBN 978-7-5576-5950-9

Ⅰ. ①千… Ⅱ. ①李… Ⅲ. ①《千金方》Ⅳ. ①R289.342

中国版本图书馆 CIP 数据核字（2019）第 050955 号

千金方

QIANJINFANG

责任编辑：李晓琳　孟祥刚

出　版：天津出版传媒集团
天津科学技术出版社

地　址：天津市西康路 35 号

邮　编：300051

电　话：(022) 23332390

网　址：www.tjkjcbs.com.cn

发　行：新华书店经销

印　刷：三河市恒升印装有限公司

开本 670×960　1/16　印张 20　字数 500 000

2020 年 5 月第 1 版第 1 次印刷

定价：68.00 元

前　言

《千金方》是综合性临床医著，又称《千金要方》，简称《千金方》。书中所载医论、医方较系统地总结了自《内经》以后至唐初的医学成就，是一部科学价值较高的著作。

本书为综合性临床医著，作者集唐代及以前的诊治经验之大成，对后世医家影响极大。先抛开其高明的医术不谈，作者孙思邈在重视医德及自身修养的方面，就可供后人细细品鉴、认真学习。

正如他在原序中所讲：一些世俗末流的小人之辈，常行诡诈，总是打着行医的旗号蒙骗欺哄患者，最终无论是朝廷官员还是平民百姓，都对医生这一职业感到耻辱，转而教诲子弟多学习一些应试的文章，以便走仕途，最终让医术荒废。而他从幼小时常感风寒，所以经常要去看医生，最后吃药的花费耗尽了家里的所有财产。因此从少年时期，他就很喜欢读医典，直到头发斑白也没有丢开过医书。至于那些诊疗及采药的方法，只要他听说有哪个人比他高明的，无论那人远在哪里，他都要过去虚心请教，采撷众家之所长，他才能够有更多的进步。这样到了二十岁左右的时候，他对医术有了一些心得，开始为近亲远邻治疗疾病，很多人都得到了救治。由此可见，那些基础的药物学和方剂学，是不能不学习的。

之后在学习与治病的过程中，孙思邈发现，以前的各种医学典籍，都写得过于浩博，患者在突然生病的时候很难一下翻到对应自己病证的治疗方法，他甚至认为，找到对症处方时，患者都可能已经丧命了，因此而枉死的人，实在可惜。于是孙思邈根据自己的行医经验，并添加了其他医典的典型方剂，删繁就简，既保存了完整的典籍资料，又添加了一些常见的民间验方，最终编成了这部《千金方》。其名字的由来，则是因为他认为，人的生命是最重要的，比上千两的黄金还要贵重，如果人们通过看了这部书而得到救治，他的恩德要超过千两黄金，故取其意为书名。

而在这数千年之后，我们又将这部医学巨作重新呈现给读者，其目的就是为了让那些在巨大压力下生活的人们，对疾病的预防、日常的养生以及病后的诊疗都有充分的认识。另外，值得注意的是，本书为删减本，所选取的内容更适宜现代人的健康状况。对于书中所提到的一些有毒药物，如硫黄、乌头等，还是希望读者朋友能在医生的指导下服用，以免引起身体不适。

目　录

第一章　妇人方

第二章　少小婴孺方

第三章　七窍病

第四章　肝　脏

第五章　胆　腑

第六章　心　脏

第七章　小肠腑

第八章　脾　脏

第九章　胃　腑

第十章　肺　脏

第十一章　大肠腑

第十二章　肾　脏

第十三章　膀胱腑

第十四章　消渴　淋闭　尿血　水肿

第十五章　疔肿痈疽

第一章　妇人方

求　子

凡人无子，当为夫妻俱有五劳七伤、虚羸百病所致，故有绝嗣之殃。夫治之法，男服七子散，女服紫石门冬丸，及坐药、荡胞汤，无不有子也。

七子散　治丈夫风虚目暗，精气衰少，无子，补不足方：

五味子、牡荆子、菟丝子、车前子、菥蓂子、石斛、薯蓣、干地黄、杜仲、鹿茸、远志各八铢，附子、蛇床子、芎劳各六铢，山茱萸、天雄、人参、茯苓、黄芪、牛膝各三铢，桂心十铢，巴戟天十二铢，苁蓉十铢，钟乳粉八铢。

上二十四味，治下筛。酒服方寸匕，日二。不知，增至二匕，以知为度。禁如药法。不能酒者，蜜和丸服亦得。(一方加覆盆子八铢。)

朴硝荡胞汤　治妇人立身以来全不产，及断绪久不产三十年者方：

朴硝、牡丹、当归、大黄、桃仁（生用）各三铢，细辛、厚朴、桔梗、赤芍药、人参、茯苓、桂心、甘草、牛膝、橘皮各一铢，虻虫十枚，水蛭十枚，附子六铢。

上十八味，㕮咀，以清酒五升、水五升合煮，取三升，分四服，日三夜一，每服相去三时，更服如常。覆被取少汗，汗不出，冬日著火笼之。必下积血，及冷赤脓如赤小豆汁，本为妇人子宫内有此恶物令然。或天阴脐下痛，或月水不调，为有冷血，不受胎，若斟酌下尽，气力弱，大困，不堪更服，亦可二三服即止。如大闷不堪，可食酢饭冷浆，一口即止。然恐去恶物不尽，不大得药力。若能忍服尽，大好。一日后，仍著导药。

治全不产及断绪，服前朴硝汤后，著坐导药方：

皂荚、山茱萸、当归各一两，细辛、五味子、干姜各二两，大黄、矾石、戎盐、蜀椒各半两。

上十味，末之，以绢袋盛，大如指，长三寸，盛药令满。纳妇人阴中，坐卧任意，勿行走急，小便时去之，更安新者。一日一度。必下青黄冷汁，汁尽止，即可幸御，自有子。若未见病出，亦可至十日安之。一本别有葶苈、砒霜各半两。此药为服朴硝汤，恐去冷恶物出不尽，以导药下之。值天阴冷不疼，不须著导药。亦有著盐为导药者，然不如此药。其服朴硝汤后，即安导药，经一日外，服紫石门冬丸。

紫石门冬丸　治全不产及断绪方：

紫石英、天门冬各三两，当归、芎劳、紫葳、卷柏、桂心、乌头、干地黄、牡蒙、禹余粮、石斛、辛夷各二两，人参、桑寄生、续断、细辛、厚朴、干姜、食茱萸、牡丹、牛膝各二十铢，柏子仁一两，薯蓣、乌贼骨、甘草各一两半。

上二十六味，末之，蜜和丸。酒服如梧桐子大十丸，日三，渐增至三十丸，以腹中热为度。不禁房室，夫行不在不可服，禁如药法。比来服者，不至尽剂即有娠。

白薇丸　主令妇人有子方：

白薇、细辛、防风、人参、秦椒、白蔹（一云白芷）、桂心、牛膝、秦艽、芜荑、沙参、芍药、五味子、白僵蚕、牡丹、蛴螬各一两，干漆、柏子仁、干姜、卷柏、附子、芎劳各二十铢，紫石、英桃仁各一两半，钟乳、干地黄、白石英各二两，鼠妇半两，水蛭、虻虫各十五枚，吴茱萸十八铢，麻布叩幞头一尺，烧。

上三十二味，末之，蜜和丸。酒服如梧子大十五丸，日再，稍加至三十丸。当有所去，小觉有异即停服。

古者求子，多用庆云散、承泽丸，今代人绝不用此，虽未试验，其法可重，故述之。

庆云散　主丈夫阳气不足，不能施化，施化无成方：

覆盆子、五味子各一升，天雄一两，石斛、白术各三两，桑寄生四两，天门冬九两，菟丝子一升，紫石英二两。

上九味，治下筛。酒服方寸匕，先食，日三服。素不耐冷者，去寄生，加细辛四两；阳气不少而无子者，去石斛，加槟榔十五枚。

承泽丸 主妇人下焦三十六疾，不孕绝产方：

梅核仁、辛夷各一升，葛上亭长七枚，泽兰子五合，溲疏二两，藁本一两。

上六味，末之，蜜和丸。先食服如大豆二丸，日三，不知稍增。若腹中无坚癖积聚者，去亭长，加通草一两；恶甘者，和药先以苦酒搜散，乃纳少蜜和为丸。

大黄丸 主带下百病，无子，服药十日下血，二十日下长虫及清黄汁，三十日病除，五十日肥白方：

大黄破如米豆，熬令黑、柴胡、朴硝各一升，芎䓖五两，干姜一升，蜀椒二两，茯苓如鸡子大一枚。

上七味，末之，蜜和丸，如梧桐子大。先食服七丸，米饮下，加至十丸，以知为度，五日微下。

治女人积年不孕，吉祥丸方：

天麻一两，五味子二两，覆盆子一升，桃花二两，柳絮一两，白术二两，芎䓖二两，牡丹一两，桃仁一百枚，菟丝子一升，茯苓一两，楮实子一升，干地黄一两，桂心一两。

上十四味，末之，蜜和丸，如豆大。每服空心，饮若酒下五丸，日中一服，晚一服。

硝石大黄丸 治十二瘕癖，及妇人带下，绝产无子，并服寒食药而腹中有癖者，当先服大丸下之，乃服寒食药耳。大丸不下水谷，但下病耳，不令人虚极。

治月水不利、闭塞，绝产十八年，服此药二十八日有子，**金城太守白薇丸**方：

白薇三十铢，人参、杜蘅、牡蒙各十八铢，牛膝半两，细辛三十铢，厚朴、半夏各十八铢，沙参、干姜各半两，白僵蚕十八铢，秦艽半两，蜀椒一两半，当归十八铢，附子一两半，防风一两半，紫菀十八铢。

上十七味，末之，蜜和。先食服如梧子大三丸，不知，稍增至四五丸。此药不长将服，觉有娠则止，用之大验。

白薇丸 主久无子或断绪，上热下冷，百病皆治之方：

白薇十八铢，紫石英三十铢，泽兰、禹余粮各二两，当归一两，赤石脂一两，白芷一两半，芎䓖一两，藁本、石膏、菴闾子、卷柏各二十铢，蛇床子一两，桂心二两半，细辛三两，覆盆子、桃仁各二两半，干地黄、干姜、蜀椒、车前子各十八铢，蒲黄二两半，人参一两半，白龙骨、远志、麦门冬、茯苓各二两，橘皮半两。

上二十八味，末之，蜜和。酒服十五丸如梧子大，日再。渐增，以知为度，亦可至五十丸。慎猪、鸡、生冷、酢滑、鱼、蒜、驴、马、牛肉等。觉有娠即停。三月正择食时，可食牛肝及心，至四月、五月不须，不可故杀，令子短寿，遇得者大良。

治妇人绝产，生来未产，荡涤腑脏，使玉门受子精，秦椒丸方：

秦椒、天雄各十八铢，玄参、人参、白蔹、鼠妇、白芷、黄芪、桔梗、露蜂房、白僵蚕、桃仁、蛴螬、白薇、细辛、芜荑各一两，牡蒙、沙参、防风、甘草、牡丹皮、牛膝、卷柏、五味子、芍药、桂心、大黄、石斛、白术各二十铢，柏子仁、茯苓、当归、干姜各一两半，泽兰、干地黄、芎䓖各一两十八铢，干漆、白石英、紫石英、附子各二两，钟乳二两半，水蛭七十枚，虻虫百枚，麻布叩幞头七寸，烧上四十四味，末之，蜜丸。酒服十丸如梧子，日再，稍加至二十丸。若有所去如豆汁、鼻涕，此是病出。觉有异即停。

阴阳调和，二气相感，阳施阴化，是以有娠，而三阴所会则多生女。但妊娠二月名曰始膏，精气成于胞里。至于三月名曰始胎，血脉不流，象形而变，未有定仪，见物而化。是时男女未分，故未满三月者，可服药、方术转之。令生男也。

治妇人始觉有娠，养胎并转女为男，丹参丸方：

丹参、续断、芍药、白胶、白术、柏子仁各二两，人参、芎䓖、干姜各三十铢，当归、橘皮、吴茱萸各一两十八铢，白芷、冠缨烧灰，各一两，芜荑十八铢，干地黄一两半，甘草二两，犬卵一具，干东门上雄鸡头一枚。

上十九味，末之，蜜和丸。酒服十丸，日再，稍加至二十丸，如梧子大。

又方：取原蚕矢一枚，井花水服之，日三。

又方：取弓弩统一枚，绛囊盛，带妇人左臂。（一法以系腰下，满百日去之。）

又方：取雄黄一两，绛囊盛，带之。要女者，带雌黄。

又方：以斧一柄，于产妇卧床下置之，仍系刃向下，勿令人知。如不信者，待鸡抱卵时，依此置于窠下，一窠儿子尽为雄也。

妊娠恶阻

何以知妇人妊娠？脉平而虚者，乳子法也。《经》云：阴搏阳别，谓之有子。此是血气和调，阳施阴化也。诊其手少阴脉动甚者，妊子也。少阴，心脉也，心主血脉。又肾名胞门、子户。尺中，肾脉也。尺中之脉按之不绝，法妊娠也。三部脉沉浮正等，按之无绝者，有娠也。

妊娠初时，寸微小，呼吸五至，三月而尺数也。

妊娠四月欲知男女者，左疾为男，右疾为女；左右俱疾，为产二子。又法，左手沉实为男，右手浮大为女；左右手俱沉实，猥生[①]二男；俱浮大，猥生二女。尺脉若左偏大为男，右偏大为女，左右俱大，产二子。大者，如实状。又法，左手尺中浮大者男，右手尺中沉细者女；若来而断绝者，月水不利。又法，左右尺俱浮为产二男，不然，女作男生；俱沉为产二女，不尔，男作女生。又法，得太阴脉为男，得太阳脉为女；太阴脉沉，太阳脉浮。又，遣妊娠人面南行，还复呼之，左回首者是男，右回首者是女。又，看上圊时，夫从后急呼之，左回首是男，右回首是女。又，妇人妊娠，其夫左乳房有核是男，右乳房有核是女。

妊娠欲知将产者，怀妊离经其脉浮，设腹痛引腰脊为今出也。但离经者，不病也。又法，欲生，其脉离经，夜半觉痛，日中则生也。

凡妇人虚羸，血气不足，肾气又弱，或当风饮冷太过，心下有痰水[②]者，欲有胎而喜病阻。所谓欲有胎者，其人月水尚来，颜色、肌肤如常，但苦沉重愦闷，不欲食饮，又不知其患所在，脉理顺时平和，则是欲有娠也。如此经二月日后，便觉不通，则结胎也。阻病者，患心中愦愦，头重眼眩，四肢沉重懈惰，不欲执作，恶闻食气，欲啖咸酸果实，多卧少起，世谓恶食。其至三四月日以上，皆大剧吐逆，不能自胜举也。此由经血既闭，水渍于脏，脏气不宣通，故心烦愦闷，气逆而呕吐也。血脉不通，经络否涩，则四肢沉重，挟风则头目眩也。觉如此候者，便宜服半夏茯苓汤

---

① 猥生：猥，多也。

② 痰水：原作“淡水”，据《病源》《医方类聚》改。

数剂，后将茯苓丸，痰水消除，便欲食也。既得食力，体强气盛，力足养胎，母便健矣。古今治阻病方有十数首，不问虚实、冷热、长少、殆死者活于此方。

半夏茯苓汤 治妊娠阻病，心中愦闷，空烦吐逆，恶闻食气，头眩重，四肢百节疼烦沉重，多卧少起，恶寒汗出，疲极黄瘦方：

半夏三十株，茯苓、干地黄各十八铢，橘皮、细辛、人参、芍药、旋复花、芎劳、桔梗、甘草各十二铢，生姜三十铢。

上十二味，㕮咀，以水一斗，煮取三升，分三服。若病阻积月日不得治，及服药冷热失候，病变客热烦渴，口生疮者，去橘皮、细辛，加前胡、知母各十二铢；若变冷下痢者，去干地黄，入桂心十二铢；若食少，胃中虚，生热，大便闭塞，小便赤少者，宜加大黄十八铢，去地黄，加黄芩六铢。余依方服一剂得下后，消息看气力、冷热增损，方调定，更服一剂汤，便急服茯苓丸，令能食便强健也。忌生冷、醋滑、油腻、菘菜、海藻。

茯苓丸 治妊娠阻病，患心中烦闷，头眩重，憎闻饮食气，便呕逆吐闷颠倒，四肢垂弱，不自胜持，服之即效。要先服半夏茯苓汤两剂后，可将服此方：

茯苓、人参、桂心（熬）、干姜、半夏、橘皮各一两，白术、葛根、甘草、枳实各二两。

上十味，末之，蜜和为丸，如梧子。饮服二十丸，渐加至三十丸，日三。

治妊娠恶阻，呕吐，不下食方：

青竹茹、橘皮各十八铢，茯苓、生姜各一两，半夏三十铢。

上五味，㕮咀，以水六升，煮取二升半。分三服，不瘥，频作。

治妊娠呕吐，不下食，**橘皮汤**方：

橘皮、竹茹、人参、白术各十八铢，生姜一两，厚朴十二铢。

上六味，㕮咀，以水七升，煮以二升半。分三服，不瘥，重作。

养　胎

旧说凡受胎三月，逐物变化，禀质未定。故妊娠三月，欲得观犀象猛兽、珠玉宝物；欲得见贤人君子、盛德大师；观礼乐、钟鼓、俎豆，军旅陈设，焚烧名香；口诵诗书，古今箴诫；居处简静，割不正不食，席不正不坐；弹琴瑟，调心神，和情性，节嗜欲。庶事清净，生子皆良，长寿忠孝，仁义聪惠，无疾。斯盖文王胎教者也。

儿在胎，日月未满，阴阳未备，腑脏骨节皆未成足，故自初讫于将产，饮食居处，皆有禁忌。

妊娠食羊肝，令子多厄；妊娠食山羊肉，令子多病；妊娠食驴马肉，延月；妊娠食骡肉，产难；妊娠食兔肉、犬肉，令子无音声并缺唇；妊娠食鸡子及干鲤鱼，令子多疮；妊娠食鸡肉、糯米，令子多寸白虫；妊娠食椹并鸭子，令子倒出，心寒；妊娠食雀肉并豆酱，令子满面多䵟黯黑子；妊娠食雀肉、饮酒，令子心淫情乱，不畏羞耻；妊娠食鳖，令子项短；妊娠食冰浆，绝胎。

妊娠勿向非常地大小便，必半产杀人。

徐之才逐月养胎方

妊娠一月，名始胚。阴阳新合为胎。寒多为痛，热多卒惊，举重腰痛，腹满胞急，卒有所下，当预安之。宜服**乌雌鸡汤**方：

乌雌鸡一只，治如食法，茯苓二两，吴茱萸一升，芍药、白术各三两，麦门冬五合，人参三两，阿胶二两，甘草一两，生姜一两。

上十味，㕮咀，以水一斗二升煮鸡，取汁六升；去鸡下药，煎取三升，纳酒三升并胶，烊尽，取三升，放温。每服一升，日三。

若曾伤一月胎者，当预服补胎汤方：

细辛一两，干地黄、白术各三两，生姜四两，大麦、吴茱萸各五合，乌梅一升，防风二两。

上八味，㕮咀，以水七升，煮取二升半。分三服，先食服。寒多者，倍细辛、茱萸；若热多渴者，去细辛、茱萸，加栝楼根二两；若有所思，去大麦，加柏子仁三合。

妊娠二月，名始膏。始阴阳踞经。有寒多坏不成，有热即萎悴；中风寒，有所动摇，心满，脐下悬急，腰背强痛，卒有所下，乍寒乍热，艾叶汤主之，方：

艾叶、丹参、当归、麻黄各二两，人参、阿胶各三两，甘草一两，生姜六两，大枣十二枚。

上九味，㕮咀，以酒三升、水一斗，煮减半，去滓纳胶，煎取三升，分三服。（一方用乌雌鸡一只，宿肥者，治如食法，割头取血，纳三升酒中相和鸡，以水一斗二升，先煮取汁，去鸡纳药，煎取三升，纳血、酒并胶，煎取三升。分温三服。）

若曾伤二月胎者，当预服**黄连汤**方：

黄连、人参各一两，吴茱萸五合，生姜三两，生地黄五两。

上五味，㕮咀，以酢浆七升，煮取三升。分四服，日三夜一，十日一作。若颇觉不安，加乌梅一升，加乌梅者，不用浆，直用水耳。（一方用当归半两。）

妊娠三月，名始胎。为定形。有寒大便青，有热小便难，不赤即黄。卒惊恐、忧愁、嗔怒、喜、顿仆，动于经脉，腹满，绕脐苦痛，或腰背痛，卒有所下，**雄鸡汤**方：

雄鸡一只，治如食法，甘草、人参、茯苓、阿胶各二两，黄芩、白术各一两，麦门冬五合，芍药四两，大枣十二枚，擘生姜一两。

上十一味，㕮咀，以水一斗五升，煮鸡减半，出鸡纳药，煮取半，纳清酒三升并胶，煎取三升。分三服，一日尽之，当温卧。（一方用当归、芎各二两，不用黄芩、生姜。）

若曾伤三月胎者，当预服**茯神汤**方：

茯神、丹参、龙骨各一两，阿胶、当归、甘草、人参各二两，赤小豆二十一粒，大枣二十一枚。

上九味，㕮咀，以酢浆一斗，煮取三升。分四服，先食服，七日后服一剂。腰痛者，加桑寄生二两。

妊娠四月，始受水精，以成血脉。有寒心下愠愠欲呕，胸膈满，不欲食；有热小便难，数数如淋状，脐下苦急。卒风寒，颈项强痛，寒热。或惊动身躯，腰背腹痛，往来有时，胎上迫胸，心烦不得安，卒有所下，**菊花汤**方：

菊花如鸡子大一枚，麦门冬一升，麻黄、阿胶各三两，人参一两半，甘草、当归各二两，生姜五两，半夏四两，大枣十二枚。

上十味，㕮咀，以水八升，煮减半，纳清酒三升并阿胶，煎取三升。分三服，温卧。当汗，以粉粉之，护风寒四五日。

若曾伤四月胎者，当预服**调中汤**方：

白芍药四两，续断、芎䓖、甘草各一两，白术、柴胡各三两，当归一两半，乌梅一升，生姜四两，厚朴、枳实、生李根白皮各三两。

上十二味，㕮咀，以水一斗，煮取三升。分四服，日三夜一，八日后复服一剂。

妊娠五月，始受火精，以成其气。有热苦头眩，心乱呕吐；有寒苦腹满痛，小便数。卒有恐怖，四肢疼痛，寒热，胎动无常处，腹痛，闷顿欲仆，卒有所下，**阿胶汤**主之，方：

阿胶四两，旋复花二合，麦门冬一升，人参一两，吴茱萸七合，生姜六两，当归、芍药、甘草、黄芩各二两。

上十味，㕮咀，以水九升，煮药减半，纳清酒三升并胶，微火煎，取三升半。分四服，日三夜一，先食服便愈，不瘥再服。（一方用乌雌鸡一只，割取咽血，纳酒中；以水煮鸡以煎药，减半，纳酒并胶，煎取三升半，分四服。）

曾伤五月胎者，当预服安中汤方：

黄芩一两，当归、芎䓖、人参、干地黄各二两，甘草、芍药各三两，生姜六两，麦门冬一升，五味子五合，大枣三十五枚，大麻仁五合。

上十二味，㕮咀，以水七升、清酒五升，煮取三升半。分四服，日三夜一，七日复服一剂。

妊娠六月，始受金精，以成其筋。妊娠六月，卒有所动不安，寒热往来，腹内胀满，身体肿，惊怖，忽有所下，腹痛如欲产，手足烦疼，宜服**麦门冬汤**方：

麦门冬一升，人参、甘草、黄芩各二两，干地黄三两，阿胶四两，生姜六两，大枣十五枚。

上八味，㕮咀，以水七升，煮减半，纳清酒二升并胶，煎取三升。分三服，中间进糜粥。（一方用乌雌鸡一只，煮水以煎药。）

若曾伤六月胎者，当预服**柴胡汤**①方：

---

① 柴胡汤：宋本作“调中汤”。

柴胡四两，白术、芍药（一方作紫葳）、甘草各二两，苁蓉一两，芎䓖二两，麦门冬二两，干地黄五两，大枣三十枚，生姜六两。

上十味，㕮咀，以水一斗，煮取三升。分四服，日三夜一，中间进糜粥。勿食生冷及坚硬之物。七日更服一剂。

妊娠七月，始受木精，以成其骨。妊娠七月，忽惊恐摇动，腹痛，卒有所下，手足厥冷，脉若伤寒，烦热，腹满，短气，常苦颈项及腰背强，**葱白汤**主之，方：

葱白长三四寸，十四茎，半夏一升，生姜八两，甘草、当归、黄芪各三两，麦门冬一升，阿胶四两，人参一两半，黄芩一两，旋复花一合。

上十一味，㕮咀，以水八升，煮减半，纳清酒三升及胶，煎取四升。服一升，日三夜一。温卧，当汗出。若不出者，加麻黄二两，煮，服如前法。若秋后，勿强责汗。（一方以黄雌鸡一只，割咽取血，纳酒中，煮鸡取汁以煎药。）

若曾伤七月胎者，当预服**杏仁汤**方：

杏仁、甘草各二两，麦门冬、吴茱萸各一升，钟乳、干姜各二两，五味子五合，紫菀一两，粳米五合。

上九味，㕮咀，以水八升，煮取三升半。分四服，日三夜一，中间进食，七日服一剂。（一方用白鸡一只，煮汁煎药。）

妊娠八月，始受土精，以成肤革。中风寒，有所犯触，身体尽痛，乍寒乍热，胎动不安，常苦头眩痛，绕脐下寒，时时小便自如米汁，或青或黄，或使寒栗，腰背苦冷而痛，目䀮䀮，**芍药汤**主之，方：

芍药、生姜各四两，厚朴二两，甘草、当归、白术、人参各三两，薤白切一升。

上八味，㕮咀，以水五升、清酒四升，合煮取三升。分三服，日再夜一。若曾伤八月胎者，当预服**葵子汤**方：

葵子二升，生姜六两，甘草二两，芍药四两，白术、柴胡各三两，大枣二十枚，厚朴二两。

上八味，㕮咀，以水九升，煮取三升。分三服，日三，十日一剂。（一方用乌雌鸡一只，煮水以煎药。）

妊娠九月，始受石精，以成皮毛，六腑百节，莫不毕备。若卒得下痢，腹满悬急，胎上冲心，腰背痛，不可转侧，短气，**半夏汤**方：

半夏、麦门冬各五两，吴茱萸、当归、阿胶各三两，干姜一两，大枣十二枚。

上七味，㕮咀，以水九升，煮取三升，去滓，纳白蜜八合，微火上温。分四服，痢即止。

若曾伤九月胎者，当预服**猪肾汤**方：

猪肾一具，白术四两，茯苓、桑寄生、干姜、干地黄、芎劳各三两，麦门冬一升，附子中者一枚，大豆三合。

上十味，㕮咀，以水一斗，煮肾令熟，去肾，纳诸药，煎取三升半。分四服，日三夜一，十日更一剂。

妊娠十月，五脏俱备，六腑齐通，纳天地气于丹田，故使关节、人神皆备，但俟时而生。

养胎，临月服，令滑易产，**丹参膏**方：

丹参半斤，芎劳、当归各三两，蜀椒五合，有热者，以大麻仁五合代。

上四味，㕮咀，以清酒溲湿，停一宿以成。煎猪膏四升，微火煎膏色赤如血，膏成，新布绞去滓。每日取如枣许，纳酒中服之，不可逆服。至临月乃可服，旧用常验。

甘草散　令易生，母无疾病，未生一月日预服，过三十日，行步动作如故，儿生堕地，皆不自觉方：

甘草二两，大豆、黄卷、黄芩（一方作茯苓）、干姜、桂心、麻子仁、大麦蘖。

上八味，治下筛。酒服方寸匕，日三。暖水服亦得。

千金丸　主养胎，及产难颠倒，胞不出，服一丸；伤毁不下，产余病汗不出，烦满不止，气逆满，以酒服一丸良。一名**保生丸**方：

甘草、贝母、秦椒、干姜、桂心、黄芩、石斛、石膏、粳米（一作糯米）、大豆、黄卷各六铢，当归十三铢，麻子三合。

上十二味，末之，蜜和丸，如弹子大。每服一丸，日三，用枣汤下。（一方用蒲黄一两。）

治妊娠养胎，令易产，蒸大黄丸方：大黄三十铢，蒸、枳实、芎劳、白术、杏仁各十八铢，芍药、干姜、厚朴各十二铢，吴茱萸一两。

上九味，末之，蜜丸，如梧桐子大。空腹酒下二丸，日三。不知，稍加之。

滑胎，令易产方：

车前子一升，阿胶八两，滑石二两。

上三味，治下筛。饮服方寸匕，日再。至生月乃服。药利九窍，不可先服。

妊娠诸病

胎动及数堕胎第一

治妊娠二三月，上至八九月，胎动不安，腰痛，已有所见方：

艾叶、阿胶、芎劳、当归各三两，甘草一两。

上五味，㕮咀，以水八升，煮取三升，去滓，纳胶令消。分三服，日二。

治妊娠胎动去血，腰腹痛方：

芎劳、当归、青竹茹各三两，阿胶二两。

上四味，㕮咀，以水一斗半，煮银二斤，取六升，去银纳药，煎取二升半，纳胶令烊。分三服，不瘥，重作。

治妊娠胎动不安，腹痛，葱白汤方：

葱白切，一升阿胶，二两当归，续断、芎劳各三两。

上五味，㕮咀，以水一斗，先煮银六七两，取七升，去银纳药，煎取二升半，下胶令烊。分三服，不瘥重作。

治妊娠胎动，昼夜叫呼，口噤唇搴，及下重、痢不息方：

艾叶，㕮咀，以好酒五升，煮取四升，去滓更煎，取一升服。口闭者，格口灌之，药下即瘥。亦治妊娠腰痛及妊娠热病，并妊娠卒下血。

治妊娠六七月，胎不安，常服**旋复花汤**方：

旋复花一两，厚朴、白术、黄芩、茯苓、枳实各三两，半夏、芍药、生姜各二两。

上九味，㕮咀，以水一斗，煮取二升半。分五服，日三夜二，先食服。

治妊娠数堕胎方：

赤小豆末，酒服方寸，日二。亦治妊娠数月，月水尚来者。

漏胞第二

治妊娠下血如故，名曰漏胞，胞干便死方：

生地黄半斤，㕮咀，以清酒二升，煮三沸，绞去滓。服之无时，能多服佳。

治妊娠血下不止，名曰漏胞，血尽子死方：

干地黄，捣末。以三指撮酒服，不过三服。

又方：生地黄汁一升，以清酒四合，煮三四沸。顿服之，不止频服。

又方：干地黄四两，干姜二两。

上二味，治下筛。以酒服方寸匕，日再，三服。

子烦第三

治妊娠常苦烦闷，此是子烦，**竹沥汤**方：

竹沥一升，防风、黄芩、麦门冬各三两，茯苓四两。

上五味㕮咀，以水四升，合竹沥，煮取二升。分三服，不瘥再作。

又方：时时服竹沥，随多少，取瘥止。

心腹腰痛及胀满第四

治妊娠心痛方：

青竹皮一升，以酒二升，煮三两沸，顿服之。

又方：破生鸡子一枚，和酒服之。

又方：青竹茹一升，羊脂八两，白蜜三两。

上三味，合煎。食顷服如枣核大三枚，日三。

又方：蜜一升，和井底泥，泥心下。

又方：烧枣二七枚，末。尿服之，立愈。

治妊娠腹中痛方：

生地黄三斤，捣绞取汁，用清酒一升，合煎减半，顿服。

又方：烧车工脂，纳酒中服。亦治妊娠咳嗽，并难产三日不出。

又方：顿服一升蜜，良。

治妊娠腹中满痛入心，不得饮食方：

白术六两，芍药四两，黄芩三两。

上三味，㕮咀，以水六升，煮取三升。分三服，半日令药尽。微下水，令易生，月饮一剂为善。

治妊娠忽苦心腹痛方：

烧盐令赤热，三指撮，酒服之，立产。

治妊娠中恶，心腹痛方：

新生鸡产二枚，破著杯中，以糯米粉和如粥，顿服。亦治妊娠卒胎动不安，或但腰痛，或胎转抢心，或下血不止。

治妊娠中蛊，心腹痛方：

烧败鼓皮，酒服方寸匕。须臾，自呼蛊主姓名。

治妊娠腰痛方：

大豆二升，以酒三升，煮取二升，顿服之。亦治常人卒腰痛。

又方：麻子三升，以水五升，煮取汁三升，分五服。亦治心痛。

又方：榆白皮三两，豉二两。

上二味熟捣，蜜丸如梧桐子大，服二七丸。亦治心痛。

又方：地黄汁八合，酒五合，合煎，分温服。

治妊娠胀满方：

服秤锤酒良。烧之，淬酒中服。亦治妊娠卒下血。

伤寒第五

治妊娠伤寒，头痛壮热，肢节烦疼方：

石膏八两，前胡、栀子仁、知母各四两，大青、黄芩各三两，葱白切，一升。

上七味，㕮咀，以水七升，煮取二升半，去滓。分五服，别相去如人行七八里再服，不利。

治妊娠头痛壮热，心烦呕吐，不下食方：

生芦根一升，知母四两，青竹茹三两，粳米五合。

上四味，㕮咀，以水五升，煮取二升半。稍稍饮之，尽更作，瘥止。

治妊娠伤寒服汤后，头痛壮热不歇，宜用此拭汤方：

麻黄半斤，竹叶（切）一升，石膏末三升。

上三味，以水五升，煮取一升，去滓。冷，用以拭身体，又以故布翕头额、胸心，燥则易之。患疟者，加恒山五两。

治妊娠伤寒方：

葱白十茎，生姜二两，切。

上二味，以水三升，煮取一升半，顿服取汗。

治妊娠中风，寒热，腹中绞痛，不可针灸方：

鲫鱼一头，烧作灰，捣末。酒服方寸匕，取汗。

治妊娠遭时疾，令子不落方：

取灶中黄土，水和涂脐。干，复涂之。（一方酒和涂方五寸。又泔清和涂之，并佳。）

又方：犬尿泥涂腹，勿令干。

治妊娠热病方：车辖脂酒服，大良。

又方：葱白五两，豆豉二升。

上二味，以水六升，煮取二升。分二服，取汗。

又方：葱白一把，以水三升，煮令熟，服之取汗，食葱令尽。亦主安胎。若胎已死者，须臾即出。

又方：水服伏龙肝一鸡子大。

又方：井底泥，泥心下三寸，立愈。

治大热烦闷者方：葛根汁二升，分三服，如人行五里进一服。

又方：槐实烧龙，服方寸匕，酒和服。

又方：烧大枣七枚，末，酒和服。

疟病第六

治妊娠患疟，汤方：

恒山二两，甘草一两，黄芩三两，乌梅十四枚，石膏八两。

上五味，㕮咀，以酒、水各一升半，合渍药一宿，煮三四沸，去滓。初服六合，次服四合，后服二合，凡三服。

又方：恒山、竹叶各三两，石膏八两，粳米一百粒。

上四味，㕮咀，以水六升，煮取二升半，去滓。分三服：第一服，取未发前一食顷服之；第二服，取临欲发服之；余一服，用以涂头额及胸前、五心。药滓置头边，当一日勿近水及进饮食，过发后乃进粥食。

血第七

治妊娠忽暴下血数升，胎燥不动方：

榆白皮三两，当归、生姜各二两，干地黄四两，葵子一升。

上五味，㕮咀，以水五升，煮取二升半。分三服，不瘥更作，服之甚良。

治妊娠卒惊奔走，或从高堕下，暴出血数升，**马通汤**方：

马通汁一升，干地黄四两，当归三两，阿胶四两，艾叶三两。

上五味，㕮咀，以水五升，煮取二升半，去滓，纳马通汁及胶，令烊。分三服，不瘥重作。

治妊娠二三月，上至七八月，其人顿仆失踞，胎动不下①，伤损腰腹痛欲死，若有所见，及胎奔上抢心，短气，胶艾汤方：

阿胶二两，艾叶三两，芎䓖、芍药、甘草、当归各二两，干地黄四两。

上七味，㕮咀，以水五升、好酒三升合煮，取三升，去滓纳胶，更上火令消尽。分三服，日三，不瘥更作。

治妊娠卒下血方：

葵子一升，以水五升，煮取二升。分三服，瘥止。

又方：生地黄切一升，以酒五升，煮取三升，分三服。亦治落身后血。

又方：葵根茎烧作灰，以酒服方寸匕，日三。

治妊娠僵仆失据，胎动转上抢心，甚者血从口出，逆不得息，或注下血一斗五升，胎不出，子死则寒，熨入腹中，急如产状，虚乏少气，困顿欲死，烦闷反复，服药母即得安，下血亦止，其当产者立生，**蟹爪汤**方：

蟹爪一升，甘草、桂心各二尺，阿胶二两。

上四味，㕮咀，以东流水一斗，煮取三升，去滓，纳胶烊尽，能为一服佳。不能者，食顷再服之。若口急不能饮者，格口灌之，药下便活也，与母俱生；若胎已死，独母活也；若不僵仆，平安妊娠，无有所见，下血，服此汤即止。或云桂不安胎，亦未必尔。

---

① 下：宋本作“安”。

治妊娠胎堕，下血不止方：丹参十二两，㕮咀，以清酒五升，煮取三升。温服一升，日三。

又方：地黄汁和代赭末，服方寸匕。

又方：桑蝎虫矢烧灰，酒服方寸匕。

治半产，下血不尽，苦来去烦满欲死，**香豉汤**方：

香豉一升半，以水三升，煮三沸，漉去滓，纳成末鹿角一方匕。顿服之，须臾血自下。鹿角烧亦得。

小便病第八

治妊娠小便不利方：

葵子一升，榆白皮一把，切。

上二味，以水五升，煮五沸。服一升，日三。

又方：葵子、茯苓各一两。

上二味，末之。以水服方寸匕，日三，小便利则止。

治妊娠患子淋方：

葵子一升，以水三升，煮取二升，分再服。

又方：葵根一把，以水三升，煮取二升，分再服。

治妊娠小便不通利方：芜菁子十合，为末。水和服方寸匕，日三服。

治妊娠尿血方：黍穰烧灰，酒服方寸匕，日三服。

治妇人无故尿血方：

龙骨五两，治下筛，酒服方寸匕，空腹服，日三，久者二十服愈。

又方：爪甲、乱发。

上二味并烧末，等分。酒服方寸匕，日三，饮服亦得。

又方：鹿角屑、大豆、黄卷、桂心各一两。

上三味，治下筛。酒服方寸匕，日三服。

又方：取去爪甲烧作灰，酒服之。

又方：取故舡上竹茹，曝干，捣末。酒服方寸匕，日三，亦主遗尿。

治妇人遗尿，不知出时方：白薇、芍药各一两。

上二味治下筛。酒服方寸匕，日三。

又方：胡燕窠中草，烧末，酒服半钱匕。亦治丈夫。

又方：矾石、牡蛎各二两。

上二味治下筛。酒服方寸匕。亦治丈夫。

又方：烧遗尿人荐草灰，服之瘥。

下痢第九

治妊娠下痢方：

酸石榴皮、黄芩、人参各三两，榉皮四两，粳米三合。

上五味㕮咀，以水七升，煮取二升半，分三服。

治妊娠患脓血赤滞、鱼脑白滞，脐腹绞痛不可忍者方：

薤白切一升，酸石榴皮二两，阿胶二两，黄柏三两，地榆四两。

上五味㕮咀，以水七升，煮取二升半。分三服，不瘥更作。

治妊娠下痢方：白杨皮一斤，㕮咀，以水一大升，煮取二小升，分三服。

又方：烧中衣带三寸，末，服之。

又方：羊脂如棋子大十枚，温酒一升，投中。顿服之，日三。

治妊娠注下不止方：

阿胶、艾叶、酸石榴皮各二两。

上三味，㕮咀，以水七升，煮取二升，去滓，纳胶令烊，分三服。

治妊娠及产已，寒热下痢方：

黄连一升，栀子二十枚，黄柏一斤。

上三味㕮咀，以水五升，渍一宿，煮三沸。服一升，一日一夜令尽。呕者加橘皮一两、生姜二两。亦治丈夫常痢。

治妇人痢，欲痢辄先心痛，腹胀满，日夜五六十行方：

曲、石榴皮、黄柏（一作麦蘖）、乌梅、黄连、艾各一两，防己二两，阿胶、干姜各三两，附子五两。

上十味末之，蜜和丸。饮服如梧子大二十丸，日三，渐加至三十、四十丸。

水肿第十

治妊娠体肿，有水气，心腹急满，汤方：

茯苓、白术各四两，黄芩三两，旋复花二两，杏仁三两。

上五味㕮咀，以水六升，煮取二升半，分三服。

治妊娠腹大，胎间有水气，**鲤鱼汤**方：

鲤鱼一头，重二斤，白术五两，生姜三两，芍药、当归各三两，茯苓四两。

上六味㕮咀，以水一斗二升，先煮鱼熟，澄清，取八升，纳药，煎取三升，分五服。

治妊娠毒肿方：

芜菁根净洗，去皮，捣，酢和如薄泥，勿令有汁，猛火煮之二沸，适性薄肿，以帛急裹之，日再易。寒时温覆，非根时用子，若肿在咽中，取汁含咽之。

治妊娠手脚皆肿，挛急方：

赤小豆五升，商陆根一斤，切。

上二味，以水三斗，煮取一斗，稍稍饮之，尽更作。

产　难

论曰：产妇虽是秽恶，然将痛之时，及未产已产，并不得令死丧污秽家人来视之，则生难。若已产者，则伤儿也。

妇人产乳，忌反支月，若值此月，当在牛皮上，若灰上，勿令水血恶物著地，则杀人，及浣濯衣水，皆以器盛，过此忌月乃止。

凡生产不依产图，脱有犯触，于后母子皆死。若不至死，即母子俱病，庶事皆不称心。若能依图，无所犯触，母即无病，子亦易养。

凡欲产时，特忌多人瞻视，唯得三二人在旁，待总产讫乃可告语诸人也。若人众看之，无不难产耳。

凡产妇第一不得匆匆忙怕，旁人极须稳审，皆不得预缓预急及忧悒，忧悒则难产。若腹痛，眼中火生，此儿回转，未即生也。儿出讫，一切人及母皆忌问是男是女。儿始落地，与新汲井水五咽，忌与暖汤物，勿令母看视秽污。

凡产妇慎食热药、热面食，常识此，饮食当如人肌温温也。

凡欲临产时，必先脱寻常所著衣，以笼灶头及灶口，令至密，即易产也。

凡产难及子死腹中，并逆生与胞胎不出，诸篇方可通检用之。

治产难，或半生，或胎不下，或子死腹中，或著脊，及坐草数日不产，血气上抢心，母面无颜色，气欲绝者方：

成煎猪膏一升，白蜜一升，淳酒二升。

上三味合煎，取二升，分再服，不能再服，可随所能服之。治产后恶血不除，上抢心痛，烦急者，以地黄汁代醇酒。

治难产方：

槐枝切二升，瞿麦、通草各五两，牛膝四两，榆白皮切，大麻仁各一升。

上六味㕮咀，以水一斗二升，煮取三升半，分五服。

治产难累日，气力乏尽，不能得生，此是宿有病方：

赤小豆二升，阿胶二两。

上二味，以水九升，煮豆令熟，去滓，纳胶令烊。一服五合，不觉更服，不过三服即出。

又方：槐子十四枚，蒲黄一合。

上二味，合纳酒中，温服。须臾不生，再服之。水服亦得。

又方：生地黄汁半升，生姜汁半升。

上二味合煎熟，顿服之。

治产难，及日月未足而欲产者方：

知母一两，为末，蜜丸如兔屎，服一丸。痛不止，更服一丸。

治产难方：吞皂荚子二枚。

治产难三日不出方：取鼠头烧作屑，井花水服方寸匕，日三。

又方：车轴脂吞大豆许两丸。

又方：烧大刀环，以酒一杯沃之，顿服即出，救死不分娩者。

又方：烧药杵令赤，纳酒中，饮之。

治难产方：取厕前已用草二七枚，烧作屑，水调服之。

又方：令夫唾妇口中二七过，立出。

难产，针两肩井，入一寸，泻之，须臾即分娩。

羚羊角散 治产后心闷，是血气上冲心，方：

羚羊角一枚，烧作灰，下筛。以东流水服方寸匕。若未瘥，须臾再服，取闷瘥乃止。

又方：羊角烧作灰，以温酒服方寸匕。不瘥，须臾再服（《备急方》以治产难）。

治产乳绝方：半夏一两，捣筛，丸如大豆，纳鼻孔中，即愈。此是扁鹊法。

又方：神曲末，水服方寸匕。亦治产难。

又方：赤小豆捣为散，东流水服方寸匕，不瘥更服。

又方：含酽醋巽面而即愈。凡闷即潰之，愈。

又方：取酽醋和产血如枣许大，服之。

治心闷方：产后心闷，眼不得开，即当顶上取发如两指大，强以人努牵之，眼即开。

下 乳

治妇人乳无汁，**钟乳汤**方：

石钟乳、白石脂各六铢，通草十二铢，桔梗半两切，硝石六铢（一方用滑石）。

上五味㕮咀，以水五升，煮三沸，三上三下，去滓，纳硝石令烊，分服。

治妇人乳无汁，**漏芦汤**方：

漏芦、通草各二两，石钟乳一两，黍米一升。

上四味㕮咀，米宿渍，揩挞取汁三升，煮药三沸，去滓，作饮之，日二。

治妇人乳无汁，**单行石膏汤**方：

石膏四两，研，又水二升，煮三沸，稍稍服，一日令尽。

又方：通草，石钟乳。

上二味，各等分，末，粥饮服方寸匕，日三，后可兼养两儿（通草，横心者是，勿取羊桃根，色黄无益）。一方二味，酒五升，渍一宿，明旦煮沸，去滓，服一升，日三，夏冷服，冬温服。

治妇人无乳汁，**麦门冬散**方：

麦门冬、石钟乳、通草、理石。

上四味各等分，治下筛。先食，酒服方寸匕，日三。

治妇人乳无汁，**漏芦散**方：

漏芦半两，石钟乳、栝楼根各一两，蛴螬三合。

上四味治下筛。先食，糖水服方寸匕，日三。

又方：麦门冬、通草、石钟乳、理石、土瓜、根、大枣、蛴螬。

上七味等分，治下筛。食毕用酒服方寸匕，日三。

治乳无汁方：

石钟乳四两，甘草二两，漏芦三两，通草五两，栝楼根。五两。

上五味㕮咀，以水一斗，煮取三升，分三服。一云用栝楼实一枚。

又方：母猪蹄一具，粗切，以水二斗煮熟，得五六升汁饮之，不出更作。

又方：猪蹄二枚，熟炙，捶碎通草八两，细切

上二味，以清酒一斗浸之，稍稍饮尽，不出更作。

又方：栝楼根切一升，酒四升，煮三沸，去滓，分三服。

又方：取栝楼子尚青色、大者一枚，熟捣，以白酒一斗，煮取四升，去滓。温服一升，日三。黄色、小者用二枚亦好。

又方：石钟乳、通草各一两，漏芦半两，桂心、甘草、栝楼根各六铢。

上六味，治下筛。酒服方寸匕，日三，最验。

又方：石钟乳、漏芦各二两。

上二味治下筛，饮服方寸匕，即下。

又方：烧鲤鱼头，末，酒服三指撮。

下乳汁，**鲫鱼汤**方：

鲫鱼长七寸，猪肪半斤，漏芦八两，石钟乳八两。

上四味，切猪肪、鱼，不须洗治，清酒一斗二升合煮，鱼熟药成，绞去滓。适寒温，分五服，即乳下。饮其间相去须臾一饮，令药力相及。

治妇人乳无汁，**单行鬼箭汤**方：

鬼箭五两，以水六升，煮取四升，一服八合，日三。亦可烧作灰，水服方寸匕，日三。

治妇人乳无汁方：

栝楼根三两，石钟乳四两，漏芦三两，白头翁一两，滑石二两，通草二两。

上六味治下筛。以酒服方寸匕，日三。

治妇人乳无汁，**甘草散**方：

甘草一两，通草三十铢，石钟乳三十铢，云母二两半，屋上散草二把，烧成灰。

上五味治下筛。食后，温漏芦汤服方寸匕，日三，乳下止。

又方：土瓜根治下筛，服半钱匕，日三，乳如流水。

恶　露

干地黄汤　治产后恶露不尽，除诸疾，补不足方：

干地黄三两，芎劳、桂心、黄芪、当归各二两，人参、防风、茯苓、细辛、芍药、甘草各一两。

上十一味㕮咀，以水一斗，煮取三升，去滓。分三服，日再夜一。

桃仁汤　治产后往来寒热，恶露不尽方：

桃仁五两，吴茱萸二升，黄芪、当归、芍药各三两，生姜、醍醐百炼酥、柴胡各八两。

上八味㕮咀，以酒一斗、水二升合煮，取三升，去滓。适寒温，先食服一升，日三。

泽兰汤　治产后恶露不尽，腹痛不除，小腹急痛，痛引腰背，少气力方：

泽兰、当归、生地黄各二两，甘草一两半，生姜三两，芍药一两，大枣十枚。

上七味㕮咀，以水九升，煮取三升，去滓。分三服，日三。堕身欲死，服亦瘥。

甘草汤　治产乳余血不尽，逆抢心胸，手足逆冷，唇干，腹胀，短气方：

甘草、芍药、桂心、阿胶各三两，大黄四两。

上五味㕮咀，以东流水一斗，煮取三升，去滓，纳阿胶令烊。分三服，一服入腹中，面即有颜色，一日一夜尽此三升，即下腹中恶血一二升，立瘥，当养之如新产者。

大黄汤　治产后恶露不尽方：

大黄、当归、甘草、生姜、牡丹、芍药各三两，吴茱萸一升。

上七味㕮咀，以水一斗，煮取四升，去滓。分四服，一日令尽。加人参二两，名**人参大黄汤**。

治产后往来寒热，恶露不尽，**柴胡汤**方：

柴胡八两，桃仁五十枚，当归、黄芪、芍药各三两，生姜八两，吴茱萸二升。

上七味㕮咀，以水一斗三升，煮取三升，去滓。先食服一升，日三。

蒲黄汤　治产后余疾，有积血不去，腹大短气，不得饮食，上冲胸胁，时时烦愦逆满，手足悁疼，胃中结热方：

蒲黄半两，大黄、芒硝、甘草、黄芩各一两，大枣三十枚。

上六味㕮咀，以水一升，煮取一升，清朝服至日中。下若不止，进冷粥半盏即止；若不下，与少热饮自下。人羸者半之。

治产后余疾，恶露不除，积聚作病，血气结搏，心腹疼痛，**铜镜鼻汤**方：

铜镜鼻一八铢，烧末，大黄二两半，干地黄、芍药、芎劳、干漆、芒硝各二两，乱发如鸡子大，烧，大枣三十枚。

上九味㕮咀，以水七升，煮取二升二合，去滓，纳发灰、镜鼻末，分三服。

小铜镜鼻汤　治如前状，方：

铜镜鼻十铢，烧末，大黄、甘草、黄芩、芒硝、干地黄各二两，桃仁五十枚。

上七味㕮咀，以酒六升，煮取三升，去滓，纳镜鼻末，分三服。亦治遁尸心腹痛，及三十六尸疾。

治产后儿生处空，流血不尽，小腹绞痛，**栀子汤**方：

栀子三十枚，以水一斗，煮取六升，纳当归、芍药各二两，蜜五合，生姜五两，羊脂一两，于栀子汁中，煎取二升。分三服，日三。

治产后三日至七日，腹中余血未尽，绞痛强满，气息不通，**生地黄汤**方：

生地黄五两，生姜三两，大黄、芍药、茯苓、细辛、桂心、当归、甘草、黄芩各一两半，大枣二十枚。

上十一味㕮咀，以水八升，煮取二升半，去滓。分三服，日三。

治新产后有血，腹中切痛，**大黄干漆汤**方：

大黄、干漆、干地黄、桂心、干姜各二两。

上五味㕮咀，以水三升、清酒五升，煮取三升，去滓。温服一升，血当下；若不瘥，明旦服一升；满三服，病无不瘥。

治产后血不去，**麻子酒**方：

麻子五升，捣，以酒一斗，渍一宿，明旦去滓。温服一升，先食服；不瘥，夜服一升，不吐下。忌房事一月，将养如初产法。

治产后恶物不尽，或经一月、半岁、一岁，**升麻汤**方：

升麻三两，以清酒五升，煮取二升，去滓，分再服，当吐下恶物，勿怪，良。

治产后恶血不尽，腹中绞刺，痛不可忍方：

大黄、黄芩、桃仁各三两，桂心、甘草、当归各二两，芍药四两，生地黄六两。

上八味㕮咀，以水九升，煮取二升半，去滓。食前，分三服。

治产后漏血不止方：

露蜂房、败舡茹。

上二味等分，作灰，取酪若浆服方寸匕，日三。

又方：大黄三两，芒硝一两，桃仁三十枚，水蛭三十枚，虻虫三十枚，甘草、当归各二两，䗪虫四十枚。

上八味㕮咀，以水三升、酒二升合煮，取三升，去滓，分三服，当下血。

又方：桂心、蛴螬各二两，栝楼根、牡丹各三两，豉一升。

上五味㕮咀，以水八升，煮取三升，去滓，分三服。

治产后血不可止者方：

干菖蒲三两，以清酒五升渍，煮取三升，分再服，即止。

治产后恶血不除，四体并恶方：

续骨木二十两，破如笇子大，以水一斗，煮取三升。分三服，相去如人行十里久，间食粥。或小便数，或恶血下，即瘥。此木得三遍煮。

治产后下血不尽，烦闷腹痛方：

羚羊角烧成炭，刮取三两，芍药二两，熬令黄，枳实一两，细切，熬令黄。

上三味治下筛，煮水作汤，服方寸匕，日再夜一，稍加至二匕。

又方：捣生藕取汁，饮二升，甚验。

又方：生地黄汁一升，酒三合和，温顿服之。

又方：赤小豆捣散，取东流水和服方寸匕，不瘥更服。

治产后血瘕痛方：

古铁一斤，秤铁、斧头、铁杵亦得，炭火烧令赤，纳酒五升中，稍热服之，神妙。

治妇人血瘕，心腹积聚，乳余疾，绝生，小腹坚满，贯脐中热，腰背痛，小便不利，大便难，不下食，有伏虫，胪胀，痈疽肿，久寒留热，胃脘有邪气方：

半夏一两六铢，石膏、藜芦、牡蒙、苁蓉各十八铢，桂心、干姜各一两，乌喙半两，巴豆六十铢，研如膏。

上九味末之，蜜丸如小豆。服二丸，日三。及治男子疝病。

治妇人血瘕痛方：

干姜一两，乌贼鱼骨一两。

上二味治下筛。酒服方寸匕，日三。

淋　渴

治产后小便数兼渴，栝楼汤方：

栝楼根、黄连各二两，人参三两，大枣十五枚，甘草二两，麦门冬二两，桑螵蛸二十枚，生姜三两。

上八味㕮咀，以水七升，煮取二升半，分三服。

治产后小便数，**鸡肶胵汤**方：

鸡肶胵二十具，鸡肠三具，洗，干地黄、当归、甘草各二两，麻黄四两，厚朴、人参各三两，生姜五两，大枣二十枚。

上十味㕮咀，以水一斗，煮鸡肶胵及肠、大枣，取七升，去滓，纳诸药，煎取三升半，分三服。

治妇人结气成淋，小便引痛，上至小腹，或时溺血，或如豆汁，或如胶饴，每发欲死，食不生肌，面目萎黄，师所不能治方：

贝齿四枚，烧作末，葵子一升，石膏五两，碎，滑石二两，末。

上四味，以水七升煮二物，取二升，去滓，纳二末及猪脂一合，更煎三沸。分三服，日三，不瘥再合服。

治产后卒淋、气淋、血淋、石淋，**石韦汤方**：

石韦二两，榆皮五两，黄芩三两，大枣三十枚，通草二两，甘草二两，葵子二升，白术、生姜各三两。

上九味，㕮咀，以水八升，煮取二升半，分三服。

治产后淋涩，**葵根汤方**：

葵根二两，车前子一升，乱发（烧灰）、大黄各一两，冬瓜练七合，通草三两，桂心、滑石各一两，生姜六两。

上九味，㕮咀，以水七升，煮取二升半，分三服。

治产后淋，**茅根汤方**：

白茅根一斤，瞿麦四两，地脉二两，桃胶、甘草各一两，鲤鱼齿一百枚，人参二两，茯苓四两，生姜三两。

上九味，㕮咀，以水一斗，煮取二升半，分三服。

治产后淋，**滑石散方**：

滑石五两，通草、车前子、葵子各四两。

上四味，治下筛。酢浆水服方寸匕，稍加至二匕。

治产后虚渴，少气力，**竹叶汤方**：

竹叶三升，甘草、茯苓、人参各一两，小麦五合，生姜三两，大枣十四枚，半夏三两，麦门冬五两。

上九味，㕮咀，以水九升煮竹叶、小麦，取七升，去滓，纳诸药更煎，取二升半。一服五合，日三夜一。

治产后渴不止，**栝楼汤方**：

栝楼根四两，人参三两，甘草二两，麦门冬三两，大枣二十枚，土瓜根五两，干地黄二两。

上七味，㕮咀，以水一斗二升，煮取六升，分六服。

杂　治

治妇人劳气、食气，胃满吐逆，其病头重结痛，小便赤黄，大下气方：

乌头、黄芩、巴豆各半两，半夏三两，大黄八两，戎盐一两半，䗪虫、桂心、苦参各十八铢，人参、硝石各一两。

上十一味，末之，以蜜、青牛胆拌和，捣三万杵，丸如梧子。宿不食，酒服五丸，安卧，须臾当下。下黄者，小腹积也；青者，疝也；白者，内风也；如水者，留饮也；青如粥汁，膈上邪气也；血如腐肉者，伤也；赤如血者，乳余疾也；如虫刺者，蛊也。下已必渴，渴饮粥，饥食酥糜，三日后当温食，食必肥浓，三十日平复。亦名破积乌头丸，主心腹积聚气闷胀，疝瘕内伤，瘀轿，产乳余疾，及诸不足。

治妇人汗血、吐血、尿血、下血，**竹茹汤**方：

竹茹二升，干地黄四两，人参、芍药、桔梗、芎劳、当归、甘草、桂心各一两。

上九味，㕮咀，以水一斗，煮取三升，分三服。

治妇人自少患风，头眩眼疼方：

石楠（一方用石苇）、细辛、天雄、茵芋各二两，山茱萸、干姜各三两，薯蓣、防风、贯众、独活、蘼芜各四两。

上十一味，㕮咀，以酒三斗渍五日。初饮二合，日三，稍稍加之。

治妇人经服硫黄丸，忽患头痛项冷，冷歇，又心胸烦热，眉骨、跟眦痒痛，有时生疮，喉中干燥，四体痛痒方：

栝楼根、麦门冬、龙胆各三两，大黄二两，土瓜根八两，杏仁二升。

上六味，末之，蜜丸。饮服如梧子十枚，日三服，渐加之。

治妇人患癖，按时如有三五个而作水声，殊不得寝食，常心闷方：

牵牛子三升，治下筛。饮服方寸匕，日一服，三十服后，可服好硫黄一两。

厚朴汤 治妇人下焦劳冷，膀胱肾气损弱，白汁与小便俱出者方：

厚朴如手大，长四寸，以酒五升，煮两沸，去滓；取桂一尺末之，纳汁中调和，一宿勿食，旦顿服之。

温经汤 主妇人小腹痛方：

茯苓六两，芍药三两，薏苡仁半升，土瓜根三两。

上四味，㕮咀，以酒三升渍一宿，旦加水七升，煎取二升，分再服。

治妇人胸满，心下坚，咽中贴贴，如有炙肉脔，吐之不出，咽之不下，**半夏厚朴汤**方：

半夏一升，厚朴三两，茯苓四两，生姜五两，苏叶二两。

上五味，㕮咀，以水七升，煮取四升。分四服，日三夜一，不瘥频服。

（一方无苏叶、生姜。）

治妇人胸中伏气，**昆布丸**方：

昆布、海藻、芍药、桂心、人参、白石英、款冬花、桑白皮各二两，茯苓、钟乳、柏子仁各二两半，紫菀、甘草各一两，干姜一两，六铢、吴茱萸、五味子、细辛各一两半，杏仁百枚，橘皮、苏子各五合。

上二十味，末之蜜和。酒服二十丸如梧子，日再，加至四十丸。

治妇人无故忧恚，胸中迫塞，气不下方：

芍药、滑石、黄连、石膏、前胡、山茱萸各一两六铢，大黄、细辛、麦门冬各一两，半夏十八铢，桂心半两，生姜一两。

上十二味，末之，蜜丸如梧子。酒服二十丸，加至三十丸，日三服。

妇人断产方：

蚕子故纸方一尺，烧为末，酒服之，终身不产。

治劳损，产后无子，阴中冷溢出，子门闭，积年不瘥，身体寒冷方：

防风一两半，桔梗三十铢，人参一两，菖蒲、半夏、丹参、厚朴、干姜、紫菀、杜蘅各十八铢，秦艽、白蔹、牛膝、沙参各半两。

上十四味，末之，白蜜和丸如小豆。食后服十五丸，日三服。不知，增至二十丸。有身止，夫不在勿服之。服药后七日，方合阴阳。

治产后癖瘦，玉门冷，**五加酒**方：

五加皮二升，枸杞子二升，干地黄、丹参各二两，杜仲一斤，干姜三两，天门冬四两，蛇床子一升，乳床半斤。

上九味，㕮咀，以绢袋子盛，酒三斗渍三宿。一服五合，日再，稍加至十合佳。

治子门闭，血聚腹中，生肉癥，脏寒所致方：

生地黄汁三升，生牛膝汁一斤，干漆半斤。

上三味，先捣漆为散，纳汁中搅，微火煎为丸。酒服如梧子三丸，日再。若觉腹中痛，食后服之。

治产劳，玉门开而不闭方：

硫黄四两，吴茱萸一两半，菟丝子一两六铢，蛇床子一两。

上四味，为散，以水一升，煎二方寸匕，洗玉门，日再。

治产后阴道开不闭方：

石灰一斗，熬令烧草，以水二斗投之，适寒温，入汁中坐渍之，须臾复易，坐如常法。已效，千金不传。

治妇人阴脱，**黄芩散**方：

黄芩、猬皮、当归各半两，芍药一两，牡蛎、竹皮各二两半，狐茎一具。

上七味，治下筛。饮服方寸匕，日三。禁举重、房劳，勿冷食。

治妇人阴脱，**硫黄散**方：

硫黄、乌贼鱼骨各半两，五味子三铢。

上三味，治下筛，以粉其上良，日再三粉之。

治妇人阴脱，**当归散**方：

当归、黄芩各二两，芍药一两六铢，猬皮半两，牡蛎二两半。

上五味，治下筛。酒服方寸匕，日三。禁举重，良。

治产后阴下脱方：

蛇床子一升，布裹炙熨之。亦治产后阴中痛。

治妇人阴下脱，若脱肛方：

羊脂煎讫，适冷暖以涂上。以铁精敷脂上，多少令调。以火炙布暖以熨肛上，渐推纳之。末磁石，酒服方寸匕，日三。

治产后阴下脱方：

烧弊帚头为灰，酒服方寸匕。

又方：皂荚半两，半夏、大黄、细辛各十八铢，蛇床子三十铢。

上五味，治下筛，以薄绢囊盛，大如指。纳阴中，日二易，即瘥。

又方：蜀椒、吴茱萸各一升，戎盐如鸡子大。

上三味，皆熬令变色，治末，以绵裹，如半鸡子大。纳阴中，日一易，二十日瘥。

治阴下挺出方：

蜀椒、乌头、白芨各半两。

上三味，治末，以方寸匕，绵裹纳阴中，入三寸，腹中热易之，日一度，明旦乃复著，七日愈。

治产后脏中风，阴肿痛，**当归洗汤**方：

当归、独活、白芷、地榆各三两，败酱、矾石各二两。

上六味，㕮咀，以水一斗半，煮取五升。适冷暖，稍稍洗阴，日三。

治产后阴肿痛方：

熟捣桃仁敷之良，日三度。

治男女阴疮，膏方：

米粉一酒杯，芍药、黄芩、牡蛎、附子、白芷各十八铢。

上六味，㕮咀，以不中水猪膏一斤，煎之于微火上，三下三上，候白芷黄膏成，绞去滓，纳白粉，和令相得，敷疮上。并治口疮。

治阴中痛，生疮方：

羊脂一斤，杏仁一升，当归、白芷、芎劳各一两。

上五味，末之，以羊脂和诸药，纳钵中，置甑内蒸之三升米顷，药成。取如大豆，绵裹纳阴中，日一易。

治阴中痒，如虫行状方：

矾石十八铢，芎劳一两，丹砂少许。

上三味，治下筛，以绵裹药，著阴中，虫自死。

治男女阴中疮，湿痒方：

黄连、栀子、甘草、黄柏各一两，蛇床子二两。

上五味，治下筛，以粉疮上，无汁，以猪脂和涂之。深者，用绵裹纳疮中，日二。

治阴中痒入骨困方：

大黄、黄芩、黄芪各一两，芍药半两，玄参、丹参各十八铢，吴茱萸三十铢。

上七味，治下筛。酒服方寸匕，日三。

又方：狼牙两把，以水五升，煮取一升，洗之，日五六度。

治阴疮方：

芜荑、芎劳、黄芩、甘草、矾石、雄黄、附子、白芷、黄连。

上九味，各六铢，㕮咀，以猪膏四两合煎，敷之。

治女人交接辄血出方：

桂心、伏龙肝各二两。

上二味，为末，酒服方寸匕，立止。

治女人伤于丈夫，四体沉重，嘘吸头痛方：

生地黄八两，芍药五两，香豉一升，葱白一升，生姜四两，甘草二两。

上六味，㕮咀，以水七升，煮取二升半。分三服，不瘥重作，慎房事。

治妇人阴阳过度，玉门疼痛，小便不通，**白玉汤**方：

白玉一两半，白术五两，泽泻、苁蓉各二两，当归五两。

上五味，㕮咀，先以水一斗，煎玉五十沸，去玉纳药，煎取二升。分再服，相去一炊顷。

治动胎见血，腰痛，小腹痛，月水不通，阴中肿痛方：

蒲黄二两，葱白一斤，切，当归二两，切，吴茱萸、阿胶各一两。

上五味，以水九升，煮取二升半，去滓，纳胶令烊，分三服。

治妊娠为夫所动欲死，单行竹沥汁方：

取淡竹断两头节，火烧中央，器盛两头得汁，饮之立效。

治伤丈夫，苦头痛，欲呕，心闷，**桑根白皮汤**方：

桑根白皮半两，干姜二两，桂心五寸，大枣二十枚。

上四味，㕮咀，以酒一斗，煮取三升，去滓。分三服，适衣，无令汗出。

治嫁痛单行方：

大黄十八铢，以好酒一升，煮三沸，顿服之良。

治小户嫁痛连日方：

甘草三两，芍药半两，生姜十八铢，桂心六铢。

上四味，㕮咀，以酒二升，煮三沸，去滓尽服，神效。

又方：牛膝五两，以酒三升，煮取半，去滓，分三服。

治阴冷令热方：

纳食茱萸于牛胆中令满，阴干百日。每取二七枚，绵裹之，齿嚼令碎，纳阴中，良久热如火。

补　益

凡妇人欲求美色，肥白罕比，年至七十与少不殊者，勿服紫石英，令人色黑，当服钟乳泽兰丸也。

柏子仁丸[①] 治妇人五劳七伤，羸冷瘦削，面无颜色，饮食减少，貌失光泽，及产后断绪无子，能久服，令人肥白，补益方：

柏子仁、黄芪、干姜、紫石英各二两，蜀椒一两半，杜仲、当归、甘草、芎劳各四十二铢，厚朴、桂心、桔梗、赤石脂、苁蓉、五味子、白

① 丸：原作“圆”，今据诸卷改作“丸”。

术、细辛、独活、人参、石斛、白芷、芍药各一两，泽兰二两六铢，藁本、芜荑各十八铢，干地黄、乌头（一方作牛膝）、防风各三十铢，钟乳、白石英各二两。

上三十味，为末，蜜和。酒服二十丸如梧子，不知，加至三十丸。

大五石泽兰丸 治妇人风虚寒中，腹内雷鸣，缓急风头痛，寒热，月经不调，绕脐恻恻痛，或心腹痞坚，逆害饮食，手足常冷，多梦纷纭，身体痹痛，荣卫不和，虚弱不能动摇，及产后虚损，并宜服此方：

钟乳、禹余糖、紫石英、甘草、黄芪各二两半，石膏、白石英、蜀椒、干姜各二两，泽兰二两六铢，当归、桂心、芎劳、厚朴、柏子仁、干地黄、细辛、茯苓、五味子、龙骨各一两半，石斛、远志、人参、续断、白术、防风、乌头各三十铢，山茱萸、紫菀各一两，白芷、藁本、芜荑各十八铢。

上三十二味，为末，蜜和丸如梧子大。酒服二十丸，加至三十丸。

小五石泽兰丸 治妇人劳冷虚损，饮食减少，面无光色，腹中冷痛，经候不调，吸吸少气，无力，补益温中方：

钟乳、紫石英、矾石各一两半，白石英、赤石脂、当归、苦草各四十二铢，石膏、阳起石、干姜各二两，泽兰二两六铢，苁蓉、龙骨、桂心各二两半，白术、芍药、厚朴、人参、蜀椒、山茱萸各三十铢，柏子仁、藁本各一两，芜荑十八株。

上二十三味，为末，蜜和丸如梧子大。酒服二十丸，加至三十丸，日三。

增损泽兰丸 治产后百病，理血气，补虚劳方：

泽兰、甘草、当归、芎劳各四十二铢，附子、干姜、白术、白芷、桂心、细辛各一两，防风、人参、牛膝各三十铢，柏子仁、干地黄、石斛各三十六铢，厚朴、藁本、芜荑各半两，麦门冬二两。

上二十味，为末，蜜和丸如梧子。空腹酒下十五丸至二十丸。

大补益当归丸 治产后虚羸不足，胸中少气，腹中拘急疼痛，或引腰背痛，或所下过多，血不止，虚竭乏气，昼夜不得眠，及崩中，面目脱色，唇干口燥；亦治男子伤绝，或从高堕下，内有所伤，脏虚吐血，及金疮伤犯皮肉方：

当归、芎劳、续断、干姜、阿胶、甘草各四两，白术、吴茱萸、附子、白芷各三两，桂心、芍药各二两，干地黄十两。

上十三味，为末，蜜和丸如梧子大。酒服二十丸，日三夜一，不知加至五十丸。若有真蒲黄，加一升，绝妙。

白芷丸 治产后所下过多，及崩中伤损，虚竭少气，面目脱色，腹中痛方：

白芷五两，干地黄四两，续断、干姜、当归、阿胶各三两，附子一两。

上七味，为末，蜜和丸如梧子大。酒服二十丸，日四五服。无当归，芎劳代，入蒲黄一两炒；无续断，大蓟根代。

紫石英柏子仁丸 治女子遇冬天时行温风，至春夏病热，头痛，热毒风虚，百脉沉重，下赤白，不思饮食，而头眩心悸，酸斯①恍惚，不能起居方：

紫石英、柏子仁各三两，乌头、桂心、当归、山茱萸、泽泻、芎劳、石斛、远志、寄生、苁蓉、干姜、甘草各二两，蜀椒、杜蘅（一作杜仲）、辛夷各一两，细辛一两半。

上十八味，为末，蜜和丸如梧子。酒服二十丸，渐加至三十丸，日三服。(一方用牡蛎一两。)

钟乳泽兰丸 治妇人久虚羸瘦，四肢百体烦疼，脐下结冷，不能食，面目瘀黑，忧恚不乐，百病方：

钟乳三两，泽兰三两六铢，防风四十二铢，人参、柏子仁、麦门冬、干地黄、石膏、石斛各一两半，芎劳、甘草、白芷、牛膝、山茱萸、薯蓣、当归、藁本各三十铢，细辛、桂心各一两，芜荑半两，艾叶十八铢。

上二十一味，为末，蜜和丸如梧子。酒服二十丸，加至四十丸，日二服。

大泽兰丸 治妇人虚损，及中风余病，疝瘕，阴中冷痛；或头风入脑，寒痹，筋挛缓急，血闭无子，面上游风去来，目泪出，多涕唾，忽忽如醉；或胃中冷逆胸中，呕不止，及泄痢淋沥；或五脏六腑寒热不调，心下痞急，邪气咳逆；或漏下赤白，阴中肿痛，胸胁支满；或身体皮肤中涩如麻豆，苦痒，痰癖结气；或四肢拘挛，风行周身，骨节疼痛，目眩无所见；或上气恶寒，洒淅如疟；或喉痹，鼻齆，风痫癫疾；或月水不通，魂

---

① 酸惭（思）：《集韵》："慵，心怯也。"《周礼·天官》疏："人患头痛则有酸斯而痛。"即痛楚也。

魄不定，饮食无味，并产后内衄，无所不治，服之令人有子。

泽兰二两六铢，藁本、当归、甘草各一两十八铢，紫石英三两，芎䓖、干地黄、柏子仁、五味子各一两半，桂心、石斛、白术一两六铢，白芷、苁蓉、厚朴、防风、薯蓣、茯苓、干姜、禹余粮、细辛、卷柏各一两，蜀椒、人参、杜仲、牛膝、蛇床子、续断、艾叶、芜荑各十八铢，赤石脂、石膏各二两，一有枳实十八铢，门冬一两半。

上三十二味，为末，蜜和为丸，如梧子大。酒服二十丸至四十丸。久赤白痢，去干地黄、石膏、麦门冬、柏子仁，加大麦糵、陈曲、龙骨、阿胶、黄连各一两半，有钟乳加三两良。

小泽兰丸 治产后虚羸劳冷，身体瘦方：

泽兰二两六铢，当归、甘草各一两十八铢，芎䓖、柏子仁、防风、茯苓各一两，白芷、蜀椒、藁本、细辛、白术、桂心、芜荑、人参、食茱萸、厚朴各十八铢，石膏二两。

上十八味，为末，蜜和丸如梧子大。酒服二十丸，日三服，稍加至四十丸。无疾者，依此方春秋二时常服一剂，甚良。有病虚羸黄瘦者，服如前。(一方无茯苓、石膏，有芍药、干姜。)

紫石英天门冬丸 主风冷在子宫，有子常堕落，或始为妇便患心痛，仍成心疾，月水都未曾来，服之肥充，令人有子。

紫石英、天门冬、禹余粮各三两，芜荑、乌头、苁蓉、桂心、甘草、五味子、柏子仁、石斛、人参、泽泻（一作泽兰）、远志、杜仲各二两，蜀椒、卷柏、寄生、石楠、云母、当归（一作辛夷）、乌贼骨各一两。

上二十二味，为末，蜜和为丸，梧子大。酒服二十丸，日二服，加至四十丸。

三石泽兰丸 治风虚不足，通血脉，补寒冷方（亦名石斛泽兰丸）。

钟乳、白石英各四两，紫石英、防风、藁本、茯神各一两六铢，泽兰二两六铢，黄芪、石斛、石膏各二两，甘草、当归、芎䓖各一两，十八铢、白术、桂心、人参、干姜、独活、干地黄各一两半，白芷、桔梗、细辛、柏子仁、五味子、蜀椒、黄芩、苁蓉、芍药、秦艽、防葵各一两，厚朴、芜荑各十八铢。

上三十二味，为末，蜜和丸如梧子大。酒服二十丸，加至三十丸，日二三服。

大平胃泽兰丸 治男子、女人五劳七伤诸不足，定志意，除烦满，手足虚冷羸瘦，及月水往来不调，体不能动等病方：

泽兰、细辛、黄芪、钟乳各三两，柏子仁、干地黄各二两半，大黄、前胡、远志、紫石英各二两，芎劳、白术、蜀椒各一两半，白芷、丹参、栀子（一本用枳实）、芍药、桔梗、秦艽、沙参、桂心、厚朴、石斛、苦参、人参、麦门冬、干姜各一两，附子六两，吴茱萸、麦蘖各五合，陈曲一升，枣五十枚，作膏。

上三十二味，为末，蜜和丸如梧子大。酒服二十丸，加至三十丸，令人肥健。

泽兰散 治产后风虚方：

泽兰九分，禹余粮、防风各十分，石膏、白芷、干地黄、赤石脂、肉苁蓉、鹿茸、芎劳各八分，藁本、蜀椒、白术、柏子仁各五分，桂心、甘草、当归、干姜各七分，芜荑、细辛、厚朴各四分，人参三分。

上二十二味，治下筛。酒服方寸匕，日三，以意增之。

月水不通

桃仁汤 治妇人月水不通方：

桃仁、朴硝、牡丹皮、射干、土瓜根、黄芩各三两，芍药、大黄、柴胡各四两，牛膝、桂心各二两，水蛭、虻虫各七十枚。

上十三味，㕮咀，以水九升，煮取二升半，去滓，分三服。

干姜丸 治妇人寒热羸瘦，酸消怠惰，胸中支满，肩背脊重痛，腹里坚满积聚，或痛不可忍，引腰、小腹痛，四肢烦疼，手足厥逆，寒至肘膝，或烦满，手足虚热，意欲投水中，百节尽痛，心下常苦悬痛，时寒时热，恶心，涎唾喜出，每爱咸酸甜苦之物，身体或如鸡皮，月经不通，大小便苦难，食不生肌。

干姜、芎劳、茯苓、硝石、杏仁、水蛭、虻虫、桃仁、蛴螬虫各一两，柴胡、芍药、人参、大黄、蜀椒、当归各二两。

上十六味，为末，蜜和丸如梧子。空心饮下三丸，不知，加至十丸。

干漆汤 治月水不通，小腹坚痛不得近方：

干漆、萎蕤、芍药、细辛、甘草、附子各一两，当归、桂心、芒硝、黄芩各二两，大黄三两，吴茱萸一升。

上十二味，㕮咀，以清酒一斗浸一宿，煮取三升，去滓，纳硝烊尽。分为三服，相去如一炊顷。

芒硝汤 治月经不通方：

芒硝、丹砂末、当归、芍药、土瓜根、水蛭各二两，大黄三两，桃仁一升。

上八味，㕮咀，以水九升，煮取三升，去滓，纳丹砂、芒硝，分为三服。

治月经不通，心腹绞痛欲死，通血止痛方：

当归、大黄、芍药各三两，吴茱萸、干地黄、干姜、芎䓖、虻虫、水蛭各二两，细辛、甘草、桂心各一两，栀子十四枚，桃仁一升。

上十四味，㕮咀，以水一斗五升，煮取五升，分为五服。（一本有牛膝、麻子仁各三两。）

桃仁汤 治月经不通方：

桃仁一升，当归、土瓜根、大黄、水蛭、虻虫、芒硝各二两，牛膝、麻子仁、桂心各三两。

上十味，㕮咀，以水九升，煮取三升半，去滓，纳硝令烊，分为三服。

前胡牡丹汤 治妇人盛实，有热在腹，月经瘀闭不通，及劳热热病后，或因月经来得热，不通方：

前胡、牡丹、玄参、桃仁、黄芩、射干、旋复花、栝楼根、甘草各二两，芍药、茯苓、大黄、枳实各三两。

上十三味，㕮咀，以水一斗，煮取三升，分为三服。

干地黄当归丸 治月水不通，或一月再来，或隔月不到，或多或少，或淋沥不断，或来而腰腹刺痛不可忍，四体嘘吸，不欲食，心腹坚痛，有青黄黑色水下，或如清水，不欲行动，举体沉重，唯思眠卧，欲食酸物，虚乏黄瘦方：

干地黄三两，当归、甘草各一两半，牛膝、芍药、干姜、泽兰、人参、牡丹各一两六铢，丹参、蜀椒、白芷、黄芩、桑耳、桂心各一两，䗪虫四十枚，芎䓖一两十八铢，桃仁二两，水蛭、虻虫各七十枚，蒲黄二合。

上二十一味，为末，蜜和丸如梧子大。每日空心，酒下十五丸，渐加至三十丸，以知为度。

牡丹丸 治妇人女子诸病后，月经闭绝不通，及从小来不通，并新产后瘀血不消，服诸汤利血后，余疢未平，宜服之，取平复方：

牡丹三两，芍药、玄参、桃仁、当归、桂心各二两，虻虫、水蛭各五十枚，蛴螬二十枚，瞿麦、芎䓖、海藻各一两。

上十二味，为末，蜜和丸如梧子大。酒下十五丸，加至二十丸。血盛者，作散，服方寸匕，腹中当转如沸，血自化成水去；如小便赤少，除桂心，用地肤子一两。

黄芩牡丹汤 治女人从小至大月经未尝来，颜色萎黄，气力衰少，饮食无味方：

黄芩、牡丹、桃仁、瞿麦、芎䓖各二两，芍药、枳实、射干、海藻、大黄各三两，虻虫七十枚，水蛭五十枚，蛴螬十枚。

上十三味，㕮咀，以水一斗，煮取三升，分三服。服两剂后，灸乳下一寸黑员际各五十壮。

治月经不通方：

取葶苈一升为末，蜜丸如弹子大，绵裹，纳阴中，入三寸。每丸一宿易之，有汁出止。

干漆丸 治月经不通，百疗不瘥方：

干漆、土瓜根、射干、芍药各一两半，牡丹、牛膝、黄芩、桂心、吴茱萸、大黄、柴胡各一两六铢，桃仁、鳖甲各二两，䗪虫、蛴螬各四十枚，水蛭、虻虫各七十枚，大麻仁四合，乱发鸡子大二枚，菴闾子二合。

上二十味，为末，以蜜和为丸。每日酒下十五丸梧子大，渐加至三十丸，日三。仍用后浸酒服前丸药。

浸酒方 大麻子三升，菴闾子二升，桃仁一升，灶屋炲煤四两，土瓜根射干各六两，牛膝八两，桂心四两。

上八味，㕮咀，以清酒三斗，绢袋盛药，浸五宿，以一盏下前丸药，甚良。或单服之亦好。

当归丸 治女人脐下瘕结，刺痛，如虫所啮，及如锥刀所刺，或赤白带下，十二疾，腰背疼痛，月水或在月前，或在月后。

当归、葶苈、附子、吴茱萸、大黄各二两，黄芩、桂心、干姜、牡丹、芎䓖各一两半，细辛、秦椒、柴胡、厚朴各一两六铢，牡蒙、甘草各一两，虻虫、水蛭各五十枚。

上十八味，为末，蜜和丸如梧子大。空心酒下十五丸，日再。有胎勿服之。

鳖甲丸 治女人小腹中积聚，大如七八寸盘面，上下周流，痛不可忍，手足苦冷，咳噫腥臭，两胁热如火炙，玉门冷如风吹，经水不通，或在月前，或在月后，服之三十日便瘥，有孕，此是河内太守魏夫人方。

鳖甲、桂心各一两半，蜂房半两，玄参、蜀椒、细辛、人参、苦参、丹参、沙参、吴茱萸各十八铢，䗪虫、水蛭、干姜、牡丹、附子、皂荚、当归、芍药、甘草、防葵各一两，蛴螬二十枚，虻虫、大黄各一两六铢。

上二十四味，为末，蜜和丸如梧子大。酒下七丸，日三，稍加之，以知为度。

又方，治妇人因产后虚冷，坚结积在腹内，月经往来不时，苦腹胀满，绕脐下痛，引腰背，手足烦，或冷热，心闷不欲食。

鳖甲一两半，干姜、赤石脂、丹参、禹余糖、当归、白芷（一方用术）、干地黄各一两六铢，代赭、甘草、鹿茸、乌贼骨、僵蚕各十八铢，桂心、细辛、蜀椒、附子各一两。

上十七味，末，蜜和丸如梧子大。空心酒下五丸，加至十丸。

禹余粮丸 治妇人产后积冷坚癖方：

禹余粮、乌贼骨、吴茱萸、桂心、蜀椒各二两半，当归、白术、细辛、干地黄、人参、芍药、芎劳、前胡各一两六铢，干姜三两，矾石六铢，白薇、紫菀、黄芩各十八铢，䗪虫一两。

上十九味，为末，蜜和丸如梧子。空心，酒若饮下二十丸，日二，不知则加之。

牡蒙丸 治妇人产后十二癥病，带下无子，皆是冷风寒气，或产后未满百日，胞络恶血未尽，便利于悬圊上及久坐，湿寒入胞里，结在小腹，牢痛为之积聚，小如鸡子，大者如拳，按之跳手隐隐然，或如虫啮，或如针刺，气时抢心，两胁支满，不能食，饮食不消化，上下通流，或守胃脘，痛连玉门、背膊，呕逆短气，汗出，少腹苦寒，胞中创，咳引阴痛，小便自出，子门不正，令人无子，腰胯疼痛，四肢沉重淫跃，一身尽肿，乍来乍去，大便不利，小便淋沥，或月经不通，或下如腐肉，青黄赤白黑等，如豆汁，梦想不祥方（亦名紫盖丸）：

牡蒙、厚朴、硝石、前胡、干姜、䗪虫、牡丹、蜀椒、黄芩、桔梗、茯苓、细辛、葶苈、人参、芎劳、吴茱萸、桂心各十八铢，大黄二两半，附子一两六铢，当归半两。

上二十味，为末，蜜和，更捣万杵，丸如梧子大。空心酒服三丸，日三，不知，则加之至五六丸。下赤白青黄物如鱼子者，病根出矣。

治月经不通，结成癥瘕如石，腹大骨立，宜此破血下方：

大黄、硝石各六两，巴豆、蜀椒各一两，代赭、柴胡熬变色，水蛭熬、丹参熬令紫色，土瓜根各三两，干漆、芎劳、干姜、虻虫、茯苓各二两。

上十四味，为末，巴豆别研，蜜和丸如梧子。空心酒服二丸，未知，加至五丸，日再服。

大虻虫丸 治月经不通六七年，或肿满气逆，腹胀瘕痛，宜服此，数有神验方：

虻虫四百枚，蛴螬一升，干地黄、牡丹、干漆、芍药、牛膝、土瓜根、桂心各四两，吴茱萸、桃仁、黄芩、牡蒙各三两，茯苓、海藻各五两，水蛭三百枚，芒硝一两，人参一两半，葶苈五合。

上十九味，为末，蜜和丸如梧子大。每日空心酒下七丸，不知加之，日三服。

桂心酒 治月经不通，结成癥瘕方：

桂心、牡丹、芍药、牛膝、干漆、土瓜根、牡蒙各四两，吴茱萸一升，大黄三两，黄芩、干姜各二两，虻虫二百枚，䗪虫、蛴螬、水蛭各七十枚，乱发灰、细辛各一两，僵蚕五十枚，大麻仁、灶突墨三升，干地黄六两，虎杖根、鳖甲各五两，蕃闾子二升。

上二十四味，㕮咀，以酒四斗分两瓮，浸之七日，并一瓮盛，搅令调，还分作两瓮。初服二合，日二，加至三四合。

虎杖煎 治腹内积聚，虚胀雷鸣，四肢沉重，月经不通，亦治丈夫病方：

取高地虎杖根，细锉二斛，以水二石五斗，煮取一大斗半，去滓，澄滤令净，取好淳酒五升合煎，令如饧。每服一合，消息为度，不知则加之。

治月经闭不通，结瘕，腹大如瓮，短气欲死方：

虎杖根百斤，去头、去土，曝干，切土瓜根、牛膝，各取汁二斗。

上三味，㕮咀，以水一斛浸虎杖根一宿，明旦煎取二斗，纳土瓜、牛膝汁，搅令调匀，煎令如饧。每以酒服一合，日再夜一，宿血当下。若病去，止服。

桃仁煎　治带下，经闭不通方：

桃仁、虻虫各一升，朴硝五两，大黄六两。

上四味，为末，别治桃仁，以醇苦酒四升纳铜铛中，炭火煎取二升，下大黄、桃仁、虻虫等，搅勿住手；当欲可丸，下朴硝，更搅勿住手，良久出之，可丸乃止。取一丸如鸡子黄投酒中，预一宿勿食，服之。至晡时，下如大豆汁，或如鸡肝、凝血、虾蟆子，或如膏，此是病下也。

治月经不通，脐下坚结，大如杯升，发热往来，下痢羸瘦，此为气瘕若生肉癥，不可为也。疗之之方：

生地黄三十斤，取汁干漆一斤，为末。

上二味，以漆末纳地黄汁中，微火煎令可丸。每服酒下如梧子大三丸，不知加之，常以食后服。

治月经不通，甚极闭塞方：

牛膝一斤，麻子三升，蒸，土瓜根三两，桃仁二升。

上四味，㕮咀，以好酒一斗五升，浸五宿。一服五合，渐加至一升，日三，能多益佳。

治产后风冷，留血不去，停结，月水闭塞方：

桃仁、麻子仁各二升，菴闾子一升。

上三味，㕮咀，以好酒三斗浸五宿。每服五合，日三，稍加至一升。

五京丸　治妇人腹中积聚，九痛七害，及腰中冷引小腹，害食，得冷便下方：

干姜、蜀椒各三两，附子一两，吴茱萸一升，当归、狼毒、黄芩、牡蛎各二两。

上八味，为末；蜜和丸如梧子。初服三丸，日二，加至十丸。此出京氏五君，故名五京。久患冷困当服之。

鸡鸣紫丸　治妇人癥瘕积聚方：

皂荚一分，藜芦、甘草、矾石、乌喙、杏仁、干姜、桂心、巴豆各二分，前胡、人参各四分，代赭五分，阿胶六分，大黄八分。

上十四味，为末，蜜丸如梧子。鸡鸣时服一丸，日益一丸。至五丸止，仍从一起。下白者，风也；赤者，癥瘕也；青微黄者，心腹病。

辽东都尉所上丸　治脐下坚癖，无所不治方：

恒山、大黄、巴豆各一分，天雄二枚，苦参、白薇、干姜、人参、细辛、狼牙、龙胆、沙参、玄参、丹参各三分，芍药、附子、牛膝、茯苓各五分，牡蒙四分，藿芦六分。

上二十味，为末，蜜丸。宿勿食，服五丸，日三。大羸瘦，月水不调，当二十五日服之，下长虫，或下种种病，出二十五日，服中所苦悉愈，肌肤盛，五十日万病除，断绪者有子。

牡蛎丸 治经闭不通，不欲饮食方：

牡蛎四两，大黄一斤，柴胡五两，干姜三两，芎劳、茯苓各二两半，蜀椒十两，葶苈子、芒硝、杏仁各五合，水蛭、虻虫各半两，桃仁七十枚。

上十三味，为末，蜜丸如梧子大。饮服七丸，日三。

当归丸 治腰腹痛，月水不通利方：

当归、芎劳各四两，虻虫、乌头、丹参、干漆各一两，人参、牡蛎、土瓜根、水蛭各二两，桃仁五十枚。

上十一味，为末，以白蜜丸如梧子大。酒下三丸，日三服。

硝石汤 治血瘕，月水留，瘀血大不通，下病散坚血方：

硝石、附子、虻虫各三两，大黄、细辛、干姜、黄芩各一两，芍药、土瓜根、丹参、代赭、蛴螬各二两，大枣十枚，桃仁二升，牛膝一斤，朴硝四两。

上十六味，㕮咀，以酒五升、水九升，渍药一宿，明旦煎取四升，去滓，下朴硝、硝石烊尽。分四服，相去如炊顷。去病后，食黄鸭羹，勿见风。

赤白带下、崩中漏下

诸方说三十六疾者，十二瘕、九痛、七害、五伤、三痼不通是也。

何谓十二瘕？是所下之物，一曰状如膏，二曰如黑血，三曰如紫汁，四曰如赤肉，五曰如脓痂，六曰如豆汁，七曰如葵羹，八曰如凝血，九曰如清血，血似水，十曰如米泔，十一曰如月浣，乍前乍却，十二曰经度不应期也。

何谓九痛？一曰阴中痛伤，二曰阴中淋沥痛，三曰小便即痛，四曰寒冷痛，五曰经来即腹中痛，六曰气满痛，七曰汁出阴中，如有虫啮痛，八曰胁下分痛，九曰腰胯痛。

何谓七害？一曰窍孔痛不利，二曰中寒热痛，三曰小腹急坚痛，四曰脏不仁，五曰子门不端引背痛，六曰月浣乍多乍小，七曰害吐。

何谓五伤？一曰两胁支满痛，二曰心痛引胁，三曰气结不通，四曰邪思泄利，五曰前后痼寒。

何谓三痼？一曰羸瘦不生肌肤，二曰绝产乳，三曰经水闭塞。

病有异同，具治之方：

白垩丸 治女人三十六疾方。

白垩、龙骨、芍药各十八铢，黄连、当归、茯苓、黄芩、瞿麦、白蔹、石韦、甘草、牡蛎、细辛、附子、禹余粮、白石脂、人参、乌贼骨、藁本、甘皮、大黄，以上各半两。

上二十一味，为末，蜜和丸如梧子大。空腹饮服十丸，日再，不知加之。二十日知，一月百病除。若十二瘕，倍牡蛎、禹余粮、乌贼骨、白石脂、龙骨；若九痛，倍黄连、白蔹、甘草、当归；若七害，倍细辛、藁本、甘皮，加椒、茱萸各一两；若五伤，倍大黄、石韦、瞿麦等；若三痼，倍人参，加赤石脂、矾石、巴戟天各半两。合药时随病增减之。

治女人腹中十二疾，一曰经水不时，二曰经来如清水，三曰经水不通，四曰不周时，五曰生不乳，六曰绝无子，七曰阴阳减少，八曰腹苦痛如刺，九曰阴中寒，十曰子门相引痛，十一曰经来冻如葵汁状，十二曰腰急痛。凡此十二病，得之时，因与夫卧起，月经不去，或卧湿冷地，及以冷水洗浴，当时取快，而后生百疾，或疮痍未瘥，便合阴阳，及起早作劳，衣单席薄，寒从下入方：

半夏、赤石脂各一两六铢，蜀椒、干姜、吴茱萸、当归、桂心、丹参、白蔹、防风各一两，藿芦半两。

上十一味，为末，蜜和丸如梧子大。每日空心，酒服十丸，日三，不知稍加，以知为度。

白石脂丸 治妇人三十六疾，胞中痛，漏下赤白方：

白石脂、乌贼骨、禹余粮、牡蛎各十八铢，赤石脂、干地黄、干姜、龙骨、桂心、石韦、白蔹、细辛、芍药、黄连、附子、当归、黄芩、蜀椒、钟乳、白芷、芎䓖、甘草各半两。

上二十二味，为末，蜜和丸如梧子大。每日空心，酒下十五丸，日再。（一方有黄柏半两。）

小牛角䚡散 治带下五贲，一曰热病下血；二曰寒热下血；三曰经脉未断为房事，则血漏；四曰经来举重，伤任脉下血；五曰产后脏开经利，五贲之病，外实内虚方：

牛角䚡一枚，烧令赤、鹿茸、禹余粮、当归、干姜、续断各二两，阿胶三两，乌贼骨、龙骨各一两，赤小豆二升。

上十味，治下筛。空腹以酒服方寸匕，日三。

龙骨散 治淳下十二病绝产，一曰白带，二曰赤带，三曰经水不利，四曰阴胎，五曰子脏坚，六曰脏癖，七曰阴阳患痛，八曰内强，九曰腹寒，十曰脏闭，十一曰五脏酸痛，十二曰梦与鬼交，宜服之。淳下。

龙骨三两，黄柏、半夏、灶中黄土、桂心、干姜各二两，石韦、滑石各一两，乌贼骨、代赭各四两，白僵蚕五枚。

上十一味，治下筛。酒服方寸匕，日三。白多者，加乌贼骨、僵蚕各二两；赤多者，加代赭五两；小腹冷，加黄柏二两；子脏坚，加干姜、桂心各二两。以上各随病增之。服药三月，有子即住药，药太过多，生两子。当审方取好药。寡妇、童女不可妄服。

治女人带下诸病方：

大黄蒸三斗米下，附子、茯苓、牡蒙、牡丹、桔梗、葶苈各三两，厚朴、芎劳、人参、当归、虻虫、蜀椒、吴茱萸、柴胡、干姜、桂心各半两，细辛二两半。

上十八味，为末，蜜和丸如梧子大。每日空心酒服二丸，不知加之，以腹中温温为度。

治带下百病，无子，服药十四日下血，二十日下长虫，及清黄汁出，三十日病除，五十日肥白方：

大黄破如豆粒，熬令黑色，柴胡、朴硝各一斤，芎劳五两，干姜、蜀椒各一升，茯苓（如鸡子大）一枚。

上七味，为末，蜜丸如梧子大。先食米饮服七丸，不知，加至十丸，以知为度。

治带下方：

枸杞根一斤，生地黄五斤。

上二味，㕮咀，以酒一斗，煮取五升，分为三服。水煮亦得。

治妇人及女子赤白带方：

禹余粮、当归、芎劳各一两半，赤石脂、白石脂、阿胶、龙骨、石韦一两六铢，乌贼骨、黄柏、白蔹、黄芩（一用黄连）、续断、桑耳、牡蛎各一两。

上十五味，为末，蜜丸梧子大。空心饮下十五丸，日再，加至三十丸为度。

白马蹄丸　治女人下焦寒冷，成带下赤白浣方：

白马蹄、鳖甲、鲤鱼甲、龟甲、蜀椒各一两，磁石、甘草、杜仲、萆薢、当归、续断、芎劳、禹余粮、桑耳、附子各二两。

上十五味，为末，蜜丸梧子大。以酒服十丸，加至三十丸，日三服。

白马毦散　治带下方。下赤者，取赤马毦，随色取之。

白马毦二两，龟甲四两，鳖甲十八铢，牡蛎一两十八铢。

上四味，治下筛。空心酒下方寸匕，日三服，加至一匕半。

治五色带下方：

服大豆紫汤，日三服。

云母芎劳散　卫公治五崩身瘦，咳逆，烦满少气，心下痛，面生疮，腰背不可俯仰，阴中肿，如有疮状，毛中痒，时痛，与子脏相通，小便不利，常拘急，头眩，颈项急痛，手足热，气逆冲急，心烦，不得卧，腹中急痛，食不下，吞醋噫苦，上下肠鸣，漏下赤白青黄黑汁，大臭，如胶污衣状，皆是内伤所致。中寒即下白，热即下赤，多饮即下黑，多食即下黄，多药即下青，或喜或怒，心中常恐，或忧劳便发动，大恶风寒。

云母、芎劳、代赭、东门边、木烧，各一两，白僵蚕、乌贼骨、白垩、猬皮各六铢，鳖甲（一作龟甲）、桂心、伏龙肝、生鲤鱼头各十八铢。

上十二味，治下筛。酒服方寸匕，日三夜一。

慎火草散　治崩中、漏下赤白青黑，腐臭不可近，令人面黑无颜色，皮骨相连，月经失度，往来无常，小腹弦急，或苦绞痛，上至心，两胁肿胀，食不生肌肤，令人偏枯，气息乏少，腰背痛连胁，不能久立，每嗜卧困懒。

慎火草、白石脂、禹余粮、鳖甲、干姜、细辛、当归、芎劳、石斛、芍药、牡蛎各二两，黄连、蔷薇根皮、干地黄各四两，熟艾、桂心各一两。

上十六味，治下筛。空腹酒服方寸匕，日三，稍加至二匕。若寒多者，加附子、椒；热多者，加知母、黄芩各一两；白多者，加干姜、白石脂；赤多者，加桂心、代赭各二两。

禹余粮丸治崩中，赤白不绝，困笃方：

禹余粮五两，白马蹄十两，龙骨三两，鹿茸二两，乌贼鱼骨一两。

上五味，为末，蜜丸梧子大。以酒服二十丸，日再，以知为度。

增损禹余粮丸 治女人劳损，因成崩中，状如月经，来去多不可禁止，积日不断，五脏空虚，失色黄瘦，崩竭暂止，少日复发，不耐动摇，小劳辄剧。治法且宜与汤，未宜与此丸也，发时服汤，减退即与此丸。若是疾久，可长与此方：

禹余粮、龙骨、人参、桂心、紫石英、乌头、寄生、杜仲、五味子、远志各二两，泽泻、当归、石斛、苁蓉、干姜各三两，蜀椒、牡蛎、甘草各一两。

上十八味，为末，蜜丸梧子大。空心酒下十丸，渐加至二十丸，日三服。

治女人白崩及痔病方：

槐耳、白蔹、艾叶、蒲黄、白芷各二两，黄芪、人参、续断、当归、禹余糖、橘皮、茯苓、干地黄、猬皮各三两，牛角觚四两，猪后悬蹄二十个，白马蹄四两，酒浸一宿，熬。

上十七味，为末，蜜丸。每日空心，酒下二十丸，日二，加之。

治妇人忽暴崩中，去血不断，或如鹅鸭肝者方：

小蓟根六两，当归、阿胶、续断、青竹茹、芎劳各三两，生地黄八两，地榆、釜月下土各四两，绢裹、马通一升，赤带用赤马，白带用白马。

上十味，㕮咀，以水八升，和马通汁，煮取三升，分三服。不止，频服三四剂。未全止，续服后丸方：

续断、甘草、地榆、鹿茸、小蓟根、丹参各三十铢，干地黄二两半，芎劳、赤石脂、阿胶、当归各一两半，柏子仁一两，龟甲、秦牛角觚各三两，锉，熬令黑。

上十四味，为末，蜜丸梧子大。空心以酒服十丸，日再，后稍加至三十丸。

治女人崩中，去赤白方：

白马蹄五两，蒲黄、鹿茸、禹余粮、白马鬃毛、小蓟根、白芷、续断各四两，人参、干地黄、柏子仁、乌贼骨、黄芪、茯苓、当归各三两，艾叶、苁蓉、伏龙肝各二两。

上十八味，为末，蜜丸如梧子大。空心饮服二十丸，日再，加至四十丸。

当归汤　治崩中去血，虚羸方：

当归、芎劳、黄芩、芍药、甘草各二两，生竹茹二升。

上六味，㕮咀，以水一斗煮竹茹，取六升，去滓，纳诸药煎取三升半，分三服。忌劳动、嗔怒，禁百日房事。

治崩中昼夜十数行，众医所不能瘥者方：

芎劳八两，㕮咀，以酒五升，煮取三升，分三服。不饮酒，水煮亦得。

治崩中下血出血一斛，服之即断，或月经来过多，及过期不来者，服之亦佳，方：

吴茱萸、当归各三两，芎劳、人参、芍药、牡丹、桂心、阿胶、生姜、甘草各二两，半夏八两，麦门冬一升。

上十二味，㕮咀，以水一斗，煮取三升，分为三服。

治暴崩中，去血不止方：

牡蛎、兔骨各二两半，炙。

上二味，治下筛。酒服方寸匕，日三。

治女人白崩方：

芎劳、桂心、阿胶、赤石脂、小蓟根各二两，干地黄四两，伏龙肝（如鸡子大）七枚。

上七味，㕮咀，以酒六升、水四升合煮，取三升，去滓，纳胶令烊尽，分三服，日三。

伏龙肝汤　治崩中，去赤白或如豆汁方：

伏龙肝（如弹丸）七枚，生地黄四升（一方五两），生姜五两，甘草、艾叶、赤石脂、桂心各二两。

上七味，㕮咀，以水一斗，煮取三升。分四服，日三夜一。

大牛角中仁散　治积冷崩中，去血不止，腰背痛，四肢沉重，虚极方：

牛角仁一枚，烧，续断、干地黄、桑耳、白术、赤石脂、矾石、干姜、附子、龙骨、当归各三两，人参一两，蒲黄、防风、禹余粮各二两。

上十五味，治下筛。以温酒，未食服方寸匕，日三，不知稍加。

治崩中去血积时不止，起死方：

肥羊肉三斤，干姜、当归各三两，生地黄二升。

上四味，㕮咀，以水二斗煮羊肉，取一斗三升，下地黄汁及诸药，煮取三升，分四服，即断。尤宜羸瘦人服之。

生地黄汤 治崩中漏下，日去数升方：

生地黄一斤，细辛三两。

上二味，㕮咀，以水一斗，煮取六升。服七合，久服佳。

治崩中、漏下赤白不止，气虚竭方：

龟甲、牡蛎各三两。

上二味，治下筛。酒服方寸匕，日三。

又方：烧乱发，酒和服方寸匕，日三。

又方：桑耳二两半，鹿茸十八铢。

上二味，以醋五升渍，炙燥，渍尽为度，治下筛。服方寸匕，日三。

又方：烧桃核。勾末，酒服方寸匕，日三。

又方：地榆、知母。上二味，各指大、长一尺者，㕮咀，以醋三升，东向灶中治极深，去滓服之。

治崩中下血，羸瘦少气，调中补虚、止血方：

泽兰、蜀椒二两六铢，藁本、柏子仁、山茱萸、厚朴各十八铢，干地黄、牡蛎各一两半，代赭、桂心、防风、细辛、干姜各一两，甘草、当归、芎劳各一两十八铢，芜荑半两。

上十七味，治下筛。空心温酒服方寸匕，日三，神良。（一方加白芷、龙骨各十八铢，人参一两十八铢，为二十味。）

治崩中方：

白茅根三斤，小蓟根五斤。

上二味，㕮咀，以水五斗，煎取四斗，稍稍服之。

丹参酒 治崩中去血，及产余疾方：

丹参、艾叶、地黄、忍冬、地榆各五斤。

上五味，锉，先洗臼，熟舂，以水渍三宿，出滓，煮取汁，以黍米一斛炊饭酿酒，酒熟醉之。初服四合，后稍稍添之。

牡丹皮汤 治崩中血盛，并服三剂即瘥，方：

牡丹皮、干地黄、斛脉各三两，禹余粮、艾叶、龙骨、柏叶、厚朴、白芷、伏龙肝、青竹茹、芎劳、地榆各二两，阿胶一两，芍药四两。

上十五味，㕮咀，以水一斗五升，煮取五升，分五服，相去如人行十里久再服。

治崩中单方：

烧牛角末，以酒服方寸匕，日三服。亦治带下。

又方：桑耳烧令黑，为末，酒服方寸匕，日二服。亦治带下。

又方：生蓟根一斤半，捣取汁，温服。亦可酒煮服之。

治白崩方，灸小腹横纹当脐孔直下百壮。

治漏血不止，或新伤胎，及产后余血不消作坚，使胞门不闭，淋漓去血，经逾日月不止者，未可以诸断血汤，宜且与牡丹丸、散等，待血坚消便停也。坚血消者，所去淋沥便自止，亦渐变消少也。此后有余伤毁，不复处此，乃可作诸主治耳。妇人产乳去血多，伤胎去血多，崩中去血多，金疮去血多，拔牙齿去血多，未止，心中悬虚，心闷眩昌，头重目暗，耳聋满，举头便闷欲倒，宜且煮当归、芎劳各三两，以水四升，煮取二升，去滓，分二服，即定。展转续次合诸汤治之。

白垩丸 治女人三十六疾，胞中病，漏下不绝方。

邯郸白垩、禹余粮、白芷、白石脂、干姜、龙骨、桂心、瞿麦、大黄、石韦、白蔹、细辛、芍药、甘草、黄连、附子、当归、茯苓、钟乳、蜀椒、黄芩各半两，牡蛎、乌贼骨各十八铢。

上二十三味，为末，蜜丸梧子大。空心酒服五丸，日再服，不知加至下丸。

治女人漏下，或瘥或剧，常漏不止，身体羸瘦，饮食减少，或赤、或白、或黄，使人无子者方：

牡蛎、伏龙肝、赤石脂、白龙骨、桂心、乌贼骨、禹余粮各等分。

上七味，治下筛。空心酒服方寸匕，日二。白多者，加牡蛎、龙骨、乌贼骨；赤多者，加赤石脂、禹余粮；黄多者，加伏龙肝、桂心，随病加之。

治妇人漏下不止，散方：

鹿茸、阿胶各三两，乌贼骨、当归各二两，蒲黄一两。

上五味，治下筛。空心酒服方寸匕，日三夜再服。

治女人产后漏下，及痔病下血方：

矾石一两，附子一枚。

上二味，为末，蜜丸如梧子大。空心酒下二丸，日三，稍加至五丸，数日瘥。能百日服之，永断。

芎劳汤 治带下漏血不止方：

芎䓖、干地黄、黄芪、芍药、吴茱萸、甘草各二两，当归、干姜各三两。

上八味，㕮咀，以水一斗，煮取三升，分三服。若月经后，因有赤白不止者，除地黄、吴茱萸，加杜仲、人参各二两。

治漏下去血不止方：

取水蛭，治下筛。酒服一钱许，日二，恶血消即愈。

治漏下神方：

取槐子烧末，酒服方寸匕，日三，立瘥。

治漏下去黑方：

干漆、麻黄、细辛、桂心各一两，甘草半两。

上五味，治下筛。以指撮著米饮中服之。

治漏下去赤方：

白术二两，白薇半两，黄柏二两半。

上三味，治下筛。空心酒服方寸匕，日三。

治漏下去黄方：

黄连、大黄、桂心各半两，黄芩、䗪虫、干地黄各六铢。

上六味，治下筛。空心酒服方寸匕，日三。

治漏下去青方：

大黄、黄芩、白薇各半两，桂心、牡蛎各六铢。

上五味，治下筛。空心酒服方寸匕，日三。

治漏下去白方：

鹿茸一两，白蔹十八铢，狗脊半两。

上三味，治下筛。空心米饮服方寸匕，日三。

治女子漏下积年不断，困笃方：

取鹊重巢柴烧灰，作末。服方寸匕，日三服，三十日愈，甚良。重巢者，鹊去年在巢中产，今年又在上作重巢产者是也。

马通汤 治漏下血，积月不止方：

赤马通汁一升，取新马屎绞取汁，干者水浸绞取汁、生艾叶、阿胶各三两，当归、干姜各二两，好墨半丸。

上六味，㕮咀，以水八升、酒二升，煮取三升，去滓，纳马通汁及胶，微火煎，取二升，分再服，相去如人行十里久。

马蹄屑汤 治白漏不绝方：

白马蹄、赤石脂各五两，禹余粮、乌贼骨、龙骨、牡蛎各四两，附子、干地黄、当归各三两，甘草二两，白僵蚕一两。

上十一味，㕮咀，以水二斗，煮取九升，分六服，日三。

马蹄丸　治白漏不绝方：

白马蹄、禹余粮各四两，龙骨三两，乌贼骨、白僵蚕、赤石脂各二两。

上六味，为末，蜜丸梧子大。酒服十丸，不知加至三十丸。

慎火草散　治漏下方。又方见前。

慎火草十两，熬令黄，当归、鹿茸、阿胶各四两，龙骨半两。

上五味，治下筛。先食酒服方寸匕，日三。

蒲黄散　治漏下不止方：蒲黄半升，鹿茸、当归各二两。

上三味，治下筛。酒服五分匕，日三，不知稍加至方寸匕。

月经不调

白垩丸　治妇人月经一月再来，或隔月不来，或多或少，淋沥不断，或来而腰腹痛，嘘吸不能食，心腹痛，或青黄黑色，或如水，举体沉重方：

白垩、白石脂、牡蛎、禹余粮、龙骨、细辛、乌贼骨各一两半，当归、芍药、黄连、茯苓、干姜、桂心、人参、瞿麦、石韦、白芷、白蔹、附子、甘草各一两，蜀椒半两。

上二十一味，为末，蜜丸如梧子大。空心酒下二十丸，日三。至月候来时，日四五服为佳。

桃仁汤　治产后及堕身，月水不调，或淋漓不断，断后复来，状如泻水，四体嘘吸，不能食，腹中坚痛，不可行动，月水或前或后，或经月不来，举体沉重，唯欲眠卧，多思酸物方：

桃仁五十枚，泽兰、甘草、芎䓖、人参各二两，牛膝、桂心、牡丹皮、当归各三两，芍药、生姜、半夏各四两，地黄八两，蒲黄七合。

上十四味，㕮咀，以水二斗，煮取六升半，分六服。

杏仁汤　治月经不调，或一月再来，或两月、三月一来，或月前或月后，闭塞不通方：

杏仁二两，桃仁一两，大黄三两，水蛭、虻虫各三十枚。

上五味，㕮咀，以水六升，煮取二升，分三服。一服当有物随大小便有所下，下多者止之，少者勿止，尽三服。

大黄朴硝汤　治经年月水不利，胞中有风冷所致，宜下之。

大黄、牛膝各五两，朴硝、牡丹、甘草、紫菀各三两，代赭一两，桃仁、虻虫、水蛭、干姜、细辛、芒硝各二两，麻仁五合。

上十四味，㕮咀，以水一斗五升，煮取五升，去滓，纳硝令烊。分五服，五更为首，相去一炊顷，自下后将息，忌见风。

茱萸虻虫汤　治久寒月经不利，或多或少方：

吴茱萸三升，虻虫、水蛭、䗪虫、牡丹各一两，生姜一斤，小麦、半夏各一升，大枣二十枚，桃仁五十枚，人参、牛膝各三两，桂心六两，甘草一两半，芍药二两。

上十五味，㕮咀，以酒一斗水二斗，煮取一斗，去滓，适寒温，一服一升，日三。不能饮酒人，以水代之。汤欲成，乃纳诸虫。不耐药者，饮七合。

抵党汤　治月经不利，腹中满，时自减，并男子膀胱满急方：

虎掌、大黄各二两，桃仁三十枚，水蛭二十枚。

上四味，以水三升，煮取一升，尽服之，当下恶血为度。

七熬丸　治月经不利，手足烦热，腹满，默默不欲，心烦方：

大黄一两半，前胡（一作柴胡）、芒硝熬，各五两，葶苈、蜀椒并熬，各六铢，生姜、芎䓖各十八铢，茯苓十五铢，杏仁九铢，熬，桃仁二十枚，熬，虻虫熬、水蛭各半合，熬。

上十二味，为末，蜜丸梧子大。空腹饮服七丸，日三，不知加一倍。

桃仁散　治月经来绕脐痛，上冲心胸，往来寒热如疟疰状。

桃仁五十枚，䗪虫二十枚，桂心五寸，茯苓一两，薏苡仁、牛膝、代赭各二两，大黄八两。

上八味，治下筛。宿勿食，温酒服一钱匕，日三。

治月经往来，腹肿，腰腹痛方：

䗪虫四枚，蜀椒、干姜各六铢，大黄、女青、桂心、芎䓖各半两。

上七味，治下筛。取一刀圭，先食，酒服之，日三。十日微下，善养之。

治月经不调，或月头，或月后，或如豆汁，腰痛如折，两脚疼，胞中风寒，下之之方：

大黄、朴硝各四两，牡丹三两，桃仁一升，人参、阳起石、茯苓、甘草、水蛭、虻虫各二两。

上十味，㕮咀，以水九升，煮取三升，去滓，纳朴硝令烊尽。分三服，相去如一饭顷。

阳起石汤　治月水不调，或前或后，或多或少，乍赤乍白方：

阳起石、甘草、续断、干姜、人参、桂心各二两，附子一两，赤石脂三两，伏龙肝五两，生地黄一升。

上十味，以水一斗，煮取三升二合。分四服，日三夜一。

治妇人忧恚，心下支满，膈中伏热，月经不利，血气上抢心，欲呕，不可多食，懈怠不能动方：

大黄、芍药、虻虫各二两，土瓜根、蜀椒、黄芩、白术、干姜、地骨皮（一作炭皮）、芎劳各一两，桂心、干漆各一两半。

上十二味，为末，蜜丸如梧子。每服十丸，日三，不知加之。

牛膝丸　治产后月水往来，乍多乍少，仍复不通，时时疼痛，小腹里急，下引腰身重方：

牛膝、芍药、人参、大黄各三两，牡丹皮、甘草、当归、芎劳各二两，桂心一两，䗪虫、蛴螬、蜚蠊各四十枚，虻虫、水蛭各七十枚。

上十四味，为末，蜜丸如梧子。酒服五丸，日三，不知稍增。

又方：生地黄汁三升，煮取二升，服之。

又方：饮人乳汁三合。

第二章　少小婴孺方

惊　痫

凡小儿之痫有三种：有风痫、有惊痫、有食痫。然风痫、惊痫时时有耳，十人之中，未有一二是风惊者。凡是先寒后热发者，皆是食痫也。惊痫当按图灸之，风痫当与猪心汤，食痫当下乃愈，紫丸佳。凡小儿所以得风痫者，缘衣暖汗出，风因入也。风痫者，初得之时，先屈指如数，乃发作者，此风痫也。惊痫者，起于惊怖大啼，乃发作者，此惊痫也。惊痫微者，急持之，勿复更惊之，或自止也。其先不哺乳，吐而变热后发痫，此食痫，早下则瘥。四味紫丸、逐癖饮最良，去病速而不虚人。

凡小儿不能乳哺，当与紫丸下之。小儿始生，生气尚盛，但有微恶，则须下之，必无所损，及其愈病，则致深益，若不时下，则成大疾，疾成则难治矣。凡下，四味紫丸最善，虽下不损人，足以去疾。若四味紫丸不得下者，当以赤丸下之。赤丸不下，当倍之。若已下而有余热不尽，当按方作龙胆汤，稍稍服之，并摩赤膏。风痫亦当下之，然当以猪心汤下之。惊痫但按图灸之，及摩生膏。不可大下也。何者？惊痫心气不定（一作足），下之内虚，益令甚尔。惊痫甚者，特为难治。故养小儿常慎惊，勿令闻大声，抱持之间当安徐，勿令怖也。又天雷时，当塞儿耳，并作余细声以乱之也。凡养小儿，皆微惊以长血脉，但不欲大惊，大惊乃灸惊脉。若五六十日炮者，惊复更甚，生百日后灸惊脉乃善。儿有热，不欲哺乳，卧不安，又数惊，此痫之初也，服紫丸便愈，不愈复与之。儿眠时小惊者，一月辄一以紫丸下之，减其盛气，令儿不病痫也。儿立夏后有病，治之慎勿妄灸，不欲吐下，但以除热汤浴之，除热散粉之。除热赤膏摩之，又以膏涂脐中，令儿在凉处，勿禁水浆，常以新水饮之。小儿衣甚薄，则腹中乳食不消，不消则大便皆醋臭，此欲为癖之渐也，便将紫丸以微消之。服法：先从少起，常令大便稀，勿大下也。稀后便渐减之，不醋臭乃止药也。

凡小儿冬月下无所畏，夏月下难瘥。然有病者，不可不下，下后腹中当小胀满，故当节哺乳数日，不可妄下。又乳哺小儿，常令多少有常剂，儿渐大，当稍稍增之。若减少者，此腹中已有小不调也，便微服药，勿复哺之，但当与乳，甚者十许日，微者五六日止，哺自当如常。若都不肯食哺，而但欲乳者，此是有癖，为疾重要，当下之。不可不下，不下则致寒热，或吐而发痫，或更致下痢，此皆病重，不早下之所为也，此即难治矣。但先治其轻时，儿不耗损而病速愈矣。凡小儿屎黄而臭者，此腹中有伏热，宜微将服龙胆汤。若白而醋者，此挟宿寒不消也，当服紫丸。微者少与药，令内消；甚者小增药，令小下，皆复节乳哺数日，令胃气平和。若不节乳哺，则病易复，复下之则伤其胃气，令腹胀满，再三下之尚可，过此伤也。凡小儿有癖，其脉大必发痫，此为食痫，下之便愈，当审候掌中与三指脉，不可令起。而不时下，致于发痫，则难疗矣。若早下之，此脉终不起也。脉在掌中尚可早疗，若至指则病增也。凡小儿腹中有疾生，则身寒热，寒热则血脉动，动则心不定，心不定则易惊，惊则痫发速也。

候痫法

夫痫，小儿之恶病也，或有不及求医而致困者也。然气发于内，必先有候，常宜审察其精神而采其候也。

手白肉鱼际脉黑者，是痫候。鱼际脉赤者热，脉青大者寒，脉青细为平也。

鼻口干燥，大小便不利，是痫候。眼不明，上视喜阳，是痫候。耳后完骨上有青络盛，卧不静，是痫候。青脉刺之令血出也。小儿发逆上，啼笑面暗，色不变，是痫候。鼻口青，时小惊，是痫候。目闭青，时小惊，是痫候。身热，头常汗出，是痫候。身热，吐哕而喘，是痫候。身热，目时直视，是痫候。卧惕惕而惊，手足振摇，是痫候。卧梦笑，手足动摇，是痫候。意气下而妄怒，是痫候。咽乳不利，是痫候。目瞳子卒大黑于常，是痫候。喜欠，目上视，是痫候。身热，小便难是痫候。身热，目视不精，是痫候。吐痢不止，厥痛时起，是痫候。弄舌摇头，是痫候。

上诸候二十条，皆痫之初也。见其候，便爪其阳脉所应灸，爪之皆重手，令儿骤啼。及足绝脉，亦依方与汤。直视瞳子动，腹满转鸣，下血身热，口噤不得乳，反张脊强，汗出发热，为卧不悟，手足掣疭喜惊，凡八条，痫之剧者也。如有此，非复汤爪所能救，理当时灸。

若病家始发便来诣师，师可诊候，所解为法，作次序治之，以其节度首尾取瘥也。病家已经杂治无次序，不得制病，病则变异其本候后，师便不知其前证虚实，直依其后证作治，亦不得瘥也。要应精问察之，为前师所配，依取其前踪迹以为治，乃无逆耳。前师处汤，本应数剂乃瘥，而病家服一两剂未效，便谓不验，已后更问他师。师不寻前人为治寒温次序，而更为治，而不次前师，治则弊也。或前已下之，后须平和疗以接之，而得瘥也。或前人未下之，或不去者，或前治寒温失度，后人应调治之，是为治败病，皆须邀射之，然后免耳。不依次第，及不审察，必及重弊也。

龙胆汤 治婴儿出腹，血脉盛实，寒热温壮，四肢惊掣，发热，大吐哕者。若已能进哺，中食实不消，壮热及变蒸不解，中客人鬼气，并诸惊痫，方悉主之。十岁以下小儿皆服之，小儿龙胆汤第一，此是新出腹婴儿方。若日月长大者，以次依此为例。若必知客忤及有魃气者，可加人参、当归，各如龙胆多少也。一百日儿加三铢，二百日儿加六铢，一岁儿加半两，余药皆准耳。

龙胆、钓藤皮、柴胡、黄芩、桔梗、芍药、茯苓（一方作茯神）、甘草各六铢，蜣螂二枚，大黄一两。

上十味，㕮咀，以水一升，煮取五合为剂也。服之如后节度。药有虚实，虚药宜足数合水也。儿生一日至七日，分一合为三服；儿生八日至十五日，分一合半为三服；儿生十六日至二十日，分二合为三服；儿生二十日至三十日，分三合为三服；儿生三十日至四十日，尽以五合为三服。皆得下即止，勿复服也。

大黄汤 治少小风痫积聚，腹痛夭矫，二十五痫方：

大黄、人参、细辛、干姜、当归、甘皮各三铢。

上六味，㕮咀，以水一升，煮取四合。服如枣许，日三。

白羊鲜汤 治小儿风痫，胸中有痰方：

白羊鲜三铢，蚱蝉二枚，大黄四铢，甘草、钓藤皮、细辛各二铢，牛黄（如大豆）四枚，蛇蜕皮一寸。

上八味，㕮咀，以水二升半，煮取一升二合。分五服，日三。若服已尽而痫不断者，可更加大黄、钓藤各一铢，以水渍药半日，然后煮之。

增损续命汤　治小儿卒中风恶毒及久风，四肢角弓反张不随，并䯝僻，不能行步方：

麻黄、甘草、桂心各一两，芎䓖、葛根、升麻、当归、独活各十八铢，人参、黄芩、石膏各半两，杏仁二十枚。

上十二味，㕮咀，以水六升煮麻黄，去上沫，乃纳诸药，煮取一升二合。三岁儿分为四服，一日令尽。少取汗，得汗，以粉粉之。

石膏汤　治小儿中风恶痱，不能语，口眼了戾，四肢不随方：

石膏一合，麻黄八铢，甘草、射干、桂心、芍药、当归各四铢，细辛二铢。

上八味，㕮咀，以水三升半，先煮麻黄三沸，去上沫，纳余药，煮取一升。三岁儿分为四服，日三。

治少小中风，状如欲绝，汤方：

大黄、牡蛎、龙骨、栝楼根、甘草、桂心各十二铢，赤石脂、寒水石各六铢。

上八味，㕮咀，以水一升，纳药重半两，煮再沸，绞去滓。半岁儿服如鸡子大一枚，大儿尽服。半岁儿服如鸡子大一枚，大儿尽服，入口中即愈。汗出粉之。药无毒，可服，日二。有热加大黄，不汗加麻黄。无寒水石，朴硝代之。

治少小中风，手足拘急，**二物石膏汤**方：

石膏如鸡子大一块，碎真朱一两。

上以水二升，煮石膏五六沸，纳真朱，煮取一升，稍稍分服之。

治少小中风，脉浮发热，自汗出，项强，鼻鸣干呕，桂枝汤方：

桂心一两，甘草一两，芍药一两，大枣四枚，生姜一两。

上五味，㕮咀三物，以水三升，煮取一升，分三服。

治少小新生中风，**二物驴毛散**方：

驴毛一把，取背前交脊上会中，拔取如手拇指大一把，麝香二豆大。

上以乳汁和，铜器中微火煎令焦熟出，末之。小儿不能饮，以乳汁和之，苇筒贮，泻著咽中，然后饮乳，令入腹。

茵芋丸　治少小有风痫疾，至长不除，或遇天阴节变便发动，食饮坚强亦发，百脉挛缩，行步不正，言语不便者，服之永不发方：

茵芋叶、铅丹、秦艽、钓藤皮、石膏、杜蘅、防葵各一两，菖蒲、黄芩各一两半，松萝半两，蜣螂十枚，甘草三两。

上十二味，末之，蜜丸如小豆大。三岁以下服五丸，三岁以上服七丸，五岁以上服十丸，十岁以上可至十五丸。

镇心丸 治小儿惊痫百病，镇心气方：

银屑十二铢，水银二十铢，牛黄六铢，大黄六分，茯苓三分，茯神、远志、防己、白蔹、雄黄、人参、芍药各二分，防葵、铁精、紫石英、真朱各四分。

上十六味，先以水银和银屑如泥，别治诸药，和丸，三岁儿如麻子二丸，随儿大小增之。（一方无牛黄一味。）

治少小心腹热，除热，**丹参赤膏**方：

丹参、雷丸、芒硝、戎盐、大黄各二两。

上五味，㕮咀，以苦酒半升，浸四种一宿，以成炼猪肪一斤，煎三上三下，去滓，乃纳芒硝。膏成，以摩心下，冬夏可用。（一方但用丹参、雷丸，亦佳。）

治少小新生，肌肤幼弱，喜为风邪所中，身体壮热，或中大风，手足惊掣，**五物甘草生摩膏**方：

甘草、防风各一两，白术二十铢，雷丸二两半，桔梗二十铢。

上㕮咀，以不中水猪肪一斤，煎为膏，以煎药，微火上煎之，消息视稠浊，膏成去滓，取如弹丸大一枚，炙手以摩儿百过，寒者更热，热者更寒。小儿虽无病，早起常以膏摩囟上及手足心，甚辟风寒。

伤　寒

夫小儿未能冒涉霜雪，乃不病伤寒也。大人解脱之久，伤于寒冷，则不论耳。然天行非节之气，其亦得之。有时行疾疫之年，小儿出腹便患斑者也。治其时行节度，故如大人法，但用药分剂小异，药小冷耳。

治小儿未满百日伤寒，鼻衄，身热，呕逆，**麦门冬汤**方：

麦门冬十八铢，石膏、寒水石、甘草各半两，桂心八铢。

上五味，㕮咀，以水二升半，煮取一升，分服一合，日三。

治少小伤寒，**芍药四物解肌汤**方：

芍药、黄芩、升麻、葛根各半两。

上四味，㕮咀，以水三升，煮取九合，去滓。分服，期岁以上分三服。

治少小伤寒，发热咳嗽，头面热者，**麻黄汤**方：

麻黄、生姜、黄芩各一两，甘草、石膏、芍药各半两，杏仁十枚，桂心半两。

上八味，㕮咀，以水四升，煮取一升半，分二服，儿若小，以意减之。

治小儿伤寒方：

葛根汁、淡竹沥各六合。

上二味相合。二三岁儿分三服，百日儿斟酌服之。不宜生，煮服佳。

治小儿时气方：

桃叶三两捣，以水五升，煮十沸取汁。日五六遍淋之。若复发，烧雄鼠屎二枚，烧水调服之。

治小儿伤寒，病久不除，瘥后复剧，瘦瘠骨立，**五味子汤**方：

五味子十铢，甘草、当归各十二铢，大黄六铢、芒消五铢，麦门冬、黄芩、前胡各六铢，石膏一两，黄连六铢。

上十味，㕮咀，以水三升，煮取一升半。服二合，得下便止，计大小增减之。

治少小伤寒，**莽草汤**浴方：

莽草半斤，牡蛎四两，雷丸三十枚，蛇床子一升，大黄一两。

上五味，㕮咀，以水三斗，煮取一斗半。适寒温以浴儿，避眼及阴。

治小儿卒寒热，不佳，不能服药，**莽草汤**浴方：

莽草、丹参、桂心各三两，菖蒲半斤，蛇床子一两，雷丸一升。

上六味，㕮咀，以水二斗，煮三五沸，适寒温以浴儿，避目及阴。

治小儿忽寒热，**雷丸汤浴**方：

雷丸二十枚，大黄四两，苦参三两，黄芩一两，丹参二两，石膏二两。

上六味，㕮咀，以水二斗，煮取一斗半，浴儿，避目及阴，浴讫，以粉粉之，勿厚衣，一宿复浴。

治少小身热，**李叶汤**浴方：

李叶无多少，咀，以水煮，去滓，将浴儿良。

治小儿生一月至五月，乍寒乍热方：

细切柳枝，煮取汁，洗儿。若渴，绞冬瓜汁服之。

青木香汤　浴小儿壮热羸瘠方：

青木香四两，麻子仁一升，虎骨五两，白芷三两，竹叶一升。

上五味，㕮咀，以水二斗，煮取一斗，稍稍浴儿。

治小儿暴有热，得之二三日，**李根汤**方：

李根、桂心、芒硝各十八铢，甘草、麦门冬各一两。

上五味，㕮咀，以水三升，煮取一升，分五服。

治少小身体壮热，不能服药，**十二物寒水石散粉**方：

寒水石、芒硝、滑石、石膏、赤石脂、青木香、大黄、甘草、黄芩、防风、芎劳、麻黄根。

上各等分，合治下筛，以粉一升、药屑三合相和，复以筛筛之，以粉儿身，日三。

升麻汤　治小儿伤寒，变热毒病，身热面赤，口燥，心腹坚急，大小便不利，或口疮者，或因壮热，便四肢挛掣惊，仍成痫疾，时发时醒，醒后身热如火者，悉主之方：

升麻、白薇、麻黄、萎蕤、柴胡、甘草各半两，黄芩一两，朴硝、大黄、钓藤各六铢。

上十味，㕮咀，以水三升，先煮麻黄，去上沫，纳诸药，煮取一升。儿生三十日至六十日，一服二合；六十日至百日，一服二合半；百日至二百日，一服三合。

治小儿肉中久挟宿热，瘦瘠，热进退休作无时，大黄汤方：

大黄、甘草、芒硝各半两，桂心八铢，石膏一两，大枣五枚。

上六味，㕮咀，以水三升，煮取一升，每服二合。

治小儿潮热，**蜀漆汤**方：

蜀漆、甘草、知母、龙骨、牡蛎各半两。

上五味，㕮咀，以水四升，煮取一升，去滓。一岁儿少少温服半合，日再。

治小儿腹大短气，热有进退，食不安，谷为不化方：

大黄、黄芩、甘草、芒硝、麦门冬各半两，石膏一两，桂心八铢。

上七味，㕮咀，以水三升，煮取一升半。分三服，期岁以下儿作五服。

治小儿夏月患腹中伏热，温壮来往，或患下痢，色或白或黄，三焦不利，**竹叶汤**方：

竹叶切，五合，小麦三合，柴胡半两，黄芩一两六铢，茯苓十八铢，人参、麦门冬、甘草各半两。

上八味，㕮咀，以水四升，煮竹叶、小麦，取三升，去竹叶、麦，下诸药，煮取一升半，分三服。若小儿夏月忽壮热烧人手，洞下黄溏，气力惙然，脉极洪数，用此方加大黄二两，再服，得下即瘥。

竹叶汤　主五六岁儿温壮，腹中急满，息不利，或有微肿，亦主极羸，不下饮食，坚癖，手足逆冷方：

竹叶切，一升，小麦半升，甘草、黄芩、栝楼根、泽泻、茯苓、知母、白术、大黄各二两，桂心二铢，生姜一两半，人参、麦门冬、半夏各一两，当归十八铢。

上十六味，㕮咀，以水七升，煮小麦、竹叶，取四升，去滓，纳药，煎取一升六合，分四服。

小儿连壮热，实滞不去，寒热往来，微惊悸方：

大黄一两，黄芩、栝楼根、甘草各十八铢，桂心半两，滑石二两，牡蛎、人参、龙骨、凝水石、白石脂、硝石各半两。

上十二味，口㕮咀，以水四升，煮取一升半。服三合，一日一夜令尽，虽吐亦与之。

调中汤　治小儿春秋月晨夕中暴冷，冷气折其四肢，热不得泄，则壮热，冷气入胃，变下痢，或欲赤白滞起数去，小腹胀痛，极壮热，气脉洪大，或急数者，服之热便歇，下亦瘥也，但壮热不吐下者，亦主之，方：

葛根、黄芩、茯苓、桔梗、芍药、白术、藁本、大黄、甘草各六铢。

上九味，㕮咀，以水二升，煮取五合，服如后法：儿生一日至七日，取一合分三服；生八日至十五日，取一合半分三服；生十六日至二十日，取二合分三服；生二十日至三十日，取三合分三服；生三十日至四十日，取五合分三服。恐吃五合未得，更斟酌之。其百日至三百日儿，一如前篇龙胆汤加之。

治小儿寒热进退，啼呼腹痛，**生地黄汤**方：

生地黄、桂心各二两。

上二味，㕮咀，以水三升，煮取一升。期岁以下服二合，以上三合。（一方七味，有芍药、寒水石、黄芩、当归、甘草各半两。）

治小儿伤寒发黄方：

捣土瓜根汁三合，服之。

又方：捣青麦汁服之。

又方：捣韭根汁，澄清，以滴儿鼻中，如大豆许，即出黄水瘥。

又方：小豆三七枚，瓜蒂十四枚，糯米四十粒。

上三味，为末，吹鼻中。

治少小有热不汗，**二物通汗散**方：

雷丸四两，粉半斤。

上捣，和下筛，以粉儿身。

治少小头汗，**二物茯苓粉散**方：

茯苓、牡蛎各四两。

上治下筛，以粉八两，合捣为散，有热辄以粉，汗即自止，

治少小盗汗，**三物黄连粉**方：

黄连、牡蛎、贝母各十八铢。

上以粉一升，合捣，下筛，以粉身良。

此由心脏热之所感，宜服**犀角饮子**方：

犀角十八铢，茯神一两，麦门冬一两半，甘草半两，白术六铢。

上五味，㕮咀，以水九合，煎取四合，分服。加龙齿一两佳。

恒山汤　治小儿温疟方：

恒山一两，切，小麦三合，淡竹叶切，一升。

上三味，以水一升半，煮取五合。一日至七日儿，一合为三服；八日至十五日儿，一合半为三服；十六日至二十日儿，二合为三服；四十日至六十日儿，六合为三服；六十日至百日儿，一服二合半；百日至二百日儿，一服三合。

咳　嗽

小儿出胎二百许日，头身患小小疮，治护小瘥，复发，五月中忽小小咳嗽，微温和治之，因变痫，一日二十过发，四肢缩动，背脊䠷䠫[①]，眼反，须臾气绝，良久复苏，已与常治痫汤，得快吐下，经日不间，尔后单与竹沥汁，稍进，一日一夕中合进一升许，发时小疏，明日与此竹沥汤，得吐下，发便大折，其间犹稍稍与竹沥汁。**竹沥汤**方：

---

① 䠷䠫（夭挑）：《集韵》：“身长貌。”

竹沥五合，黄芩三十铢，木防已、羚羊角各六铢，大黄二两，茵芋三铢，麻黄、白薇、桑寄生、萆薢、甘草各半两，白术六铢。

上十二味，㕮咀，以水二升半，煮取药减半，纳竹沥，煎取一升。分服二合，相去一食久，进一服。

紫菀汤　治小儿中冷及伤寒暴嗽，或上气，喉咽鸣，气逆，或鼻塞，清水出者方：

紫菀、杏仁各半两，麻黄、桂心、橘皮、青木香各六铢，黄芩、当归、甘草各半两，大黄一两。

上十味，㕮咀，以水三升，煮取九合，去滓。六十日至百日儿，一服二合半；一百日至二百日儿，一服三合。

五味子汤　治小儿风冷入肺，上气气逆，面青，喘迫咳嗽，昼夜不息，食则吐不下方：

五味子、当归各半两，麻黄、干姜、桂心、人参、紫菀、甘草各六铢，细辛、款冬花各三铢，大黄一两半。

上十一味，口㕮咀，以水二升半，煮取九合，去滓。儿六十日至百日，一服二合半；一百日至二百日，一服三合。其大黄别浸一宿下。

治小儿、大人咳逆短气，胸中吸吸，呵出涕唾，嗽出臭脓方：

烧淡竹沥，煮二十沸。小儿一服一合，日五服；大人一升，亦日五服，不妨食息乳哺。

治小儿寒热咳逆，膈中有澼，乳若吐，不欲食方：

干地黄四两，麦门冬、五味子、蜜各半升，大黄、硝石各一两。

上六味，㕮咀，以水三升，煮取一升，去滓，纳硝石、蜜，煮令沸。服二合，日三，胸中当有宿乳汁一升许出，大者服五合。

射干汤　治小儿咳逆，喘息如水鸡声方：

射干一两，半夏五枚，桂心五寸，麻黄、紫菀、甘草、生姜各一两，大枣二十枚。

上八味，㕮咀，以水七升，煮取一升五合，去滓，纳蜜五合，煎一沸。分温服二合，日三。

又方：半夏四两，紫菀二两，款冬花二合，蜜一合，桂心、生姜、细辛、阿胶、甘草各二两。

上九味，㕮咀，以水一升煮半夏，取六升，去滓，纳诸药，煮取二升五合。五岁儿服一升，二岁服六合，量大小多少加减之。

杏仁丸 主大人、小儿咳逆上气方：

杏仁三升，熟捣如膏，蜜一升为三分，以一分纳杏仁捣，令强，更纳一分捣之如膏，又纳一分捣熟止。先食已含咽之，多少自在，日三。每服不得过半方寸匕，则痢。

又方：半夏二斤，去皮，河水洗六七度，完用白矾一斤，末之，丁香、甘草、草豆蔻、川升麻缩砂各四两，粗捣。

上七味，以好酒一斗，与半夏拌和匀，同浸，春冬三七日，夏秋七日，密封口，日足取出，用冷水急洗，风吹干。每服一粒，嚼破，用姜汤下。或干吃，候六十日干，方得服（疑非孙思邈方）。

治少小嗽，**八味生姜煎**方

生姜七两，干姜四两，桂心二两，甘草三两，杏仁一升，款冬花、紫菀各三两，蜜一升。

上合诸药，末之，微火上煎取如饴储。量其大小多少与儿含咽之，百日小儿如枣核许，日四五服，甚有验。

治小儿嗽，日中瘥，夜甚，初不得息，不能复啼，**四物款冬丸**方：

款冬花、紫菀各一两半，桂心半两，伏龙肝六铢。

上末之，蜜和如泥，取如枣核大敷乳头，令儿饮之，日三敷之，渐渐令儿饮之。

治小儿暴冷嗽，及积风冷嗽兼气逆鸣，**菖蒲丸**方：

菖蒲、乌头、杏仁、矾石、细辛、皂荚各六铢，款冬花、干姜、桂心、紫菀各十八铢，蜀椒五合，吴茱萸六合。

上十二味，末之，蜜丸如梧子。三岁儿饮服五丸，加至十丸，日三。儿小以意减之，儿大以意加之，暴嗽数服便瘥。

治少小十日以上至五十日，卒得謦咳，吐乳，呕逆，暴嗽，昼夜不得息，**桂枝汤**方：

桂枝半两，甘草二两半，紫菀十八铢，麦门冬一两十八铢。

上四味，㕮咀，以水二升，煮取半升，以绵著汤中，捉绵滴儿口中，昼夜四五过与之，节乳哺。

治少小卒肩息上气，不得安，此恶风入肺，**麻黄汤**方：

麻黄四两，甘草一两，桂心五寸，五味子半升，半夏、生姜各二两。

上六味，㕮咀，以水五升，煮取二升。百日儿服一合，大小节度服之，便愈。

癖结胀满

紫双丸 治小儿身热头痛，食饮不消，腹中胀满；或小腹绞痛，大小便不利；或重下数起；小儿无异疾，唯饮食过度，不知自止，哺乳失节；或惊悸寒热，唯此丸治之。不瘥，更可重服。小儿欲下，是其蒸候；哺食减少，气息不快，夜啼不眠，是腹内不调，悉宜用此丸，不用他药，数用神验，千金不传方（臣亿等详序例中凡云服紫丸者，即前变蒸篇十四味者是也，云服紫丸不下者服赤丸，赤丸瘥快，病重者当用之，方中并无赤丸，而此用朱砂，又力紧于紫丸，疑此即赤丸也）。

巴豆十八铢，麦门冬十铢，甘草五铢，甘遂二铢，朱砂二铢，蜡十铢，蕤核仁十八铢，牡蛎八铢。

上八味，以汤熟洗巴豆，研，新布绞去油，别捣甘草、甘遂、牡蛎、麦门冬，下筛讫，研蕤核仁令极熟，乃纳散更捣二千杵，药燥不能相丸，更入少蜜足之。半岁儿服如荏子一双，一岁、二岁儿服如半麻子一双，三四岁者服如麻子二丸，五六岁者服如大麻子二丸，七岁、八岁服如小豆二丸，九岁、十岁微大于小豆二丸，常以鸡鸣时服，至日出时不下者，热粥饮数合即下。丸皆双出也。下甚者，饮以冷粥即止。

治小儿胎中宿热，乳母饮食粗恶辛苦，乳汁不起儿，乳哺不为肌肤，心腹痞满，萎黄瘦瘠，四肢痿躄缭戾，服之令充悦方：

芍药二两半，大黄一两，甘草半两，柴胡二两，鳖甲、茯苓各一两半，干姜半两，如热，以枳实代人参一两。

上八味，末之，蜜丸如大豆。服一丸，一岁以上乳服三丸，七岁儿服十丸，日二。

治小儿宿乳不消，腹痛惊啼，**牛黄丸**方：

牛黄三铢，附子二枚，真朱一两，巴豆一两，杏仁一两。

上五味，捣附子、真朱为末，下筛，别捣巴豆、杏仁令如泥，纳药及牛黄，捣一千二百杵药成。若干，入少蜜足之。百日儿服如粟米一丸，三岁儿服如麻子一丸，五六岁儿服如胡豆一丸，日二，先哺乳了服之。膈上下悉当微转，药完出者病愈。散出者更服，以药完出为度。

治小儿宿食、癖气、痰饮，往来寒热，不饮食，消瘦，**芒硝紫丸**方：

芒硝、大黄各四两，半夏二两，代赭一两，甘遂二两，巴豆二百枚，杏仁一百二十枚。

上七味，末之，别捣巴豆、杏仁，治如膏，旋纳药末，捣三千杵，令相和合，强者纳少蜜。百日儿服如胡豆一丸，过百日至一岁服二丸，随儿大小，以意节度，当候儿大便中药出为愈。若不出，更服如初。

治八岁以上儿，热结痰实，不能食，自下方：

芍药、栀子各二两，柴胡一两六铢，升麻、黄连、黄芩各二两半，竹叶切，一升半，桔梗一两半，细辛十五铢，知母、大黄各二两。

上十一味，㕮咀，以水六升，煮取一升八合，去滓。分四服，十岁儿为三服。一本有枳实、杏仁各一两半，而无桔梗、黄连。

治十五以下儿，热结多痰，食饮减，自下方：

大黄、柴胡、黄芩各三两，枳实一两十八铢，升麻、芍药、知母、栀子各二两半，生姜十八铢，杏仁二两，竹叶切，一升半。

上十一味，㕮咀，以水六升半，煮取二升。十岁至十五者，分三服。

治小儿结实，乳食不消，心腹痛，**牛黄双丸**方：

牛黄、太山甘遂各半两，真朱六铢、杏仁、芍药、黄芩各一两，巴豆十八铢。

上七味，末之，蜜丸。一岁儿饮服如麻子二丸，但随儿大小加减之。

牛黄鳖甲丸　治少小癖实壮热，食不消化，中恶忤气方：

牛黄半两，鳖甲、麦曲、柴胡、大黄、枳实、芎劳各一两，厚朴、茯苓、桂心、芍药、干姜各半两。

上十二味，末之，蜜丸如小豆。日三服，以意量之。

治小儿心下痞，痰癖结聚，腹大胀满，身体壮热，不欲哺乳，芫花丸方：

芫花一两，大黄、雄黄各二两半，黄芩一两。

上四味，末之，蜜和，更捣一千杵。三岁儿至一岁以下服如粟米一丸。欲服丸，纳儿喉中，令母与乳。若长服消病者，当以意消息与服之，与乳哺相避。

治小儿痰实结聚，宿癖羸露，不能饮食，**真朱丸**方：

真朱半两，麦门冬一两，蕤仁二百枚，巴豆四十枚。

上四味，末之，蜜丸。期岁儿服二丸如小豆大，二百日儿服如麻子二丸，渐增，以知为度，当下病赤黄自黑葵汁，下勿绝药，病尽下自止。久服使小儿肥白，已试验。

鳖甲丸　治少小腹中结坚，胁下有疹，手足烦热方：

鳖甲、芍药、大黄各三十铢，茯苓、柴胡、干姜各二十四铢，桂心六铢，䗪虫、蛴螬各二十枚。

上九味，末之，蜜和。服如梧子七丸，渐渐加之，以知为度。

治小儿痞气，胁下、腹中有积聚，坚痛，**鳖头丸**方：

鳖头一枚，虻虫、䗪虫、桃仁各十八铢，甘皮半两。

上五味，末之，蜜丸。服如小豆二丸，日三。大便不利，加大黄十八铢，以知为度。

治小儿羸瘦惙惙，宜常服，不妨乳方：

甘草五两，末之，蜜丸。一岁儿服如小豆十丸，日三，服尽即更合。

治小儿五六日不食，气逆，**桂心橘皮汤**方：

桂心半两，橘皮三两，成择薤五两，黍米五合，人参半两。

上五味，㕮咀，以水七升先煮药，煎取二升，次下薤米，米熟药成，稍稍服之。

治少小胃气不调，不嗜食，生肌肉，**地黄丸**方：

干地黄、大黄各一两六铢，茯苓十八铢，当归、柴胡、杏仁各半两。

上六味，末之，以蜜丸如麻子大。服五丸，日三服。

治少小胁下有气，内痛，喘逆，气息难，往来寒热，羸瘦不食，马通粟丸方：

马通中粟十八铢、杏仁、紫菀、细辛各半两，石膏、秦艽、半夏、茯苓、五味子各六铢。

上九味，末之，蜜丸。服如小豆十丸，日三服，不知，加至二十丸。

治小儿不痢，腹大且坚方：

以故衣带多垢者，切一升，水三升，煮取一升，分三服。

又方：腹上摩衣中白鱼，亦治阴肿。

治少小腹胀满方：

韭根汁和猪脂煎，细细服之。

又方：米粉、盐等分，炒变色，腹上摩之。

小儿癖，灸两乳下一寸各三壮。

治小儿胎寒偃啼，腹中痛，舌上黑，青涎下，**当归丸**，一名黑

丸，方：

当归九铢，吴茱萸（一作杏仁）、蜀椒各半两，细辛、干姜、附子各十八铢，狼毒九铢，豉七合，巴豆十枚。

上九味，捣七种下筛，称药末令足，研巴豆如膏，稍稍纳末，捣令相得，蜜和，桑杯盛，蒸五升米饭下，出捣一千杵。一月儿服如黍米一丸，日一夜二，不知稍加，以知为度。亦治水癖。

马齿矾丸 治小儿胎寒偃啼，惊痫腹胀，不嗜食，大便青黄，并大人虚冷内冷，或有实不可吐下方：

马齿矾一斤，烧半日，以枣膏和。大人服如梧子二丸，日三；小儿以意减之，以腹内温为度，有实实去，神妙。

治小儿忽患腹痛，夭矫汗出，名曰胎寒方：煮梨叶浓汁七合，可三四度饮之。

治上儿暴腹满欲死，**半夏丸**方：

半夏随多少，微火炮之，捣末。酒和服如粟米粒大五丸，日三，立愈。

治小儿霍乱吐痢方：

人参一两，厚朴、甘草各半两，白术十八铢。

上四味，㕮咀，以水一升二合，煮取半升。六十日儿服一合，百日儿分三服，期岁分二服，中间隔乳服之。乳母忌生冷、油腻等。（一方加干姜一分，或加生姜三分。）

治毒气吐下，腹胀，逆害乳哺，**藿香汤**方：

藿香一两，生姜三两，青竹茹、甘草各半两。

上四味，㕮咀，以水二升，煮取八合。每服一合，日三。有热加升麻半两。

治孩子霍乱，已用立验方：

人参、芦箨各半两，扁豆藤二两，仓米一撮。

上四味，㕮咀，以水二升，煮取八合，分温服。

又方：人参一两，木瓜一枚，仓米一撮。

上三味，㕮咀，以水煮，分服，以意量之，立效。

治小儿霍乱方：

研尿滓，乳上服之。

又方：牛涎灌口中一合。

治少小吐痢方：

乱发半两，烧、鹿角六铢。

上二味，末之，米汁服一刀圭，日三服。

小儿杂病

治小儿脐中生疮方：

桑汁敷乳上，使儿饮之。

又方：饮羖羊乳及血。

治小儿风脐，遂作恶疮，历年不瘥方：

取东壁上土敷之，大佳。若汁不止，烧苍耳子粉之。

又方：干蛴螬虫末粉之，不过三四度瘥。

治小儿脐不合方：

大车辖脂烧灰，日一敷之。

又方：烧蜂房灰末，敷之。

治小儿脐中生疮方：

烧甑带灰，和膏敷之。

治小儿脐赤肿方：

杏仁半两，猪颊车髓十八铢。

上二味，先研杏仁如脂，和髓敷脐中肿上。

治小儿脐汁出不止，兼赤肿，**白石脂散**方：

以白石脂细研，熬令微暖，以粉脐疮，日三四度。

治小儿鹅口不能饮乳方：

黍米汁涂之。

治小儿心热，口为生疮，重舌鹅口方：

柘根锉五升，无根弓材亦佳，以水五升，煮取二升，去滓更煎，取五合，细细敷之，数数为之良。

治口疮白漫漫方：

取桑汁，先以父发拭口，以桑汁涂之。

治重舌舌强不能放唾方：

鹿角末如大豆许，安舌下，日三四度。亦治小儿不能乳。

又方：取蛇蜕烧末，以鸡毛蘸醇醋展药，掠舌下愈。

治小儿重舌方：

田中蜂房烧灰，酒和，涂喉下愈。

又方：衣鱼涂舌上。

又方：灶月下黄土末，苦酒和涂舌上。

又方：三家屠肉，切令如指大，摩舌上，儿立能啼。

又方：赤小豆末，醋和涂舌上。

又方：烧簸箕灰敷舌上。

又方：黄柏以竹沥渍，取细细点舌上，良。

治小儿舌上疮方：

蜂房烧灰、屋间尘各等分，和匀敷之。

又方：桑白汁涂乳，与儿饮之。

又方：羊蹄骨中生髓，和胡粉敷之。

治舌肿强满方：

满口含糖醋，良。

又方：饮羖羊乳即瘥。

治小儿口疮不得吮乳方：

大青十八铢，黄连十二铢。

上二味，㕮咀，以水三升，煮取一升二合。一服一合，日再夜一。

又方：腊月猪脂一斤，蜜二升，甘草（如指大）三寸。

上三味，合煎相得，含如枣大，稍稍咽之，日三。

又方：矾石如鸡子大，置醋中，涂儿足下二七遍愈。

治小儿燕口，两吻生疮方：

烧发灰和猪脂敷之。

治小儿口下黄肌疮方：

取羖羊髭烧作灰，和腊月猪脂敷之。角亦可用。

治口旁恶疮方：

乱发灰、故絮灰、黄连、干姜。

上四味，等分，为散，以粉疮上，不过三遍。

治口噤，赤者心噤，白者肺噤方：

鸡屎白枣大，绵裹，以水一合，煮二沸，分再服。

治小儿口噤方：

鹿角粉、大豆末。

上二味，等分，和乳涂乳上，饮儿。

又方：驴乳、猪乳各一升。

上二味，合煎，得一升五合，服如杏仁许，三四服瘥。

升麻汤　治小儿喉痛，若毒气盛，便咽塞，并主大人咽喉不利方：

升麻、生姜、射干各二两，橘皮一两。

上四味，㕮咀，以水六升，煮取二升，去滓，分三服。

治小儿喉痹肿方：

鱼胆二七枚，以和灶底土涂之，瘥止。

治小儿喉痹方：

桂心、杏仁各半两。

上二味，末之，以绵裹如枣大，含咽汁。

治小儿解颅方：

熬蛇蜕皮，末之，和猪颊车中髓，敷顶上，日三四度。

又方：猪牙颊车髓敷囟上瘥。

治小儿脑长，解颅不合，羸瘦色黄，至四五岁不能行，半夏熨方：

半夏、生姜、芎劳各一升，细辛三两，桂心一尺，乌头十枚。

上六味，㕮咀，以淳苦酒五升，渍之晬时，煮三沸，绞去滓。以绵一片浸药中，适寒温以熨囟上，冷更温之，复熨如前，朝暮各三四熨乃止，二十日愈。

治小儿解颅，生蟹足敷方：

生蟹足、白蔹各半两。

上二味，捣末，以乳汁和，敷颅上，立愈。

治小儿解颅，**三物细辛敷**方：

细辛、桂心各半两，干姜十八铢。

上末之，以乳汁和，敷颅上，干复敷之，儿面赤即愈。

治小儿囟开不合方：

防风一两半，柏子仁、白及各一两。

上三味，末之，以乳和敷囟上，十日知，二十日愈，日一。

又方：取猪牙车骨煎取髓，敷囟上愈。

小儿囟陷，灸脐上下各半寸，及鸠尾骨端，又足太阴各一壮。

治小儿狐疝，伤损生㿗方：

桂心十八铢，地肤子二两半，白术一两十八铢。

上三味，末之，以蜜和丸。白酒服如小豆七丸，日三。亦治大人。

又方：芍药、茯苓各[1]十八铢，防葵（一作防风）、大黄各半两，半夏、桂心、蜀椒各六铢。

上七味，末之，蜜和。服如大豆一丸，日五服，可加至三丸。

五等丸 治小儿阴偏大，又卵核坚㿗方：

黄柏、香豉、牡丹、防风、桂心各二两。

上五味，末之，蜜丸如大豆。儿三岁饮服五丸，加至十丸，儿小以意酌量著乳头上服之。

治小儿卵肿方：

取鸡翅六茎，烧作灰服之，随卵左右取翮。

治小儿㿗方：

蜥蜴一枚，烧末，酒服之。

治小儿气㿗方：

土瓜根、芍药、当归。

上三味，各一两，㕮咀，以水二升，煎取一升，服五合，日二。

又方：三月上除日，取白头翁根捣之，随偏处敷之，一宿作疮，二十日愈。

气㿗，灸足厥阴大敦，左灸右，右灸左，各一壮。

治小儿阴疮方：

取狼牙浓煮汁洗之。

又方：黄连、胡粉等分，以香脂油和，敷之。

治小儿核肿，壮热有实方：

甘遂、青木香、石膏各十八铢，麝香三铢，大黄、前胡各一两，黄芩半两，甘草十八铢。

上八味，㕮咀，以水七升，煮取一升九合。每服三合，日四夜二。

治小儿痔湿疮方：

铁衣著下部中即瘥。

治小儿久痢脓湿䘌方：

---

① 各：原脱，据宋本补。

艾叶五升，以水一斗，煮取一升半，分为三服。

治小儿痔疮方：

以猪脂和胡粉敷之，五六度。

又方：嚼麻子敷之，日六七度。

又方：羊胆二枚，和酱汁于下部灌之，猪脂亦佳。

治湿疮方：

浓煎地榆汁洗浴，每日二度。

除热结肠丸断小儿热，下黄赤汁沫，及鱼脑杂血，肛中疮烂，坐䘌生虫方：

黄连、柏皮、苦参、鬼臼、独活、橘皮、芍药、阿胶各半两。

上八味，末之，以蓝汁及蜜丸如小豆，日服三丸至十丸。

小儿痔湿疮，灸第十五椎挟脊两旁七壮，未瘥，加七壮。

治小儿蛔虫方：

楝木削上苍皮，以水煮取汁饮之，量大小多少，为此有小毒。

治小儿羸瘦有蛔虫方：

藋芦二两，以水一升、米二合煮，取米熟去滓，与服之。

又方：蔚蓄三两，水一升，煮取四合，分服之，捣汁服亦佳。

又方：东引吴茱萸根白皮四两，桃白皮三两。

上二味，㕮咀，以酒一升二合，渍之一宿，渐与服，取瘥。

又方：取猪膏服之。

又方：捣槐子纳下部中，瘥为度。一云治蛲虫。

又方：楝实一枚纳孔中。一云治蛲虫。

治寸白虫方：

东行石榴根一把，水一升，煮取三合，分服。

又方：桃叶捣绞取汁服之。

治小儿三虫方：

雷丸、芎劳。

上二味，各等分，为末。服一钱匕，日二。

治大便竟出血方：

鳖头一枚，炙令黄黑，末之。以饮下五分匕，多少量儿大小，日三服。

又方：烧车釭一枚令赤，纳一升水中，分二服。

又方：烧甑带末敷乳头上，令儿饮之。

治小儿尿血方：

烧鹊巢灰，井花水服之。亦治夜尿床。

又方：尿血，灸第七椎两旁各五寸，随年壮。

治小儿遗尿方：

瞿麦、龙胆、皂荚、桂心各半两，鸡肠草一两，车前子一两六铢，石韦半两，人参一两。

上八味，末之，蜜丸。每食后服如小豆大五丸，日三，加至六七丸。

又方：小豆叶捣汁服。

又方：烧鸡肠末之，浆水服方寸匕，日三。一云面北斗服。

地肤子汤　治小儿热毒入膀胱中，忽患小便不通，欲小便则涩痛不出，出少如血，须臾复出方。

地肤子、瞿麦、知母、黄芩、枳实、升麻、葵子、猪苓各六铢，海藻、橘皮、通草各三铢，大黄十八铢。

上十二味，㕮咀，以水三升，煮取一升。一日至七日儿，服一合为三服；八日至十五日儿，一合半为三服；十六日至二十日儿，二合为三服；四十日儿以此为准；五十日以上、七岁以下，以意加药益水。

治小儿淋方：

车前子一升，水二升，煮取一升，分服。

又方：煮冬葵子汁服之。

又方：取蜂房、乱发烧灰，以水服一钱匕，日再。

治小儿小便不通方：

车前草切，一升小麦。

上二味，以水二升，煮取一升二合，去滓，煮粥服，日三四。

又方：冬葵子一升，以水二升，煮取一升，分服，入滑石末六铢。

治小儿吐血方：

烧蛇蜕皮末，以乳服之。并治重舌。

又方：取油三分、酒一分和之，分再服。

治小儿鼻塞生息肉方：

通草、细辛各一两。

上二味，捣末，取药如豆，著绵缠头，纳鼻中，日二。

治小儿鼻塞不通，浊涕出方：

杏仁半两，蜀椒、附子、细辛各六铢。

上四味，㕮咀，以醋五合，渍药一宿，明旦以猪脂五合煎，令附子色黄，膏成，去滓，待冷以涂絮导鼻孔中，日再，兼摩顶上。

治小儿聤耳方：

末石硫黄，以粉耳中，日一夜一。

治小儿四五岁不语方：

末赤小豆，酒和敷舌下。

治小儿数岁不行方：

取葬家未开户，盗食来以哺之，日三，便起行。

治小儿不能乳方：

雀屎四枚，末之，著乳头饮儿，儿大十枚。

治小儿落床堕地，如有瘀血腹中，阴阴寒热，不肯乳哺，但啼哭叫唤，**蒲黄汤**方：

蒲黄、大黄、黄芩各十铢，甘草八铢，麦门冬十铢，芒硝七铢，黄连十二铢。

上七味，㕮咀，以水二升，煮取一升，去滓，纳芒硝。分三服，消息视儿，羸瘦半之，大小便血即愈。忌冷食。

治小儿食土方：

取肉一斤，绳系曳地行数里，勿洗，火炙与吃之。

治小儿哕方：

生姜汁、牛乳各五合。

上二味，煎取五合，分为二服。

又方：取牛乳一升，煎取五合，分五服。

治小儿误吞铁等物方：

艾蒿一把，锉，以水五升，煮取一升半，服之即下。

治小儿蝮咬，绕腹匝即死方：

捣蒺藜叶敷之。无叶，子亦可。

又方：取燕窠中土，猪脂和敷之，干即易之。

第三章　七窍病

目　病

神曲丸　主明目，百岁可读注书方：

神曲四两，磁石二两，光明砂一两。

上三味，末之，炼蜜为丸如梧子。饮服三丸，日三。不禁。常服益眼力，众方不及，学者宜知，此方神验不可言，当秘之。

补肝，治眼漠漠不明，**瓜子散**方，亦名**十子散**，方：

冬瓜子、青葙子、茺蔚子、枸杞子、牡荆子、蒺藜子、菟丝子、芜菁子、决明子、地肤子、柏子仁各二合，牡桂二两，蕤仁一合（一本云二两），细辛半两（一本云一两半），蘡薁根二两，车前子一两。

上十六味，治下筛。食后以酒服方寸匕，日二，神验。

补肝丸　治眼暗方：

青葙子、桂心、葶苈子、杏仁、细辛、茺蔚子、枸杞子、五味子各一两，茯苓、黄芩、防风、地肤子、泽泻、决明子、麦门冬、蕤仁各一两六铢，车前子、菟丝子各二合，干地黄二两，兔肝一具。

上二十味，末之，蜜丸。饮下二十丸如梧子，日再，加至三十丸。

补肝丸　治眼暗䀮䀮不明，寒则泪出，肝痹所损方：

兔肝二具，伯子仁、干地黄、茯苓、细辛、蕤仁、枸杞子各一两六铢，防风、芎劳、薯蓣各一两，车前子二合，五味子十八铢，甘草半两，菟丝子一合。

上十四味，末之，蜜丸。酒服如梧子二十丸，日再服，加至四十丸。

补肝散　治目失明漠漠方：

青羊肝一具（去上膜，薄切之，以新瓦瓶子未用者，净拭之，纳肝于中，炭火上炙之，令极干，汁尽末之），决明子半升，蓼子一合，熬令香。

上三味，合治下筛。以粥饮，食后服方寸匕，日二，稍加至三匕，不过两剂。能一岁服之，可夜读细书。

补肝散　治三十年失明方：

细辛、钟乳粉炼成者、茯苓、云母粉炼成者、远志、五味子等分。

上六味，治下筛。以酒服五分匕，日三，加至一钱匕。

补肝芜菁子散　常用明目方：

芜菁子三升，净淘，以清酒三升，煮令熟，曝干，治下筛。以井花水和服方寸匕，稍加至三匕。无所忌，可少少作服之，令人充肥，明目洞视。水煮酒服亦可。

又方：胡麻一斗，蒸三十遍，治下筛。每日酒服一升。

又方：服小黑豆，每日空心吞二七粒。

又方：三月三日采蔓菁花，阴干，治下筛。空心井花水服方寸匕。久服长生明目，可夜读细书。

补肝散　治男子五劳七伤，明目方：

地肤子一斗，阴干，末之生地黄十斤，捣取汁

上二味，以地黄汁和散，曝干，更为末。以酒服方寸匕，日二服。

又方：白瓜子七升，绢袋盛，搅沸汤中三遍，曝干，以醋五升浸一宿，曝干，治下筛。酒服方七寸，日三。服之百日，夜写细书。

治肝实热，目眦痛如刺，**栀子仁煎**方：

栀子仁、蕤仁、决明子各一两，车前叶、秦皮各一两六铢，石膏二两，碎如小豆大、苦竹叶二合，细辛半两，赤蜜三合。

上九味，㕮咀，以井花水三升，煮取七合，去滓下蜜，更煎取四合，以绵滤之，干器贮，密封，勿使草芥落中。以药汁细细仰卧以敷目中。

治眼赤，漠漠不见物，息肉生，**泻肝汤**方：

柴胡、芍药、大黄各四两，决明子、泽泻、黄芩、杏仁各三两，升麻、枳实、栀子仁、竹叶各二两。

上十一味，败咀，水九升，煮取二升七合，分三服。热多体壮，加大黄一两；羸老，去大黄，加栀子仁五两。

泻肝汤　治眼风赤暗方：

前胡、芍药各四两，生地黄十两，芒硝、黄芩、茯苓、白芷、枳实各

三两，人参、白术、泽泻、栀子仁各二两，甘草、细辛各一两，竹叶五升。

上十五味，㕮咀，以水一斗二升，先煎竹叶，取九升，去滓，下诸药，煮取三升半，分三服。

治肝热不止冲眼，眼眦赤，赤脉息肉痛，闭不开，热势彭彭不歇，及目睛黄，**洗肝干蓝煎**方：

干蓝、车前叶、苦竹叶各三升，细辛、秦皮、蕤仁、栀子仁、芍药各三两，决明子四两，升麻二两。

上十味，㕮咀，以水二斗，先煮干蓝、车前、竹叶，取一斗，去滓澄清，取八升，纳药，煮取三升，分三取。须利，加芒硝二两。

治目热眦赤，生赤脉侵睛，息肉急痛，闭不开，如芥在眼碜痛，大枣煎方：

大枣七枚，去皮核，黄连二两，碎，绵裹，淡竹叶切，五合。

上三味，以水二升，煮竹叶，取一升，澄清取八合、纳枣肉、黄连，煎取四合，去滓令净。细细以敷目眦中。

治目中息肉方：

驴脂、石盐末。

上二味，和合令调。注目两眦头，日三夜一瘥。

又方：五加不闻水声者根，去土取皮，捣末一升，和上酒二升，浸七日外，一日两时服之。禁醋二七日，遍身生疮，若不出，未得药力，以生熟汤浴之，取毒疮出瘥。

洗眼汤　治热上出攻，目生障翳，目热痛，汁出方：

秦皮、黄柏、决明子、黄连、黄芩、蕤仁各十八铢，栀子七枚，大枣五枚。

上八味，㕮咀，以水二升浸，煮取六合，澄清，仰卧洗目，日一。

治目生翳方：

贝子十枚，烧灰，治下筛。取如胡豆著翳上，日二，正仰卧，令人敷之。炊久乃拭之。息肉者，加珍珠如贝子等分。

治目赤及翳方：

乌贼骨、铅丹大小等分。

上二味，合研细，和白蜜如泥，蒸之半食久，冷著眼四眦，日一。

又方：熟羊眼睛，曝干，治下筛，敷目两角。

治目风泪出，浮翳多脓烂眦方：

干姜、矾石、蕤仁、细辛、黄连、戎盐、决明子各六铢，铜青三铢。

上八味，㕮咀，以少许水浸一宿，明旦以好白蜜八合和之，著铜器中，绵盖器上，著甑中，以三斗麦屑蒸之，饭熟药成，绞去滓，以新死大雄鲤鱼胆二枚，和纳药中，又以大钱七枚常著药底，兼常著铜器中。竹簪绵裹头，以注目眦头，昼夜三四，不避寒暑，数著，药干，又以鱼胆和好，覆药器头，勿令气歇。

治目中生息肉，肤翳稍长欲满目，闭瞳子，及生珠管方：

贝齿七枚，烧，末之，珍珠等分。

上二味，合治如粉，以注翳肉上，日三度，甚良，亦治目中眯不出。

治目生珠管方：

滑石（一本作冷石）、手爪甲（烧）、龙骨、贝齿、丹砂各等分。

上五味，治下筛。以新笔点取当珠管上，日三度，良。

治毒病后，目赤痛有翳方：

以青布掩目上，以冷水渍青布，数易之。

治热病后生翳方：

豉二七枚，烧，末之，纳管中，以吹目中。

治热病后眼暗失明方：

以羊胆敷之，旦暮各一。

治风眼烂眦方：

竹叶、黄连各一两，柏白皮一两半。

上三味，㕮咀，以水二升，煮取五合。稍用滴目两眦，日三四度。

治胎赤眼方：

取槐木枝（如马鞭大），长二尺，齐头，油麻一匙，置铜钵中，旦使童子以木研之，至暝止。夜卧时，洗目敷眦，日三，良。

治目烂赤方：

取三指撮盐，置古文钱上，重重火烧赤，投少醋中，足淹钱。以绵沾汁，注目眦中。

治目中风冷泪出，眦赤痒，乳汁煎方：

黄连十八铢，蕤仁半两，干姜一两。

上三味，㕮咀，以人乳汁一升，浸药一宿，明旦以微火煎，取二合，绵绞去滓。取如黍米许，纳目眦头，日再。

治目中风肿痛，降热揉眼方：

矾石三两，烧令汁尽，以枣膏和如弹丸。揉眼上下食顷，日三止。

洗眼汤 治目赤痛方：

甘竹叶二七枚，乌梅三枚，古钱三枚。

上三味，以水二升，渍药半日，东向灶煮二沸，三上三下，得二合，临欲眠，注目眦。

治目卒肿方：

以酢浆水作盐汤洗之，日四五度。

治目卒痒痛方：

削干姜，令圆滑，纳眦中，有汁拭却，姜复纳之，味尽易之。

五脏客热上冲眼，内外受风，令目痛不明方：

地肤子、瓜子仁、青葙子、蒺藜子、茺蔚子、蓝子、菟丝子、蕤仁各二合，柏子仁一合半，决明子五合，细辛一两六铢，桂心一两十八铢，大黄二两，黄连一两半，萤火六铢。

上十五味，末之，蜜丸。每服如梧子三十丸，食后服，日三。

治目赤痛方：

雄黄一铢，细辛、黄连、干姜各二铢。

上四味，合治如粉，以绵裹钗股，唾濡头注药末，纳大眦头，急闭目，目中泪出，须臾止。勿将手近，勿将帛裛①，勿洗之。

又方：雄黄、干姜、黄连、矾石各六铢。

上四味，合治并如前方（一方加细辛六铢）。

治眼暗赤冷泪方：

蕤仁、波斯盐。

上二味，等分，治下筛，以驴生脂和。每夜敷目四角以一粟大，密室中将息一月日瘥。忌五辛。失明者，三十日敷之。

治目痛及泪出不止方：

削附子作蚕屎大，纳目中卧，良。

治目不明泪出方：

以乌鸡胆临卧敷之。

治雀盲方：

---

① 裛（义）：《说文》：“裛，缠也，从衣邑声。”

地肤子五两，决明子一升。

上二味，末之，以米饮汁和丸。食后服二十丸至三十丸，日二，尽即更合，瘥止。

治肝气虚寒，眼青䀮䀮不见物，**真珠散**方：

珍珠一两，研、白蜜二合，鲤鱼胆一枚，鲤鱼脑一枚。

上四味，和合，微火煎两沸，绵裹纳目中，当汁出，药歇更为之。

治目䀮䀮无所见方：

青羊肝一具，细切，以水一斗，纳铜器中煮，以曲饼覆上，上钻两孔如人眼，正以目向就熏目，不过再熏之，即瘥。

治眼暗方：

以铜器盛大酢三四升，煎七八日，覆器湿地，取铜青一合，以三月杏白仁一升取汁，和铜青敷之，日不过三四度，大良。

治眼暗方：

七月七日生苦瓠中自，绞取汁一合，以酢一升，古文钱七枚浸之，微火煎之，减半。以米许大纳眦中。

治眼漠漠无所见方：

蕤仁、秦皮、黄连各十八铢，萤火七枚，决明子一合。

上五味，㕮咀，以水八合，微火煎取三合。冷，以绵注洗目，日三度。

常服芜菁子，主轻身益气明目方：

芜菁子一升，以水四升，煮令汁尽，出曝干，复以水四升，煮如前法，三煮三曝，治下筛。饮服方寸匕。

明目，令发不落方：

十月上巳日收槐子，纳新净瓮中，以盆密封口，三七日发封，洗去皮，取子。从月一日服一枚，二日二枚，日别加，计十日服五十五枚，一月日服一百六十五枚，一年服一千九百八十八枚，小月减六十枚。此药主补脑，早服之，发不白，好颜色，长生益寿，先病冷人勿服之。

鼻 病

治鼻塞，脑冷，清涕出方：

通草、辛夷各半两，细辛、甘遂（一作甘草）、桂心、芎、附子各一两。

上七味，末之，蜜丸。绵裹纳鼻中，密封塞，勿令气泄。丸如大麻子，稍加，微觉小痛，捣姜为丸即愈，用白狗胆汁和之，更佳。

治鼻塞，常有清涕出方：

细辛、蜀椒、干姜、芎䓖、吴茱萸、附子各十八铢，桂心一两，皂荚屑半两，猪膏一升。

上九味，㕮咀，以绵裹，苦酒渍一宿，取猪膏煎，以附子色黄为度，去滓，绵裹纳鼻孔中，并摩鼻上。

滋出不止，灸鼻两孔与柱齐七壮。

治鼻塞窒，**香膏**方：

白芷、芎䓖、通草各十八铢，当归、细辛、莽草、辛夷各三十铢。

上七味，㕮咀，以苦酒渍一宿，以不中水猪肪一升，煎三上三下，以白芷色黄膏成，去滓。绵沾如枣核大，纳鼻中，日三。

治鼻不利，**香膏**方：

当归、熏草、通草、细辛、蕤仁各十八铢，芎䓖、白芷各半两，羊髓四两，猪脂亦得。

上八味，㕮咀，以微火合煎三上三下，白芷色黄膏成，去滓。取如小豆大，纳鼻中，日二，先患热，后鼻中生赤烂疮者，以黄芩、栀子代当归、细辛。

治鼻窒，气息不通方：

小蓟一把，㕮咀，以水三升，煮取一升，分二服。

又方：瓜蒂末少许，吹鼻中，亦可绵裹塞鼻中。

又方：槐叶五升，葱白切，一升豉一合。

上三味，以水五升，煮取三升，分温三服。治鼻塞多年，不闻香臭，清水出不止方：

取当道车辗过疾藜一把，捣，以水三升，煎取熟。先仰卧，使人满口含，取一合汁，灌鼻中使入，不过再度，大嚏，必出一两个息肉，似赤蛹。(一方有黄连等分同煎。)

治齆鼻，鼻中息肉不得息方：

矾石六铢，藜芦六铢，瓜蒂二七枚，附子十一铢。

上四味，各捣筛，合和。以小竹管吹药如小豆许于鼻孔中，以绵絮塞鼻中，日再，以愈为度。

治鼻中息肉方：

细筛釜底墨，水服之三五日。

治鼻中息肉，不闻香臭方：

烧矾石末，以面脂和。绵裹著鼻中，数日息肉随药消落。

又方：末瓜丁如小豆许，吹入鼻中必消，如此三数度。

又方：细辛、釜底墨。

上二味，末之，水和服方寸匕。

又方：绵裹瓜蒂末，塞鼻中。

治鼻中息肉梁起，**羊肺散方**：

羊肺一具干之，白术四两，苁蓉、通草、干姜、芎劳各二两。

上六味，末之。食后以米饮服五分匕，加至方寸匕。

又方：通草十三铢，真朱六铢，矾石、细辛各一两。

上四味，末之。捻绵如枣核，沾散如小豆，并绵纳鼻中，日再息。

鼻中息肉，灸上星三百壮，穴在直鼻入发际一寸。

治鼻痛方：

常以油涂鼻内外。酥亦得。

治衄血方：

伏龙肝二枚，如鸡子大，生地黄六两，芎劳一两，桂心三两，细辛六铢，白芷、干姜、芍药、吴茱萸、甘草各三两。

上十味，㕮咀，以水三升、酒七升，煮取三升，分三服。

生地黄汤 主衄方：

生地黄八两，黄芩一两，阿胶二两，柏叶一把，甘草二两。

上五味，㕮咀，以水七升，煮取三升，去滓纳胶，煎取二升半，分三服。

又方：生地黄三斤，切阿胶二两，蒲黄六合。

上三味，以水五升，煮取三升，分三服。治鼻出血不止方：

干地黄、栀子、甘草等分。

上三味，治下筛。酒服方寸匕，日三。如鼻疼者，加豉一合；鼻有风热者，以葱涕和服如梧子五丸。

治鼻衄方：

地黄汁五合，煮取四合，空腹服之。忌酒，炙肉，且服粳米饮。

又方：饮小蓟汁。

又方：以冷水净漱口，含水，以芦管吹二孔中，即止。

又方：取乱发五两，烧作灰，以管吹鼻中枣核大，不止益吹之，以血断止。并水服方寸匕，日三，甚者夜二。已困不识人者，服亦佳。

口　病

凡患口疮及齿，禁油面、酒、酱、酸、酢、咸腻、干枣，瘥后仍慎之，若不久慎，寻手再发，发即难瘥。蔷薇根、角蒿为口疮之神药，人不知之。

凡口中面上息肉转大，以刀决溃去脓血，即愈。

治口中疮久不瘥，入胸中并生疮，三年以上不瘥者方：

浓煎蔷薇根汁，含之，又稍稍咽之，日三夜一。冬用根，夏用茎叶。

又方：有蒿灰敷之，一宿知，二宿瘥，有汁吐之，不得咽也。

治口疮不歇方：

牛膝、生蘘荷根各三两，黄柏一两。

上三味，㕮咀，以绵裹，酒三升，渍一宿，微火煎一两沸，细细含之。

治膀胱热不已，口舌生疮，咽肿，**升麻煎**方：

升麻、玄参、蔷薇根白皮、射干各四两，大青、黄柏各三两，蜜七合。

上七味，㕮咀，以水七升，煮取一升五合，去滓，下蜜更煎两沸，细细含咽之。

治口数生疮，连年不瘥方：

蔷薇根、黄芩、当归、桔梗、黄芪、白蔹、鼠李根皮、大黄、芍药、续断、黄柏、葛根各一两。

上十二味，末之。以酒服方寸，日二服，亦可浆水服之。

治胃中客热，唇口干燥生疮方：

茯苓、黄芩、甘草、大黄、蔷薇根各三十铢，枳实、杏仁、黄连各二两，桂心半两，栝楼根十八铢。

上十味，末之。食前浆水服方寸匕，日二。

治口热生疮方：

升麻三十铢，黄连十八铢。

上二味，末之。绵裹含咽汁，亦可去之。

治口疮方：

蔷薇根皮四两，黄柏三两，升麻三两，生地黄五两。

上四味，㕮咀，以水七升，煮取三升，去滓含之，瘥止。含极，吐却更含。

治口中疮烂，痛不得食方：

杏仁二十枚，甘草一寸，黄连六铢。

上三味，末之，合和。绵裹杏仁大含之，勿咽，日三夜一。

治口中疮，身体有热气痱瘰，**蔷薇丸**方：

蔷薇根、黄芩、鼠李根、当归、葛根、白蔹、石龙芮、黄柏、芍药、续断、黄芪各一两，栝楼根二两。

上十二味，末之，蜜和。服如梧子十丸，日三服。

治口吻疮方：

以楸白皮及湿贴之，三四度瘥。

又方：取经年葵根，欲腐者弥佳，烧作灰，及热敷之。

又方：以新炊饭了甑，及热以唇口向甑唇上熨之，二七下，三两上。瘥止。

又方：栀子、甘草各十八铢，细辛三十铢，桂心十二株，芎劳一两。

上五味，末之，蜜丸。食后服七丸，日再服，瘥止。

芎劳、白芷、橘皮、桂心、枣肉各一两半。

上五味，末之，以蜜和为丸。食后服十五丸，又含之，以瘥为度。此方甚验。

治口肥疮方：

熬灶上饭令焦，末敷之。

治燕吻疮方：

白杨枯枝，铁上烧，取湝，及热敷之。

又方：以木履尾，纳煻灰中，令热，取柱两吻各二七遍。

治口傍恶疮方：

乱发灰、故絮灰、黄连末、干姜末。

上四味，等分，合和为散。以粉疮上，不过三遍。

治口中疮，咽喉塞不利，口燥，膏方：

猪膏、白蜜各一斤，黄连一两。

上三味，合煎，去滓，搅令相得。含如半枣，日四五夜二。

治热病，口烂，咽喉生疮，水浆不得入，膏方：

当归、射干、升麻各一两，附子半两，白蜜四两。

上五味，㕮咀，以猪脂四两先煎之，令成膏，下著地，勿令大热，纳诸药，微火煎，令附子色黄药成，绞去滓，纳蜜，复上火一两沸，令相得，置器中令凝。取如杏仁大含之，日四五遍，辄咽之。

治失欠，颊车蹉开，张不合方：一人以手指牵其颐，以渐推之，则复入矣。推当疾出指，恐误啮伤人指也。消蜡和水敷之。

失欠颊车蹉，灸背第五椎，一日二七椎。满三日未瘥，灸气冲二百壮，胸前喉下甲骨中是，亦名气堂。

治卒口噤不开方：

以附子捣末，纳管中，强开口，吹口中。

治口中热干，**甘草丸**方：

甘草、人参、半夏、生姜、乌梅肉各二两半，枣膏二两半。

上六味，末之，蜜丸如弹子大。旋含咽汁，日三。

治口干方：

羊脂若猪脂，鸡子大，擘之，纳半升酢，渍一宿，绞取汁，含之。

治口干，除热下气方：

石膏五合，碎，蜜二升。

上二味，以水三升煮石膏，取二升，纳蜜，煮取二升，去滓。含如枣核大，咽汁尽，更含之。

治虚劳口干方：

麦门冬二两，末，大枣三十枚。

上二味，以蜜一升和，令熟，五升米下蒸之，任性服。

又方：羊脂如鸡子大，淳酒半升，枣七枚擘，合渍七日，取枣食之愈。

又方：酸枣一升，酸石榴子五合，葛根三两，麦门冬四两，覆盆子三合，乌梅五合，甘草、栝楼实各二两。

上八味，末之，以蜜丸。含如枣大，以润为度。

五香丸治口及身臭，令香，止烦散气方：

豆蔻、丁香、藿香、零陵香、青木香、白芷、桂心各一两，香附子二两，甘松香、当归各半两，槟榔二枚。

上十一味，末之，蜜和丸。常含一丸如大豆，咽汁，日三夜一，亦可常含咽汁。五日口香，十日体香，二七日衣被香，三七日下风人闻香，四七日洗手水落地香，五七日把他手亦香。慎五辛，下气去臭。

治口气臭秽，**常服含香丸**方：

丁香半两，甘草三两，细辛、桂心各一两半，芎䓖一两。

上五味，末之，蜜和。临卧时服二丸如弹子大。

又方：常以月旦日未出时，从东壁取步，七步回，面垣立，含水噀壁七遍，口即美香。

又方：桂心、甘草、细辛、橘皮。

上四味，等分，治下筛。以酒服一钱匕，瘥止。

又方：芎䓖、白芷、橘皮、桂心各四两，枣肉八两。

上五味，末之，次纳枣肉，干则加蜜，和丸如大豆。服十丸，食前食后常含之或吞之，七日大香。

治口中臭方：

桂心、甘草各等分。

上二味，末之。临卧以三指撮酒服，二十日香。

又方：细辛、豆蔻，含之甚良。

又方：蜀椒、桂心各等分。

上二味，末之。酒服三指撮。

主口香，去臭方：

甘草三十铢，芎䓖二十四铢，白芷十八铢。

上三味，治下筛。以酒服方寸匕，日三服，三十日口香。

又方：松根白皮、瓜子仁、大枣。

上三味，治下筛，以酒服方寸匕，日二，一百日衣被香。

又方：瓜子仁、芎劳、藁本、当归、杜蘅各六铢，细辛半两，防风二两。

上七味，治下筛。食后饮服方寸匕，日三服。五日口香，十日身香，二十日肉香，三十日衣被香，五十日远闻香。(一方加白芷十八铢。)

又方：橘皮二十铢，桂心十八铢，木兰皮一两，大枣二十枚。

上四味，治下筛。酒服方寸匕，日三，久服身香。亦可以枣肉丸之，服二十丸如梧子大，稍加至三十丸。(一方有芎劳十八铢。)

又方：浓煮细辛汁，含之，久乃吐之。

又方：井花水三升嗽口，吐厕中，良。

又方：香薷一把，水一斗，煎取三升，稍稍含之。

又方：甜瓜子作末，蜜和。每日空心洗漱讫，含一丸如枣核大，亦敷齿。

又方：熬大豆令焦，及热酢沃，取汁含之。

治七孔臭气，皆令香方：

沉香五两，藁本三两，白瓜瓣半升，丁香五合，甘草、当归、芎劳、麝香各二两。

上八味，末之，蜜丸。食后服如小豆大五丸，日三。久服令举身皆香。

治身体臭，令香方：

白芷、甘子皮各一两半，瓜子仁二两，藁本、当归、细辛、桂心各一两。

上七味，治下筛。酒服方寸匕，日三。五日口香，三七日身香。

又方：甘草、松根皮、甜瓜子、大枣。

上四味，各等分，治下筛。食后服方寸匕，日三。七日知，一百日大香。

熏衣香方：

鸡骨煎香、零陵香、丁香、青桂皮、青木香、枫香、郁金香各三两，熏陆香、甲香、苏合香、甘松香各二两，沉水香五两，雀头香、藿香、白檀香、安息香、艾纳香各一两，麝香半两。

上十八味，末之，蜜二升半，煮肥枣四十枚，令烂熟，以手痛搦，令烂如粥，以生布绞去滓，用和香干湿如捺势，捣五百杵成丸，密封七日乃用之。以微火烧之，以盆水纳笼下，以杀火气，不尔，必有焦气也。

又方：沉香、煎香各五两，雀头香、藿香、丁子香各一两。

上五味，治下筛，纳麝香末半两，以粗罗之。临熏衣时，蜜和用。

又方：兜娄婆香、熏陆香、沉香、檀香、煎香、甘松香、零陵香、藿香各一两，丁香十八铢，苜蓿香二两，枣肉八两。

上十一味，粗下，含枣肉总捣，量加蜜，和用之。

湿香方：

沉香二斤七两九铢，甘松、檀香、雀头香（一作藿香）、甲香、丁香、零陵香、鸡骨煎香各三两九铢，麝香二两九铢，熏陆香三两六铢。

上十味，末之，欲用以蜜和。预和歇，不中用。

又方：沉香三两，零陵香、煎香、麝香各一两半，甲香三铢，熏陆香、甘松香各六铢，檀香三铢，藿香、丁子香各半两。

上十味，粗筛，蜜和，用熏衣瓶盛，埋之久窨，佳。

百和香　通道俗用者方：

沉水香五两，甲香、丁子香、鸡骨香、兜娄婆香各二两，熏陆香、白檀香、熟捷香、炭末各二两，零陵香、藿香、青桂皮、白渐、香（柴也）、青木香、甘松香各一两，雀头香、苏合香、安息香、麝香、燕香各半两。

上二十味，末之，酒漉令软，再宿酒气歇，以白蜜和，纳瓷器中，蜡纸封，勿令泄。冬月开取用，大佳。

裛衣香　方：

零陵香、藿香各四两，某松香、茅香各三两，丁子香一两，苜蓿香二两。

上六味，各捣，加泽兰叶四两，粗下用之，极美。

又方：零陵香二两，藿香、甘松香、苜蓿香、白檀香、沉水香、剪香各一两。

上七味，合捣，加麝香半两，粗筛，用如前法。

又方：藿香四两，丁香七枚，甘松香、麝香、沉香、煎香。

上六味，粗筛，和为干香，以裛衣大佳。

舌　病

舌主心脏，热即应舌，生疮裂破，引唇揭赤，升麻煎泄热方：

蜀升麻、射干各三两，柏叶切，一升，大青二两，苦竹叶切，五合，赤蜜八合，生芦根、蔷薇根白皮各五两，生玄参汁三合，地黄汁五合。

上十味，㕮咀，以水四升，煮取一升，去滓，下玄参汁，令两沸；次下地黄汁，两沸；次下蜜，煎取一升七合，绵惹取汁，安舌上含，细细咽之。

舌上疮，不得食，舌本强，颈两边痛，此是心虚热所致，治之方：

柴胡、升麻、芍药、栀子仁、通草各二两，黄芩、大青、杏仁各一两半，生姜、石膏各四两。

上十味，㕮咀，以水一斗九升，煮取三升半。分四服，日三夜一。滓可重煎服之。

治舌卒肿，满口溢出如吹猪胞，气息不得通，须臾不治杀人方：

急以指刮破舌两边，去汁即愈。亦可以铍刀决两边破之，以疮膏敷之。

又方：刺舌下两边大脉血出，勿使刺著舌下中央脉，血出不止杀人。不愈，血出数升，则烧铁篦令赤，熨疮数过，以绝血也。

又方：半夏十二枚洗熟，以酢一升，煮取八合。稍稍含嗽之，吐出。加生姜一两佳。

治舌肿强满口方：

满口含糖酢少许时，热通即止。

治舌肿起如猪胞方：

釜下墨末，以酢厚敷舌上下，脱去更敷。须臾即消。若先决出血汁竟，敷之弥佳。凡此患，人皆不识，或错治益困，杀人甚急，但看其舌下自有噤虫形状，或如蝼蛄，或如卧蚕子，细看之有头尾，其头少白，烧铁钉烙头上使熟，即自消。

治舌胀满口不得语方：

䗪虫三十枚，枚盐一升。

上二味。以水三升，煮三沸。含之，稍稍咽之，日三。

治舌强不得语方：

矾石、硅心。

上二味，等分，末之。安舌下，立瘥。

舌上黑，有数孔，大如箸，出血如涌泉，此心脏病，治之方：

戎盐、黄芩（一作葵子）、黄柏、大黄各五两，人参、桂心、甘草各二两。

上七味，末之，蜜和。以饮服十丸如梧子，日三。亦烧铁烙之。

唇病

润脾膏　治脾热唇焦枯无润方：

生地黄汁，一升，生麦门冬四两，生天门冬切，一升，萎蕤四两，细辛、甘草、芎劳、白术各二两，黄芪、升麻各三两，猪膏三升。

上十一味，㕮咀，诸药苦酒淹一宿，绵裹药，临煎下生地黄汁与猪膏，共煎取膏鸣，水气尽，去滓，取细细含之。

甲煎唇脂　治唇裂口臭方：

先以麻捣泥，泥两口好瓷瓶，容一斗以上，各厚半寸，曝令干。

甘松香五两，艾纳香、苜蓿香、茅香各一两，藿香三两，零陵香四两。

上六味，先以酒一升、水五升相合作汤，洗香令净，切之，又以酒、水各一升，浸一宿，明旦纳于一斗五升乌麻油中，微火煎之，三上三下，去滓，纳上件一口瓶中，令少许不满，然后取：

上色沉香三斤，雀头香三两，苏合香三两，白胶香五两，白檀五两，丁香一两，麝香一两，甲香一两。

上八味，先酒水相和作汤，洗香令净，各各别捣碎，不用绝细，以蜜二升、酒一升和香，纳上件瓷瓶中，令实满，以绵裹瓶口，又以竹篾交横约之，勿令香出；先掘地理上件油瓶，令口与地平，以香瓶合覆油瓶上，令两口相当，以麻捣泥，泥两瓶口际，令牢密，可厚半寸许，用糠壅瓶上，厚五寸，烧之，火欲尽即加糠，三日三夜，勿令火绝，计糠十二石讫，停三日，令冷出之；别炼蜡八斤，煮数沸，纳紫草十二两，煎之数十沸，取一茎紫草向爪甲上研看，紫草骨白，出之；又以绵滤过，与前煎相和令调，乃纳朱砂粉六两，搅令相得，少冷未凝之间，倾竹筒中，纸裹筒上，麻缠之，待凝冷解之。任意用之，计此可得五十挺。

甲煎口脂 治唇白无血色及口臭方：

烧香泽法：

沉香、甲香、丁香、麝香、檀香、苏合香、熏陆香、零陵香、白胶香、藿香、甘松香、泽兰。

上十二味各六两，胡麻油五升，先煎油令熟，乃下白胶、藿香、甘松、泽兰，少时下火，绵滤纳瓷瓶中，余八种香捣作末，以蜜和，勿过湿，纳著一小瓷瓶中令满，以绵幕口，竹十字络之，以小瓶覆大瓶上，两口相合，密泥泥之，乃掘地埋油瓶，令口与地平，乃聚干牛粪烧之七日七夜，不须急，满十二日烧之弥佳，待冷出之即成。其瓶并须熟泥匀，厚一寸，曝干，乃可用。（一方用糠火烧之。）

炼蜡合甲煎法：

蜡二两，紫草二两。

上先炼蜡令消，乃纳紫草煮之，少时候看，以紫草于指甲上研之，紫草心白即出之，下蜡，勿令凝，即倾弱一合甲煎于蜡中，均搅之讫，灌筒中，则勿触动之，冷凝乃冷之，便成好口脂也。敷口面，日三。

治紧唇方：

缠白布作大灯炷如指，安斧刃上，燃炷令刃汗出，拭取敷唇上。日二三度。故青布亦佳，并治沈唇。

又方：青布灰，以酒服之，亦可脂和涂。

又方：以蛇皮拭之，烧为灰敷之。

又方：水服蛴螬灰良。

又方：自死蝼蛄灰敷之。

又方：以火炙蜡贴唇上，瘥。

又方：炙松脂贴上瘥。

又方：紧唇，灸虎口，男左女右。

治沈唇方：

以干蛴螬烧末，和猪脂，临卧敷之。

治唇生疮方：

以头垢敷之，日三。

又方：以胡粉敷之。

治唇边生疮，连年不瘥方：

以八月蓝叶十斤，绞取汁，洗，不过三日瘥。

喉 病

凡卒喉痹不得语，服小续命汤，加杏仁一两。方出第八卷中。喉咙者，脾胃之候。若脏热，喉则肿塞，神气不通，**乌扇膏**主之，方：

生乌扇十两，升麻三两，羚羊角二两，蔷薇根切，一升，艾叶六铢(生者尤佳)，芍药二两，通草二两，生地黄切，五合，猪脂二斤。

上九味，㕮咀，绵裹，苦酒一升，淹浸一宿，纳猪脂中，微火煎，取苦酒尽，膏不鸣为度，去滓。薄绵裹膏似大杏仁，纳喉中，细细吞之。

治喉肿痛，风毒冲心胸方：

豉一升半，犀角、射干、杏仁、甘草各二两，羚羊角一两半，芍药三两，栀子七枚，升麻四两。

上九味，㕮咀，以水九升，煮取三升，去滓，纳豉一沸。分三服。

喉肿，胸肋支满，灸尺泽百壮。

治风毒，咽水不下，及瘰疬肿方：

升麻、芍药各四两，射干、杏仁、枫香、葛根、麻黄各三两，甘草二两。

上八味，㕮咀，以水八升，煮取二升半，分三服。

又方：以水服莨菪子末两钱匕，神良。

治喉痹方：

荆沥稍稍咽之。

又方：腊月猪尾烧末，水服之。

又方：烧牛角末，酒服之。

又方：熬杏仁令黑，含或末服之。

又方：巴豆去皮，针线穿，咽入牵出。

又方：马蔺子半升，水二升，煮取一升半，服之。

又方：煮桃皮汁三升，服之。

又方：烧荆汁服之。又水三升煮荆一握，取一升，分三服。

治喉痹及毒气方：

桔梗二两，水三升，煮取一升，顿服之。

又方：生姜二斤，捣取汁，蜜五合，微火煎相合。服一合，日五。

又方：附子一枚，破作大片，蜜涂，炙令黄。含咽汁，甘尽更涂，炙如前法。

又方：剥大蒜，塞耳鼻，日二易。

喉痹，刺手小指爪纹中，出三大豆许血，逐左右刺。皆须慎酒面毒物。

治喉痹卒不得语方：

浓煮桂叶，服一升。亦可末桂著舌下，渐咽之，良。

又方：煮大豆汁，含之。无豆，用豉亦佳。

又方：以酒五合，和人乳汁半升，分二服。

又方：烧炊箅作灰三指撮，水服之。

又方：芥子末，水和薄之，干则易。

又方：商陆，苦酒熬令浓，热敷之。

又方：末桂心如枣核大，绵裹著舌下，须臾破。

治喉卒肿不下食方：

以韭一把，捣熬薄之，冷则易。

又方：含上好醋，口舌有疮亦佳。

治悬痈咽热，暴肿长方：

干姜、半夏等分，末，以少少著舌上。

又方：盐末，以箸头张口柱之，日五。

治悬痈，咽中生息肉，舌肿方：

日初出时向日张口，使妇人用左裙裾柱其头上，七下瘥。

又方：羊蹄草煮取汁，口含之。

又方：盐、豉和涂之。

又方：取四五岁小儿屎，合盐，含之。

凡喉痹深肿连颊，吐气数者，名马喉痹，治之方：

马衔一具，水三升，煮取一升，分三服。

又方：毡中苍耳三七枚，烧末，水服之。

又方：马鞭草根一握，勿中风，截去两头，捣取汁服。

又方：烧谷奴灰，酒服之，立破。

咽门者，肝胆之喉。若脏热，咽门则闭而气塞；若腑寒，咽门则破而声嘶，母姜酒主之，方：

母姜汁二升，酥、牛髓、油各一升，桂心、秦椒各一两，防风一两半，芎劳、独活各一两六铢。

上九味，末之，纳姜汁中，煎取相淹濡，下髓、酥、油等，令调，微火三上三下煎之。平旦温清酒一升，下二合膏，即细细吞之，日三夜一。

又方：丹参、升麻、雄黄、杏仁、鬼臼、甘草、射干各一两，麝香半两。

上八味，末之，以蜜为丸如梧子。饮下一丸，加至五丸，日三。酒服亦佳。咽痛，失声不利，用之良。

治咽伤，语声不彻方：

酒一升，干姜二两半，末，酥一升，通草、桂心、石菖蒲各二两，末。

上六味，合和。服一匕，日三。

又方：酒一升，酥一升，干姜末十两。

上三味，以酒二合、酥一匕、姜末二匕，相合服，日三，食后服之。亦治肺痈。

治哑塞咳嗽方：

桂心六铢，杏仁十八铢。

上二味，末之，以蜜丸如杏仁大。含之，细细咽汁，日夜勿绝。

治咽痛，逆气不能食方：

麻子一升，熬令黑，以酒一升淋取汁。空心一服一升，渐至二升。多汁好覆，勿融风冷。此方兼理立妇及丈夫中风，如角弓反张、口噤不开，大验，与紫汤气力同。

治卒咽痛方：

悬木枸烧末，水服方寸匕，日三。

又方：烧炊帚一枚，浆水服方寸匕。

治卒风咽肿面肿方：

杏仁末和鸡子黄，更捣，敷上，干复易之，七八度。若肿汁出，煮醋和仗龙肝敷，干更易之。

治卒咽方：

烧履鼻绳为灰，暖水服之。

又方：烧麻子脂服之。

治咽喉不利，下气方：

射干、杏仁、人参、附子、桂心各一两。

上五味，末之，蜜丸如指大。含一丸，稍稍咽之，令药味相接。

治咽喉中痛痒，吐之不出，咽之不入，似得虫毒方：

含生姜五十日，瘥。

又方：以青布裹麻黄烧，又竹筒盛，烟熏咽中。

耳 疾

治肾热背急挛痛，耳脓血出，或生肉塞之，不闻人声方：

磁石、白术、牡蛎各五两，甘草一两，生麦门冬六两，生地黄汁一升，芍药四两，葱白一升，大枣十五枚。

上九味，㕮咀，以水九升，煮取三分，分三服。

治肾热，面黑目白，肾气内伤，耳鸣吼闹，短气，四肢疼痛，腰背相引，小便黄赤方：

羊肾一具，治如食法、白术五两，生姜六两，玄参四两，泽泻二两，芍药、茯苓各三两，淡竹叶切，二升，生地黄切，一升。

上九味，㕮咀，以水二斗，煮羊肾、竹叶，取一斗，去滓澄之，下药，煮取三升。分三服，不已，三日更服一剂。

治肾热，耳脓血出溜，日夜不止方：

鲤鱼脑一枚，鲤鱼肠一具，细切鲤鱼酢三斤，乌麻子熬令香，一升。

上四味，先捣麻子碎，次下余药，捣为一家，纳器中，微火熬暖，布裹薄耳，得两食顷开之，有白虫出，复更作药。若两耳并脓出，用此为一剂，薄两耳；若止一耳，分药为两剂薄，不过三薄，耳便瘥。慎风冷。

治肾虚寒，腰脊苦痛，阴阳微弱，耳鸣焦枯方：

生地黄汁二升，生天门冬汁，白蜜各三升，羊肾一具（炙），白术、麦曲各一斤，甘草、干姜、地骨皮各八两，桂心、桂仲、黄芪各四两，当归、五味子各三两。

上十四味，末之，纳盆中，取前三物汁和研，微火上暖盆，取热更研，日曝干，常研，令离盆。酒服方寸匕，日再。

治耳聋鸣汁出，皆由肾寒，或一二十年不瘥方：

故铁二十斤，烧赤，水五斗浸三宿，去铁澄清柘根三十斤，水一石，煮取五斗，去滓澄清菖蒲切，五斗，水一石，煮取五斗，去滓澄清。

上三味，合一石五斗，用米二石，并曲二斗，酿如常法，酒用一月封头开清，用磁石翕铁者三斤，捣为末，纳酒中，浸三宿。饮之，日夜饮，常取小小醉而眠，取闻人语乃止药。

又方：服天门冬酒，百日瘥。方在第十四卷中。

又方：矾石少许，以生菖薄根汁和，点入耳中。

治劳聋、气聋、风聋、虚聋、毒聋、久聋耳鸣方：

山茱萸、干姜、巴戟天、芍药、泽泻、桂心、菟丝子、黄芪、干地黄、远志、蛇床子、石斛、当归、细辛、苁蓉、牡丹、人参、甘草、附子各二两，菖薄一两，羊肾二枚，防风一两半，茯苓三两。

上二十三味，末之，蜜丸如梧子。食后服十五丸，日三，加至三四十丸止。皆缘肾虚耳，故作补肾方，又作薄利九窍药即瘥。

治耳聋方：

生地黄极粗者，长一寸半，巴豆、杏仁各七枚，印成盐二颗，头发（如鸡子大）烧灰。

上五味，治下筛。以绵薄裹，纳耳中，一日一夜，若小损即去之，直以物塞耳，耳中黄水及脓出，渐渐有效，不得更著，不著一宿后，更纳一日一夜，还去之，依前。

又方：蓖麻仁五合，杏仁、菖蒲、磁石、桃仁各三分，巴豆一分，石盐三分，附子二分，熏陆香、松脂各十分，蜡八分，通草三分。

上二十味，先捣草石令细，别研诸仁如酯，纳松脂、蜡，合捣数千杵，令可丸乃止。以如枣核大绵裹塞耳，一日四五度。出之转捻，不过三四日易之。

又方：磁石四两，天门冬、地骨皮、生姜各三两，山茱萸、茯苓、菖蒲、芎劳、枳实、白芷、橘皮、甘草、土瓜根、牡荆子各二两，竹沥二升。

上十五味，㕮咀，以水八升，煮减半，纳沥，煮取二升五合。分三服，五日一剂，三日乃著散。纳耳中，如后方：

石菖蒲、白蔹、牡丹、山茱萸、牛膝、土瓜根各二两，磁石四两。

上七味，治下筛。绵裹塞耳，日一易之，仍服大三五七散佳。方在第十三卷中。

又方：熏陆香、蓖香、松脂、蜡、乱发灰、石盐。

上六味，等分，末之，作丸。绵裹塞耳，时易之，瘥止。

治耳聋方：

巴豆十四枚，成炼松脂半两。

上二味，合治，丸如黍米大。绵裹，以簪头著耳中，一日一易。药如硬，微火炙之，以汗出乃愈，大效。

又方：雄鲤鱼脑二两，防风、菖蒲、细辛、附子、芎劳各六铢。

上六味，㕮咀，以鱼脑合煎三沸，三上三下之，膏香为成，滤去滓，冷，以一枣核灌耳中，以绵塞之。

又方：竹筒盛鲤鱼脑，炊饭处蒸之令烊，注耳中。

又方：菖蒲、附子各等分，末之，以麻油和。以绵裹纳耳中。

又方：矾石、甘草、菖蒲、当归、细辛、防风、芎劳、白芷、附子、乌贼骨、皂荚各半两，巴豆十四枚。

上十二味，薄切三升，酢渍一宿，以不中水鸡膏九合，煎三上三下，以巴豆黄膏成，去滓，纳雄黄末，搅调。取枣核大沥耳中，绵塞之，日三易。

又方：烧铁令赤，投酒中，饮之。仍以磁石塞耳中，日一易，夜去之，旦别著。

又方：蓖麻一百颗，去皮，大枣十五枚，去皮核。

上二味，熟捣，丸如杏仁。纳耳中，二十日瘥。

又方：芥子捣滓，以男儿乳和。绵裹纳之。

又方：取柴胡苗汁灌耳中，再度瘥。

又方：作一坑，可容二升许，著炭火其中，坑似窖形，以砖覆口上，砖上作一孔子，容小指，砖孔上著地黄一升，以木盆覆之，以泥泥盆下，勿泄，盆底上钻一小孔，可容箸，其孔上著三重布，以耳也当盆上熏，久若闷，去黄水，发裹盐塞之，不过二三度，神效。

又方：硫黄、雄黄各等分，为末。绵裹纳耳中，数日闻人语声。

又方：桂心十八铢，野葛六铢，成煎鸡肪五两。

上三味，㕮咀，于铜器中微火煎三沸，去滓，密贮勿泄，以苇筒盛如枣核大，大炙令少热，欹卧，倾耳灌之，如此十日，耵聍自出，大如指，长一寸。久聋不过三十日，以发裹膏深塞，莫使泄气，五日乃出之。

治耳聋、齿痛，赤膏方：

桂心、大黄、白术、细辛、芎劳各一两，干姜二两，丹参五两，蜀椒一升，巴豆十枚，大附子二枚。

上十味，㕮咀，以苦酒二升，浸一宿，纳成煎猪肪三斤，火上煎三上三下，药成去滓。可服可摩。耳聋者，绵裹纳耳中；齿冷痛，则著齿间，诸痛皆摩。若腹中有病，以酒和服如枣许大；咽喉痛，取枣核大吞之。

又方：以绵裹蛇膏塞耳，神良。

又方：淳酢微火煎附子一宿，削令可入耳，以绵裹塞之。

治卒耳聋方：

细辛、菖蒲各六铢，杏仁、曲末各十铢。

上四味，和捣为丸，于即著少猪脂，如枣核大，绵裹纳耳中，日一易，小瘥，二日一易，夜去旦塞之。

治二十年耳聋方：

故铁三十斤，以水七斗，浸三宿，取汁，入曲，酿米七斗，如常造酒法，候熟，取磁石一斤研末，浸酒中，三日乃可。饮取醉，以绵裹磁石纳耳中，好覆头卧，酒醒去磁石，即瘥。

治耳鸣聋方：

当归、细辛、芎劳、防风、附子、白芷各六铢。

上六味，末之，以鲤鱼脑八两，合煎三上三下，膏成去滓。以枣核大灌耳中，旦以绵塞耳孔。

治耳鸣如流水声，不治久成聋方：

生乌头掘得，乘湿削如枣核大，纳耳中，日一易之，不过三日愈。料疗痒及卒风聋。

治耳鸣水入方：

通草、细辛、桂心各十八铢，菖蒲一两，附子六铢，矾石六铢，当归、甘草各十二铢，独活一两半。

上九味，末之，以白鹅脂半合，稍稍和如枣核，绵裹纳耳中，日三，旋旋和用。

治耳聋有脓，散方：

乌贼骨、釜底墨、龙骨、伏龙肝各半两，附子一两，禹余粮六铢。

上六味，末之。取皂荚子大，绵裹纳耳中，日一易，取瘥。不瘥者有虫，加麝香一豆大。

治耳聋有脓，不瘥有虫方：

鲤鱼肠一具，切、酢三合。

上二味，和捣。帛裹纳耳中，两食顷当闷痛，有白虫著药，去之，更入新者，虫尽乃止。药择去虫还可用。

又方：先以纸缠去耳中汁，以矾石末粉耳中，次石盐末粉其上，食久乃起，不过再度，永瘥。

又方：捣桂，和鲤鱼脑，纳耳中，不过三四度。

治聤耳出脓汁方：

矾石、乌贼骨、黄连、赤石脂。

上四味，等分，末之。以绵裹如枣核纳耳中，日三。

治聤耳，耳中痛，脓血出方：

取釜月下灰，薄耳中，日三易之，每换以篦之去之，再著，取瘥止。

治聤耳方：

桃仁熟捣，以故绯绢裹，纳耳中，日三易，以瘥为度。

治底耳方：

黄矾烧，绵裹纳耳中，不过二三日愈。或以苇管吹耳中。

治耳聋，干耵聍不可出方：

捣自死白项蚯蚓，安葱叶中，面封头，蒸之令熟，并化为水。以汁滴入耳中，满即止，不过数度，即挑易出。瘥后，发裹盐塞之。

又方：灌酢三年者最良，绵塞之半日许，必有物出。

治百虫入耳方：

末蜀椒一撮，以半升酢调，灌耳中，行二十步即出。

又方：取桃叶火熨，卷之以塞耳，立出。

又方：车肛脂敷耳孔，早自出。

又方：以葱滋灌耳中，虫即出。亦治耳聋。

治蜈蚣入耳方：炙猪肉令香，掩耳即出。

治蚰蜒入耳方：炒胡麻，捣之，以葛袋盛，倾耳枕之，即出。

又方：以牛酪灌之，满耳即出，出当半消。若入腹中，空腹食好酪一二升，即化为黄水而出。不尽更服，手用神效。

治耳中有物不可出方：

以弓弦从一头，令散，敷好胶柱，著耳中物上停之，令相著，徐徐引出。

第四章　肝　脏

肝虚实

肝实热

左手关上脉阴实者，足厥阴经也，病苦心下坚满，常两胁痛，息忿忿如怒状，名曰肝实热也。治肝实热，阳气伏，邪热喘逆闷恐，目视物无明，狂悸，非意而言，**竹沥泄热汤**疗：

竹沥一升，麻黄三分，石膏八分，生姜、芍药各四分，大青、栀子仁、升麻、茯苓、玄参、知母各三分，生葛八分。

上十二味，㕮咀，以水九升，煮取二升半，去滓，下竹沥，煮两三沸，分三服。须利，下芒硝三分，去芍药，加生地黄五分。

治肝实热，目痛胸满，气急塞，**泻肝前胡汤**方：

前胡、秦皮、细辛、栀子仁、黄芩、升麻、蕤仁、决明子各三两，苦竹叶切，一升，车前叶切，一升，芒硝三两。

上十一味，㕮咀，以水九升，煮取三升，去滓，下芒硝，分三服。（又一方有柴胡三两，共十二味。）

治肝实热，梦怒虚惊，**防风煮散**方：

防风、茯苓、萎蕤、白术、橘皮、丹参各一两三分，细辛二两，甘草一两，升麻、黄芩各一两半，大枣三七枚，射干一两，酸枣仁三分。

上十三味，治下筛，为粗散，以方寸匕两匕，帛裹，以井花水二升煮，时时动裹子，煎取一升。分服之，日二。

治肝邪热，出言反常，乍宽乍急，**远志煮散**方：

远志、射干、杏仁、大青各一两半，茯神、葛根、甘草、麦门冬各一两，芍药二两三分，桂心三分，石膏二两，知母、升麻各五分。

上十三味，治下筛，为粗散，以水二升五合，煮竹叶一升，取汁用，煮药一匕半，煎取八合，为一服，日二。以绵裹散煮之。

治邪热伤肝，好生悲怒，所作不定，自惊恐，**地黄煎**方：

生地黄、淡竹叶、生姜、车前草、干蓝各切一升，丹参、玄参各四两，茯苓二两，石膏五两，赤蜜一升。

上十味，㕮咀，以水九升，煮取三升，去滓，停冷下蜜，更煎三两沸，分三服。

肝胆俱实

左手关上脉阴阳俱实者，足厥阴与少阳经俱实也，病苦胃胀呕逆，食不消，名日肝胆俱实也。

肝虚寒

左手关上脉阴虚者，足厥阴经也，病苦胁下坚，寒热，腹满不欲饮食，腹胀，悒悒不乐，妇人月经不利，腰腹痛，名曰肝虚寒也。

治肝气不足，两胁下满，筋急，不得太息，四肢厥冷，发抢心腹痛，目不明了，及妇人心痛，乳痈，膝热消渴，爪甲枯，口面青者，**补肝汤**方：

甘草、桂心、山茱萸各一两，细辛、桃仁、柏子仁、茯苓、防风各二两，大枣二十四枚。

上九味，㕮咀，以水九升，煮取五升，去滓，分三服。

补肝散治左胁偏痛久，宿食不消，并目𥆧𥆧昏，风泪出，见物不审，而逆风寒偏甚，消食破气，止泪方：

山茱萸、桂心、薯蓣、天雄、茯苓、人参各五分，芎劳、白术、独活、五加皮、大黄各七分，防风、干姜、丹参、厚朴、细辛、桔梗各一两半，甘菊花、甘草各一两，贯众半两，橘皮三分，陈麦曲、大麦蘖各一升。

上二十三味，治下筛。酒下方寸匕，日二。若食不消，食后服；若止痛，食前服之。

补肝酒　治肝虚寒，或高风眼泪等杂病，**酿松膏酒**方：

松脂十斤，细锉，以水淹浸一周日。煮之，细细接取上膏，水竭更添之，脂尽，更水煮如前，烟尽去，火停冷，脂当沉下；取一斤，酿米一石，水七斗，好曲末二斗，如家常酿酒法，仍冷下饭，封一百日，脂、米、曲并消尽，酒香满一室，细细饮之。此酒须一倍加曲。

又方：取枸杞子捣碎，先纳绢袋中，率一斗枸杞子二斗酒，渍讫，密封泥瓮勿泄，曝干，天阴勿出，三七日满。旦温酒服，任性饮，忌酢。

治肝虚寒，视物不明，谛视生花，**防风补煎**方：

防风、细辛、芎劳、白鲜皮、独活、甘草各三两，橘皮二两，大枣三七枚，甘竹叶切，一斗，蜜五合。

上十味，㕮咀，以水一斗二升，先煮九味，取四升，去滓，下蜜更煎两沸。分四服，日三夜一。若五六月，以燥器贮，冷水藏之。治肝虚寒，胁下痛，胀满气急，目昏浊，视物不明，**槟榔汤**方：

槟榔二十四枚，母姜七两，附子七枚，茯苓、橘皮、桂心各三两，桔梗、白术各四两，吴茱萸五两。

上九味，㕮咀，以水九升，煮取三升，去滓，分温三服。若气喘者，加芎劳三两，半夏四两，甘草二两。

肝虚目不明，灸肝俞二百壮。小儿斟酌，可灸三七壮。

肝胆俱虚

左手关上脉阴阳俱虚者，足厥阴与少阳经俱虚也，病如恍惚，尸厥不知人，妄见，少气不能言，时时自惊，名曰肝胆俱虚也。

肝　劳

论曰：肝劳病者，补心气以益之，心王则感于肝矣。人逆春气则足少阳不生，而肝气内变，顺之则生，逆之则死，顺之则治，逆之则乱，反顺为逆，是谓关格，病则生矣。

治肝劳虚寒，关格劳涩，闭塞不通，毛悴色夭，**猪膏酒**方：

猪膏、姜汁各四升。

上二味，以微火煎，取三升，下酒五合和煎，分为三服。

治肝虚寒劳损，口苦，关节骨疼痛，筋挛缩，烦闷，**虎骨酒补**方：

虎骨一升，炙焦，碎如雀头、丹参八两，干地黄七两，地骨皮、干姜、芎劳各四两，猪椒根、白术、五加皮、枳实各五两。

上十味，㕮咀，绢袋盛，以酒四斗浸四日。初服六七合，渐加至一升，日再服。

筋　极

夫六极者，天气通于肺，地气通于嗌，风气应于肝，雷气动于心，谷气感于脾，雨气润于肾。六经为川，肠胃为海，九窍为水注之气，所以窍应于五脏。五脏邪伤，则六腑生极，故曰五脏六极也。

论曰：凡筋极者，主肝也。肝应筋，筋与肝合。肝有病，从筋生。又曰：以春遇病为筋痹，筋痹不已，复感于邪，内舍于肝，则阳气入于内，阴气出于外。若阴气外出，出则虚，虚则筋虚，筋虚则善悲，色青苍白见于目下。若伤寒则筋不能动，十指爪皆痛，数好转筋。其源以春甲乙日得之伤风，风在筋为肝虚风也。若阳气内发，发则实，实则筋实，筋实则善怒，嗌干。伤热则咳，咳则胁下痛，不能转侧，又脚下满痛，故曰肝实风也。然则因其轻而扬之，因其重而减之，因其衰而彰之，审其阴阳，以别柔刚，阳病治阴，阴病治阳。善治病者，病在皮毛、肌肤、筋脉而治之，次治六腑，若至五脏，则半死矣。

扁鹊云：筋绝不治，九日死，何以知之？手足爪甲青黑，呼骂口不息，筋应足厥阴，足厥阴气绝，则筋缩引卵与舌，筋先死矣。

治筋实极则咳，咳则两胁下缩痛，痛甚则不可转动，橘皮通气汤方：

橘皮四两，白术、石膏各五两，细辛、当归、桂心、茯苓各二两，香豉一升。

上八味，㕮咀，以水九升，煮取三升，去滓，分三服。

治筋实极，则两脚下满，满而痛，不得远行，脚心如割，筋断折，痛不可忍，**丹参煮散**方：

丹参三两，芎䓖、杜仲、续断、地骨皮各二两，当归、通草、干地黄、麦门冬、升麻、禹余粮、麻黄各一两十八铢，牛膝二两六铢，生姜切，炒取焦干、牡蛎各二两，甘草、桂心各一两六铢。

上十七味，治下筛，为粗散，以绢袋子盛散二方寸匕，以井花水二升煮，数动袋子，煮取一升，顿服，日二。

治筋实极，手足爪甲或青、或黄、或黑乌黯，四肢筋急，烦满，地黄煎方：

生地黄汁三升，生葛汁、生玄参汁各一升，大黄、升麻各二两，栀子仁、麻黄、犀角各三两，石膏五两，芍药四两。

上十味，㕮咀，以水七升煮七物，取二升，去滓，下地黄汁，煎一两沸，次下葛汁等，煎取三升。分三服，日再。

治筋虚极，筋痹，好悲思，颜色苍白，四肢嘘吸，脚手拘挛，伸动缩急，腹中转痛，**五加酒**方：

五加皮一斤，枳刺二升，大麻仁三升，猪椒根皮、丹参各八两，桂心、当归、甘草各三两，天雄、秦椒、白鲜、通草各四两，干姜五两，薏苡仁半升，芎䓖五两。

上十五味，㕮咀，以绢袋盛，清酒四斗渍，春夏四日，秋冬六七日。初服六七合，稍稍加，以知为度。

治筋虚极，则筋不能转，十指爪皆痛，数转筋，或交接过度，或病未平复交接，伤气，内筋绝，舌卷唇青，引卵缩，胻脉疼急，腹中绞痛，或便欲绝，不能饮食，**人参酒**方：

人参、防风、茯苓、细辛、秦椒、黄芪、当归、牛膝、桔梗各一两半，干地黄、丹参、薯蓣、钟乳、矾石各三两，山茱萸、芎䓖各二两，白术、麻黄各二两半，大枣三十枚，五加皮一升，生姜（切炒干）、乌麻碎各二升。

上二十二味，㕮咀，钟乳别以小袋子盛，以清酒二斗半浸五宿，温服三合，日再。无所闻，随意增进。

治交接损，卵缩筋挛方：

烧妇人月经衣灰，服方寸匕。

治筋绝方：

熬蟹脑足髓，纳疮中，筋即续。

坚癥积聚

三台丸 治五脏寒热积聚，胪胀肠鸣而噫，食不生肌肤，甚者呕逆。若伤寒寒疟已愈，令不复发，食后服五丸；饮多者，吞十丸。常服令大小便调和，长肌肉方：

大黄熬、前胡各二两，硝石、葶苈、杏仁各一升，厚朴、附子、细辛、半夏各一两，茯苓半两。

上十味，末之，蜜和，捣五千杵。服如梧子五丸，稍加至十丸，以知为度。

治男子、女人百病，虚弱劳冷，宿寒久癖，及癥瘕积聚，或呕逆不下食，并风湿诸病，无不治之者，**五石乌头丸**方：

钟乳炼、紫石英、硫黄、赤石脂、矾石、枳实、甘草、白术、紫菀、山茱萸、防风、白薇、桔梗、天雄、皂荚、细辛、苁蓉、人参、附子、藜芦各一两六铢，干姜、吴茱萸、蜀椒、桂心、麦门冬各二两半，乌头三两，厚朴、远志、茯苓各一两半，当归二两，枣膏五合，干地黄一两十八铢。

上三十二味，末之，蜜和，捣五千杵。酒服如梧子十丸，日三，稍加之。

治男子、女人寒冷，腹内积聚，邪气往来，厥逆抢心，心痛痹闷，吐下不止，妇人产后羸瘦，**乌头丸**方：

乌头十五枚，吴茱萸、蜀椒、干姜、桂心各二两半，前胡、细辛、人参、芎劳、白术各一两六铢，皂荚、紫菀、白薇、芍药各十八铢，干地黄一两半。

上十五味，末之，蜜丸。酒下如梧子十丸，日三，稍加之，以知为度。

治心腹疝瘕，胁下及小腹满，坚痛有积，寒气入腹，使人腹中冷，发甚则上抢心，气满，食饮喜呕方：

大黄、茯苓各一两半，吴茱萸、桂心、黄芩、细辛、人参、蜀椒、干姜各一两六铢，牡丹、甘草、芎劳、苁蓉、䗪虫各十八铢，芍药、防葵、虻虫、厚朴、半夏各一两，男发灰半两。

上二十味，末之，以蜜丸。服如梧子五丸，日再，渐加之。

恒山丸 治胁下邪气积聚，往来寒热如温疟方：

恒山、蜀漆、白薇、桂心、蛇甲、白术、附子、鳖甲、䗪虫、贝齿各一两半，蜚虻六铢。

上十一味，末之，蜜丸如梧子。以米汁服五丸，日三。

又方：蒸鼠壤土熨之，冷即易。腹中切痛，炒盐半升令焦，纳汤中饮之，大吐瘥。若手足痛者，烧青布，纳小口器中，熏痛处。

神明度命丸 治久患腹内积聚，大小便不通，气上抢心，腹中胀满，逆害饮食，服之甚良方：

大黄、芍药各二两。

上二味，末之，蜜丸。服如梧子四丸，日三；不知，可加至六七丸，以知为度。

治万病积聚方：

七八月收蒺藜子，不限多少，以水煮过熟，取滓，曝令干，捣筛，蜜丸。酒服如梧子七丸，以知为度。其汗煎如饴服之。

治胸中心下结积，食饮不消，**陷胸汤**方：

大黄、栝楼实、黄连各二两，甘遂一两。

上四味，㕮咀，以水五升，煮取二升五合，分三服。

太一神明陷冰丸 治诸疾，破积聚，心下支满，寒热鬼注，长病咳逆唾噫，辟除众恶，杀鬼逐邪气，鬼击客忤中恶，胸中结气，咽中闭塞，有进有退，绕脐恻恻，随上下按之挑手，心中愠愠，如有虫状，毒注相染灭门方：

雄黄油煮一日，丹砂、署石、当归、大黄各二两，巴豆一两，芫青五枚，桂心三两，珍珠、附子各一两半，蜈蚣一枚，乌头八枚，犀角、鬼臼、射罔、藜芦各一两，麝香、牛黄、人参各半两，杏仁四十枚，蜥蜴一枚，斑蝥七枚，樗鸡三七枚，地胆三七枚。

上二十四味，末之，蜜和，捣三万杵，丸如小豆。先食饮服二丸，日二，不知，稍加之。以药二丸，安门户上，令众恶不近。伤寒服之，无不即瘥。若至病家及视病人，夜行独宿，服二丸，众恶不敢近。

蜥蜴丸 治癥坚水肿，蜚尸循尸，百注尸注，骨血相注，恶气鬼忤，蛊毒邪气往来，梦寤存亡，留饮结积，虎狼所啮，制割犬所咋，鸩毒入五脏，服药已消，其毒，食不消，妇人邪鬼忤，亦能遣之方：

蜥蜴二枚，蜈蚣二枚，地胆五十枚，䗪虫三十枚，杏仁三十枚，蜣螂十四枚，虻虫三十枚，朴硝一两十八铢，泽漆、桃奴、犀角、鬼督邮、桑赤鸡各十八铢，芍药、虎骨各一两半，甘草一两，巴豆一两十八铢，款冬花十八铢，甘遂一两六铢，干姜一两。

上二十味，末之，别治巴豆、杏仁如膏，纳药末研调，下蜜，捣二万杵，丸如麻子。先食饮服三丸，日一，不知，加之。不敢吐下者，一丸，日一服。有人风冷注，癖坚二十年者得瘥。

大五明狼毒丸　治坚癖，痞在人胸胁，或在心腹，方：

狼毒、干地黄各四两，附子、大黄、苁蓉、人参、当归各一两，半夏二两，干姜、桂心各一两半，细辛、五味子、蜀椒、茼茹熬令烟尽，各一两，芫花、莽草、厚朴、防己、旋复花各半两，巴豆二十四枚，杏仁三十枚。

上二十一味，末之，蜜和，服如梧子二丸，日二夜一，以知为度。

小狼毒丸　治病与前同，方：

狼毒三两，旋复花二两，附子、半夏、白附子、茼茹各二两上六味，末之，蜜和，捣五千杵。饮服如梧子三丸，加至十丸，日三。

狼毒丸　治坚癖方：

狼毒五两，半夏、杏仁各三两，桂心四两，附子、蜀椒、细辛各二两。

上七味，末之，别捣杏仁，蜜和，饮服如大豆二丸。

治暴坚久痞，腹有坚，**甘遂汤**方：

甘遂、黄芩、芒硝、桂心、细辛各一两，大黄三两。

上六味，㕮咀，以水八升，煮取二升半，分三服。

治卒暴癥，腹中有物坚如石，痛如斫刺，昼夜啼呼，不治，百日必死，方：

牛膝二斤，㕮咀，曝之令干，以酒一斗浸之，密塞器中，煎取半。服半升，一服便吐去宿食，神效。

治卒暴癥方：

取商陆根捣碎，蒸之，以新布籍腹上，以药铺著布上，以衣物覆其上，冷复易之，数日用之，旦夕勿息。

又方：蒜十片，取五月五日户上者，去皮桂一尺二寸灶中黄土（如鸡子大）一枚。

上三味，合捣，以淳苦酒和，涂布上，以掩病处，不过三日消。凡蒜亦佳。

野葛膏 治暴癥方：

野葛一尺，当归、附子、雄黄（油煮一日）、细辛各一两，乌头二两，巴豆一百枚，蜀椒半两。

上八味，㕮咀，以大醋浸一宿，猪膏二斤，煎附子色黄，去滓，纳雄黄粉，搅至凝，敷布上，以掩癥上，复以油重布上，复安十重纸，以熨斗盛火著上，常令热，日三夜二，须膏干益良。

硝石大丸 治十二癥瘕，及妇人带下，绝产无子，并欲服寒食散，而腹中有癥瘕实者，当先服大丸下之，乃服寒食散，大丸不下不谷，但下病耳，不令人困，方：

硝石六两（朴硝亦得），大黄八两，人参、甘草各二两。

上四味，末之，以三年苦酒三升，置铜器中，以竹箸柱器中，一升作一刻，凡三升作三刻，以置火上，先纳大黄，常搅不息，使微沸尽一刻，乃纳余黄，又尽一刻，有余一刻，极微火使可丸，如鸡子中黄。欲合药，当先斋戒一宿，勿令小儿、女人、奴婢等见之。欲下病者，用二丸。若不能服大丸者，可分作小丸，不可过四丸也。欲令大，不欲令细，能不分为善。若人羸者可少食，强者不须食，二十日五度服，其和调半日乃下。若妇人服之下者，或如鸡肝，或如米汁，正赤黑，或一升或三升，下后慎风冷，作一杯粥食之，然后作羹腥，自养如产妇法，六月则有子。禁生鱼、猪肉、辛菜。若寒食散者，自如药法，不与此同日一服。

土瓜丸治诸脏寒气积聚，烦满，热饮食，中蛊毒，或食生物，及水中蛊卵生入腹，而成虫蛇，若为鱼鳖，留饮宿食；妇人产瘕，带下百病，阴阳不通利，大小便不节，绝伤堕落，寒热交结，唇口焦黑，身体消瘦，嗜卧少食，多魇，产乳胞中余疾，股里热，心腹中急结，痛引阴中方：

土瓜根末、桔梗末各半升，大黄一斤，蒸二升米下，曝干，杏仁一升。

上四味，末之，蜜丸如梧子。空腹饮服三丸，日三，不知加之，以知为度。

治凡所食不消方：

取其余类烧作末，酒服方寸匕，便吐去宿食，即瘥。有食桃不消作病者，以时无桃，就树间得槁桃烧服之，登时吐病出，甚良。

治卒食不消，欲成癥积方：

煎艾汁如饴，取半升一服之，便利①吐去宿食，神良。

治食鱼肉等成癥结在腹内，并诸毒气方：

狗屎五升，烧末，绵裹之，以酒一斗浸再宿，滤取清，分十服，日三服，三日使尽，随所食癥结即使出矣。

治杂中食瘀实不消，心腹坚痛者方：

以水三升，煮白盐一升，令消，分三服。利吐去食也，并治暴癥。

治坚癥，心下有物大如杯，不得食，食则腹满，心腹绞痛方：

葶苈子、大黄各二两，泽漆四两。

上三味，末之，别研葶苈为膏，下二味，捣五百杵，入蜜更捣千杵。

服如梧子五丸，不知，加之，日三服。

治少腹坚，大如盘，胸中胀，食不消，妇人瘦瘠者方：

暖水服发灰一方寸匕，日再服，并灸肋端。

又方：饮服上好曲末方寸匕，日三，瘥。又灸三焦俞，随年壮。

治伏梁气方：

白马尿铜器中承取，旦旦服一升。

治癥瘕方：

槲树白皮煎令可丸，服之，取知。病动若下减之。

治患癥结病，及爪病似爪形、日月形，或在脐左右，或在脐上下，若鳖在左右胁下，或当心，如合子大，复有手脚，治之法：先针其足，以椒熨之。方：

取一新盆子受一斗者，盆底钻一百二十孔，孔上著椒三合，上著一重纸，纸上著冷灰一升，灰上著热灰半升，上著刚炭火一斤，经一食顷，盆底热彻，当病上；初安毡一重，即安火盆，火盆大热，以渐更加一重，若火更热不可忍，加至三重，暂歇，一口冷饮，还上火，消二分许即停，经三日勿著，及至七日决得顿瘥，然后食美食自补。若小不瘥，作露宿丸服之。

治腹中积癥方：

葶苈子一升，熬，酒一升浸七日。服三合，日三。

---

① 利：原作“刺”，据宋本改。

治蛇瘕方：

白马尾切（一本作白马毛），长五分，以酒服方寸匕，大者自出；更服二分者一方寸匕，中者亦出；更服三分者一方寸匕，小者复出。不可顿作一服，杀人。

治蛇癞，**大黄汤**方：

大黄、茯苓各半两，乌贼骨二枚，皂荚（如猪牙者）六枚，甘草（如指大者）一尺，芒硝（如鸡子）一枚。

上六味，㕮咀，以水六升，煮三沸，去滓纳消，适寒温尽服之。十日一剂，作如上法，欲服之，宿无食，平旦服，当下病根也。

治鳖瘕腹坚，硬肿起，大如盘，睡卧不得方：

取蓝一斤，捣，水三升，绞取汁。服一升，日二。

又方：蒴根白皮一握，研取汁，以水和，顿服之。

又方：白马尿一升，鸡子三枚取百合煎取二合，空腹顿服之，不移时当吐病出。

山野人有啮虱，在腹生长为虱瘕病，治之方：

故败篦子一枚，故败梳一枚。

上二物，各破为两份，各取一份烧为末；又取一份，以水五升，煮取一升，以服前烧末，顿服，斯须出矣。

治米癞，常欲食米，若不得米，则胸中清水出方：

鸡屎一升，白米五合。

上二味，合炒令米焦，捣末，以水二升，顿服取尽，须臾吐出病如研米，若无米，当出痰，永憎米，不复食。

治肉癞，思肉不已，食讫复思者方：

空腹饮白马尿三升，吐肉出，肉不出必死。

治发瘕，由人因食而入，久即胸间如有虫，上下去来，唯欲饮油，一日之中，乃至三二升，不欲饮食者方：

油一升，以香泽煎之，大锸劳①贮之，安病人头边，令口鼻临油上，勿令得饮，敷鼻面令有香气，当叫唤取饮，不得与之，必当疲极大睡，其发瘕当从口出饮油，人专守视之，并置石灰一裹，见瘕出，以灰粉手提瘕抽出，须臾抽尽，即是发也。初从腹中出，形如不流水中浓菜，随发长

---

① 锸（骚）劳：《集韵》："锸锌，铜器也。"

短，形亦如之。

又方：酒三升，煮猪脂二升三沸。一服一升，日二。白马尿服之亦佳，无马，白牛亦得。

癥瘕，灸内踝后宛宛中，随年壮。

又，灸气海百壮。

久冷，及妇人癥瘕，肠鸣泄利，绕脐绞痛，灸天枢百壮，三报之。万勿针，穴在挟脐两边各二寸。

积聚坚满，灸脾募百壮，穴在章门季肋端。

心下坚，积聚冷胀，灸上脘百壮，三服之，穴在巨阙下一寸许。

积聚坚大如盘，冷胀，灸胃脘二百壮，三报之，穴在巨阙下二寸。

第五章　胆　腑

胆虚实

胆实热

左手关上脉阳实者，足少阳经也，病若腹中气满，饮食不下，咽干头痛，洒洒恶寒，胁痛，名曰胆实热也。

治胆腑实热，精神不守，泻热，**半夏千里流水汤**方：

半夏、宿姜各三两，生地黄五两，酸枣仁五合，黄芩一两，远志、茯苓各二两，秫米一升。

上八味，㕮咀，以长流水五斗煮秫米，令蟹目沸，扬之三千遍，澄清，取九升煮药，取三升半，分三服。

胸中胆病，灸浊浴随年壮，穴在挟胆俞旁行相去五寸。

胆虚寒

左手关上脉阳虚者，足少阳经也，病苦眩厥痿，足指不能摇，躄不能起，僵仆，目黄失精䀮䀮，名曰胆虚寒也。

治大病后，虚烦为得眠，此胆寒故也，宜服**温胆汤**方：

半夏、竹茹、枳实各二两，橘皮三两，生姜四两，甘草一两。

上六味，㕮咀，以水八升，煮取二升，分三服。

胆虚，灸三阴交各二十壮，穴在内踝上一夫。

千里流水汤　治虚烦不得眠方：

半夏、麦门冬各三两，茯苓四两，酸枣仁二升，甘草、桂心、黄芩、远志、萆薢、人参、生姜各二两，秫米一升。

上十二味，㕮咀，以千里流水一斛煮米，令蟹目沸，扬之万过，澄清，取一斗煮药，取二升半，分三服。

酸枣汤 治虚劳烦扰，奔气在胸中，不得眠方：

酸枣仁三升，人参、桂心、生姜各二两，石膏四两，茯苓、知母各三两，甘草一两半。

上八味，㕮咀，以水一斗，先煮酸枣仁，取七升，去滓下药，煮取三升。分三服，日三。

治虚劳烦闷不得眠方：

大枣二七枚，葱白七茎。

上二味，以水三升，煮取一升，去滓顿服。

治大下后，虚劳不得眠，剧者颠倒懊侬欲死，**栀子汤**方：

大栀子十四枚，豉七合。

上二味，以水四升，先煮栀子，取二升半，纳豉，更煮三沸，去滓。一服一升，安者勿更服。若上气呕逆，加橘皮二两，亦可加生姜二两。

治烦闷不得眠方：

生地黄、枸杞白皮各五两，麦门冬、甘草、前胡各五两，茯苓、知母各四两，人参二两，豉、粟米各五合。

上十味，㕮咀，以水八升，煮取三升七合，分三服。

治虚劳不得眠方：

酸枣、榆叶各等分。

上二味，末之，蜜丸。服如梧子十五丸，日再。

又方：干姜四两，末，汤和顿服，覆取汗病愈。

髓虚实

髓虚者脑痛不安。髓实者勇悍。凡髓虚实之应，主于肝胆。若其腑脏有病从髓生，热则应脏，寒则应腑。

治髓虚，脑痛不安，胆腑中寒，羌活补髓丸方：

羌活、芎䓖、当归各三两，桂心二两，人参四两，枣肉研如脂，羊髓、酥各一升，牛髓二升，大麻仁二升，熬研如脂。

上十味，先捣五种干药为末，下枣膏、麻仁又捣，相濡为一家，下二髓并酥，纳铜钵中，重汤煎之，取好为丸如梧子。酒服三十丸，日二服，稍加至四十丸。

治髓实勇悍，惊热，主肝热，**柴胡发泄汤**方：

柴胡、升麻、黄芩、细辛、枳实、栀子仁、芒硝各三两，淡竹味、生地黄各一升，泽泻四两。

上十味，㕮咀，以水九升，煮取三升，去滓下消，分三服。

风虚杂补酒煎

巴戟天酒 治虚羸阳道不举，五劳七伤百病，能食下气方：

巴戟天、牛膝各三斤，枸杞根皮、麦门冬、地黄、防风各二斤。

上六味，并生用，无可得，用干者亦得。㕮咀，以酒一石四斗浸七日，去滓温服。常令酒气相及，勿至醉吐，慎生冷、猪鱼、油蒜。春六日，秋冬二七日，夏勿服。先患冷者，加干姜、桂心各一斤；好忘，加远志一斤；大虚劳，加五味子、苁蓉各一斤；阴下湿，加五加根皮一斤；有石斛加一斤佳。每加一斤药，则加酒七升。此酒每年入九月中旬即合，入十月上旬即服。设服余药，以此酒下之大妙。滓曝干捣末，以此酒服方寸匕，日三，益佳。常加甘草十两佳，虚劳加黄芪一斤。

又方：巴戟天、生牛膝各三斤。

上二味，㕮咀，以酒五斗浸之，服如前法。

治虚劳不足，**五加酒**方：

五加皮、枸杞根皮各一斗。

上二味，㕮咀，以水一石五斗，煮取汁七斗，分取四斗，浸曲一斗，余三斗用拌饭，下米多少如常酿法，熟压取服之，多少任性。禁如药法，倍日将息。

天门冬大煎 治男子五劳、七伤、八风、十二痹，伤中六极；一气极，则多寒痹腹痛，喘息惊恐，头痛；二肺极，则寒痹腰痛，心下坚，有积聚，小便不利，手足不仁；三脉极，则颜色苦青，逆意喜恍惚失气，状似悲泣之后，苦舌强，咽喉干，寒热恶风，不可动，不嗜食，苦眩，喜怒妄言；四筋极，则拘挛，少腹坚胀，心痛，膝寒冷，四肢骨节皆疼痛；五骨极，则肢节厥逆，黄疸消渴，痈疽，妄发重病，浮肿如水病状；六肉极，则发疰如得击，不复言，甚者至死复生，众医所不能治。此皆六极七伤所致，非独房室之为也。忧恚积思、喜怒悲欢，复随风温结气，咳时呕吐食，以变大小便不利，时泄利重下，溺血，上气吐下，乍寒乍热，卧不安席，小便赤黄，时时恶梦，梦与死人共食饮，人冢神室，魂飞魄散。筋极则伤肝，伤肝则腰背相引，难可俯仰。气极则伤肺，伤肺则小便有血，目不明。髓极则阴痿不起，住而不交。骨极则伤肾，伤肾则短气，不可久立，阴疼恶寒，甚者卵缩，阴下生疮，湿痒搔之不欲住，汁出，此皆为肾病，甚者多遭风毒，四肢烦痹，手足浮肿，名曰脚弱，一名脚气，医气不治，此悉主之。方：

天门冬切三斗半，捣压取汁尽；生地黄切三斗半，捣压如门冬、枸杞根切三斗，净洗，以水二石五斗，煮取一斗三升；澄清獐骨一具，碎，以水一石，煮取五斗，澄清；酥三升，炼；白蜜三升，炼。

上六味，并大斗，铜器中微火先煎地黄、门冬汁，减半，乃合煎，取大斗二斗，下后散药，煎取一斗，纳铜器重釜煎，令隐掌可丸。平旦空腹，酒服如桐子二十丸，日二，加至五十丸。慎生冷、醋滑、猪鸡、鱼蒜、油面等。择四时王相日合之。散药如下：

茯苓、柏子仁、桂心、白术、萎蕤、菖蒲、远志、泽泻、薯蓣、人参、石斛、牛膝、杜仲、细辛、独活、枳实、芎劳、黄芪、苁蓉、续断、狗脊、萆薢、白芷、巴戟天、五加皮、覆盆子、橘皮、胡麻仁、大豆黄卷、茯神、石南各二两，甘草六两，蜀椒、薏苡仁各一升，阿胶十两，大枣一百枚，煮作膏，鹿角胶五两，蔓荆子三两。

上三十八味，治下筛，纳煎中，有牛髓、鹿髓各加三升大佳。小便涩，去柏子仁，加秦艽二两、干地黄六两；阴痿失精，去萎蕤，加五味子二两；头风，去柏子仁，加菊花、防风各二两；小便利，阴气弱，去细辛、防风，加山茱萸二两；腹中冷，去防风，加干姜二两；无他疾，依方合之。凡此煎，九月下旬采药，立冬日合而服之，至五月上旬止。若十二月腊日合者，经夏至七月下旬止。若停经夏不坏，当于舍北阴处入地深六尺，填沙，置药中，上加沙覆之，则经夏不损也。女人先患热者得服，患冷者勿服。

填骨万金煎 治内劳少气，寒疝里急，腹中喘逆，腰脊痛，除百病方：

生地黄三十斤，取汁、甘草、阿胶、肉苁蓉各一斤，桑根白皮切，八两，麦门冬、干地黄各二斤，石斛一斤五两，牛髓三斤，白蜜十斤，清酒四斗，麻子仁三升，大枣一百五十枚，当归十四两，干漆二十两，蜀椒四两，桔梗、五味子、附子各五两，干姜、茯苓、桂心各八两，人参五两。

上二十三味，先以酒清二斗六升，纳桑根白皮、麻子仁、枣、胶，为刻识之，又加酒一斗四升，煮取至刻，绞去滓，纳蜜、髓、地黄汁，汤上铜器煎，纳诸药末，半日许使可丸，止，大瓮盛。饮吞如弹丸一枚，日三。若夏月暑热，煮煎转味，可以蜜、地黄汁和诸药成末，为丸如梧子，服十五丸，不知稍加至三十丸。

治男子风虚劳损，兼时气方：

甘草一斤，石斛、防风、苁蓉、山茱萸、茯苓、人参、薯蓣各四两，桂心、牛膝、五味子、菟丝子、巴戟天、芎劳各三两，并为末，生地骨皮切，一升，丹参二两，胡麻二升，以水二斗，煮取四升，去滓牛髓三升，生地黄汁一升，生姜汁一升，白蜜三升，生麦门冬汁三升。

上二十二味，先煎地黄、地骨皮、胡麻汁减半，纳牛髓、蜜、姜、门冬等汁，微火煎，余八升，下诸药散，和令调，纳铜钵中，汤上煎，令可丸。酒服三十丸如梧子，日二，加至五十丸。

小鹿骨煎 （一云獐骨）治一切虚羸皆服之方：

鹿骨一具，碎。枸杞根切，二升。

上二味，各以水一斗，别器各煎汁五升，去滓澄清，乃合一器共煎，取五升，日二服尽，好将慎。皆用大斗。

地黄小煎 治五劳七伤，羸瘦干削方：

干地黄末，一升，蜜二升，猪脂一斤，胡麻油半升。

上四味，以铜器中煎，令可丸。饮服三丸如梧子，日三，稍加至十丸。久久常服，弥有大益，瘦黑者肥充。

治虚冷枯瘦，身无精光，虚损诸不足，**陆抗膏**方：

牛髓、羊脂各二升，白蜜、生姜汁、酥各三升。

上五味，先煎酥令熟，次纳姜汁，次纳蜜，次纳羊脂、牛髓，后微火煎之，三上三下，令姜汁水气尽，即膏成，搅令凝止。温酒服之，随人能否，不限多少，令人肥健、发热也。

枸杞煎 补虚羸，久服轻身不老，神验方：

九月十日取生湿枸杞子一升，清酒六升，煮五沸，出取研之，熟滤取汁，令其子极净，曝子令干，捣末，和前汁，微火煎令可丸。酒服二方寸匕，日二，加至三匕。亦可丸服五十丸。

夏姬杏仁方：

杏仁三升，纳汤中，去皮尖双仁，熟捣，盆中水研，取七八升汁，以铁釜置焒火上，取羊脂四斤摩釜消之，纳杏仁汁，温之四五日，色如金状。饵如弹子，日三。百日肥白，易容，人不识。

治枯瘦方：

杏仁熬黄，去皮尖，捣。服如梧子，日三。令人润泽，无所禁。咳逆上气，喉中百病，心下烦，不得咽者，得茯苓、款冬、紫菀并力大良，生热熟冷。其药，喉中如有息肉者亦服。

桃仁煎方：

桃仁一斤，末胡麻一升，末。酥半斤。牛乳五升。地黄十斤，取汁蜜一斤。

上六味，合煎如饧，旋服。

治五劳七伤方：

白羊头蹄一具，净治，更以草火烧令黄赤，以净绵急塞鼻及脑孔、胡椒、荜拨、干姜各一两，葱白一升，豉二升。

上七物，先以水煮头蹄半熟，即纳药物，煮令极烂，去药。冷暖任性食之，日一具，七日用七具。禁生冷、酢滑、五辛、陈臭等物。

治虚劳补方：

羊肚一具，切，白术一升。

上二味，以水二斗，煮取六升。一服二升，日三服。

又方：豉一升，蒸三遍，薤白一斤，切。

上二味，以水七升，煮取二升，分三服，小取汗。

治羸瘦膏煎方：

不中水猪肪，煎取一升，纳葱白一握，煎令黄，出，纳盆中，看如人肌。平旦空腹服讫，暖覆卧，晡时食白粥，粥不得稀，过三日服补药。方如下：

羊肝一具，羊脊膂肉一条，曲末半斤，枸杞根十斤。

上四味，以水三斗煮枸杞，取一斗，去滓，细切肝等，纳汁中煮，葱豉、盐著如羹法，合煎，看如稠糖即好，食之七日，禁如药法。

猪肚补虚方：

猪肚一具，人参五两，蜀椒一两，干姜二两半，葱白七两，白粱米半升。

上六味，㕮咀诸药相得，和米纳肚中，缝合，勿泄气，取四斗半水，缓火煮烂，空腹食之大佳，兼下少饭。

第六章　心　脏

心虚实

心实热

左手寸口人迎以前脉阴实者，手少阴经也。病苦闭，大便不利，腹满，四肢重，身热，名曰心实热也。

治心热实或欲吐，吐而不出，烦闷喘急，头痛，**石膏汤**方：

石膏一斤，地骨皮五两，栀子仁三七枚，淡竹叶一升，茯苓三两，小麦三升，香豉一升。

上七味，㕮咀，先以水一斗五升，煮小麦、竹叶，取八升，澄清，下诸药，煮取二升，去滓。分三服。

治老小下痢，水谷不消，肠中雷鸣，心下痞满，干呕不安，泻心汤方：

人参一两，半夏三两，黄连二两，黄芩、甘草各一两，干姜一两半，大枣十二枚。

上七味，㕮咀，以水八升，煮取二升半，分三服。并治霍乱。若寒加附子一枚，若渴加栝楼根二两，呕加橘皮一两，痛加当归一两，客热以生姜代干姜。

心小肠俱实

左手寸口人迎以前脉阴阳俱实者，手少阴与巨阳经俱实也。病苦头痛身热，大便难，心腹烦满，不得卧，以胃气不转，水谷实也，名曰心小肠俱实也。

治心实热，惊梦喜笑，恐畏悸惧不安，竹沥汤方：

淡竹沥一升，石膏八两，芍药、白术、栀子仁、人参各三两，知母、茯神、赤石脂、紫菀各二两，生地黄汁一升。

上十一味，㕮咀，以水九升，煮十味，取二升七合，去滓，下竹沥更煎，取三升。若须利，入芒硝二两，去芍药。分三服。

治心实热，口干烦渴，眠卧不安，**茯神煮散**方：

茯神、麦门冬各三十六铢，通草、升麻各三十铢，紫菀、桂心各十八铢，知母一两，赤石脂四十二铢，大枣二十枚，淡竹茹（鸡子大）一枚。

上十味治下筛，为粗散，以帛裹方寸匕，井华水二升半，煮取九合，时动裹子。为一服，日再。

泻心汤 治心气不定，吐血衄血方：

大黄二两，黄连、黄芩各一两。

上三味，㕮咀，以水三升，煮取一升服之。亦治霍乱。

治心热满，烦闷惊恐，**安心煮散**方：

远志、白芍药、宿姜各二两，茯苓、知母、紫菀、赤石脂、石膏、麦门冬各四十二铢，桂心、麻黄、黄芩各三十铢，萎蕤三十六铢，人参二十四铢，甘草十铢。

上十五味治下筛，为粗散，先以水五升，淡竹叶一升，煮取三升，去滓，煮散一方寸匕，牢以绢裹煮，时动之。煎取八合为一服，日再。

不能食，胸中满，膈上逆气，闷热，灸心输二七壮。小儿减之。

心虚寒

左手寸口人迎以前脉阴虚者，手少阴经也。病苦悸恐不乐，心腹痛，难以言，心如寒，恍惚，名曰心虚寒也。

治心气不足，善悲愁恚怒，衄血，面黄，烦闷，五心热，或独语不觉，喉咽痛，舌本强，冷涎出一作汗出，善忘，恐走不定，妇人崩中，面色赤，**茯苓补心汤**方：

茯苓四两，桂心二两，大枣二十枚，紫石英一两，甘草二两，人参一两，赤小豆一十四枚，麦门冬三两。

上八味，㕮咀，以水七升，煮取二升半，分三服。

治心虚寒，心中胀满，悲忧，或梦山丘平泽，**半夏补心汤**方：

半夏六两，宿姜五两茯苓桂心、枳实、橘皮各三两，白术四两，防风、远志各二两。

上九味，㕮咀，以水一斗，煮取三升，分三服。

牛髓丸 通治百病，虚瘠羸乏等方：

牛髓、羊髓、白蜜、酥、枣膏各一升，茯苓（一云茯神）、麦门冬、芎劳、桂心、当归、甘草、羌活各二十铢，干姜、干地黄各二十六铢，人参、五味子、防风各一两，细辛十八铢，白术四十二铢。

上十九味，切捣十四味，再筛，别研，枣膏和散，次与诸髓、蜜和散，搅令相得，纳铜钵中，于釜汤中铫之，取堪为丸。酒服丸如梧子大三十丸，稍加至四十丸，日再服。

心小肠俱虚

左手寸口人迎以前脉阴阳俱虚者，手少阴与巨阳经俱虚也。病苦洞泄，若寒少气，四肢厥，肠澼，名曰心小肠俱虚也。

大补心汤 治虚损不足，心气弱悸，或时妄语，四肢损变气力，颜色不荣方：

黄芩、附子各一两，甘草、茯苓、桂心各三两，石膏、半夏、远志各四两，生姜六两，大枣二十枚，饴糖一斤，干地黄、阿胶、麦门冬各三两。

上十四味，㕮咀，以水一斗五升，煮取五升，分四服，汤成下糖。

补心丸 治脏虚善恐怖如魇状，及女人产后余疾，月经不调方：

当归、防风、芎劳、附子、芍药、甘草、蜀椒、干姜、细辛、桂心、半夏、厚朴、大黄、猪苓各一两，茯苓（一方用茯神）、远志各二两。

上十六味，末之，蜜丸如梧子。酒服五丸，日三，不知加至十丸。冷极加热药。

心 劳

心劳病者，补脾气以益之，脾王则感于心矣。人逆夏气，则手太阳不长，而心气内洞。顺之则生，逆之则死，顺之则治，逆之则乱，反顺为逆，是谓关格，病则生矣。

治心劳热，口为生疮，大便苦难，闭涩不通，心满痛，小肠热，**大黄泄热汤**方：

大黄、泽泻、黄芩、栀子仁、芒硝各三两，桂心二两，石膏八两，甘草一两，通草二两，大枣二十枚。

上十味，㕮咀，以水九升，先以水一升别渍大黄一宿，以余八升水煮诸药，取二升五合，去滓，下大黄煮两沸，去滓，下芒硝令烊，分三服。

脉　极

凡脉极者，主心也。心应脉，脉与心合，心有病从脉起。又曰：以夏遇病为脉痹，脉痹不已，复感于邪，内舍于心，则食饮不为肌肤，咳脱血，色白不泽，其脉空虚，口唇见赤色。

凡脉气衰，血焦发堕，以夏丙丁日，得之于伤风损脉，为心风。心风之状，多汗恶风，若脉气实则热，热则伤心，使人好怒，口为色赤，甚则言语不快，血脱色，干燥不泽，食饮不为肌肤，若脉气虚则寒，寒则咳，咳则心痛，喉中介介如哽，甚则咽肿喉痹，故曰心风，虚实候也。若阳经脉病治阴络，阴络脉病治阳经，定其血气，各守其乡。脉实宜泻，气虚宜补。善治病者，定其虚实，治之取痊。病在皮毛肌肤筋脉则全治之，若至六腑五脏，则半死矣。

治脉热极则血气脱，色白，干燥不泽，食饮不为肌肤，生地黄消热止极强胃气煎方：

生地黄汁、赤蜜各一升，人参、茯苓、芍药、白术各三两，甘草二两，生麦门冬一升，石膏六两，生萎蕤四两，干地黄三两，莼心（一作豉）一升，远志二升。

上十三味，㕮咀，以水一斗二升，煮十一味，取二升七合，去滓，下地黄、蜜更煎，取三升五合，分四服。

胸中痛，引腰背心下，呕逆，面无滋润，灸上门随年壮，穴在挟巨阙两边相去各半寸一云一寸。颜色焦枯，劳气失精，肩臂痛，不得上头，灸肩髃百壮，穴在肩外头近后，以手按之有解宛宛中。

脉虚实

凡脉虚者，好惊跳不定，脉实者洪满。凡脉虚实之应，主于心、小肠。若其腑脏有病，从热生则应脏，寒则应腑也。

治脉虚，惊跳不定，乍来乍去，主小肠腑寒，补虚调中，防风丸方：

防风、桂心、通草、茯神、远志、甘草、人参、麦门冬、白石英各三两。

上九味末之，白蜜和丸如梧子大。酒服三十丸，日再，加至四十丸。

治脉实洪满，主心热病，**升麻汤**方：

升麻、栀子仁、子芩、泽泻、淡竹叶、芒硝各三两，生地黄切，一升。

上七味，吺咀，以水九升，煮取三升，去滓。下芒硝，分二服。

治心脉厥大寸口，小肠热，齿龋嗌痛，**麻黄调心泄热汤**方：

麻黄、生姜各四两，细辛、子芩、茯苓、芍药各五两，白术二两，桂心一两，生地黄切，一升。

上九味，吺咀，以水九升，煮取三升，去滓，分三服。须利，加芒硝三两。

心腹痛

寒气卒客于五脏六腑，则发卒心痛胸痹。感于寒，微者为咳，甚者为痛、为泄。厥心痛与背相引，善瘈，如物从后触其心，身伛偻者，肾心痛也；厥心痛腹胀满，心痛甚者，胃心痛也；厥心痛如以针锥刺其心，心痛甚者，脾心痛也；厥心痛，色苍苍如死灰状，终日不得太息者，肝心痛也；厥心痛，卧若从心间痛，动作痛益甚，色不变者，肺心痛也。真心痛，手足清至节，心痛甚，旦发夕死，夕发旦死。蛔心痛，心腹中痛，发作肿聚，往来上下行，痛有休止，腹中热，善涎出，是蛔咬也。以手按而坚持之，勿令得移，以大针刺之，久持之，虫不动，乃出针。心下不可刺，中有成聚，不可取于俞。肠中有虫蛔咬，皆不可取以小针。

治寒气卒客于五脏六腑中，则发心痛方：

大黄、芍药、柴胡各四两，升麻、黄芩、桔梗、朱砂各三两，鬼箭羽、鬼臼、桂心、朴硝各二两。

上十一味，㕮咀，以水九升，煮取二升七合。分三服，先分朱砂作三分，一服纳朱一分，搅令匀服之。得快利，痛不止，宜服后方：

赤芍药六两，桔梗、杏仁各五两。

上三味，㕮咀，以水六升，煮取三升，分三服。

九痛丸　治九种心痛：

一虫心痛，二注心痛，三风心痛，四悸心痛，五食心痛，六饮心痛，七冷心痛，八热心痛，九去来心痛。此方悉主之，并疗冷冲上气，落马堕车，血疾等方：

附子、干姜各二两，巴豆、人参、吴茱萸各一两，生狼毒四两。

上六味，末之，蜜和。空腹服如梧子一丸，卒中恶腹胀痛，口不能言者二丸，日一服。连年积冷流注心胸者，亦服之，好好将息，神验。

治九种心痛方：

取当太岁上新生槐枝一握，去两头，㕮咀，以水三升，煮取一升，顿服。

治心中痞，诸逆悬痛，**桂心三物汤**方：

桂心二两，胶饴半斤，生姜二两。

上㕮咀，以水六升，煮取三升，去滓纳饴，分三服。

治心痛彻背，背痛彻心，**乌头丸**方：

乌头六铢，附子、蜀椒各半两，赤石脂、干姜各一两。

上五味末之，蜜丸，先食服如麻子三丸，日三，不知稍增之。

治心痛方：

桃白皮煮汁，空腹以意服之。

治暴心痛，或如中恶，口中涎出不可禁止，回回欲吐方：

苦参十斤，以水一石，煮取二斗，去滓，下苦酒二斗更煎，取五升，纳大豆黄末熬，和汁中煎，取可丸，并手丸如梧子大，酒一升，进三四十丸，日一服。当倒腹吐，不吐下利，更酒渍二斤苦参，进丸弥佳，非止腹痛、心暴痛、骨干骨等痛，凡是腹中之疾皆悉主之。又治冷血宿结，阴澼，频用有效，非复一条，大良。

治中恶，心痛腹胀，大便不通，**走马汤**方：

巴豆两粒、杏仁二枚。

上二味，绵裹，椎令细，以热汤二合著小杯中，以两指搦取白汁令尽。顿服，一食顷下去即愈，老小量之。亦治卒疝、飞尸、鬼击。

治卒中恶，心痛方：

苦参三两，口㕮咀，以好酢一升半，煮取八合。强人顿服，老小二服。

又方：桂心八两，㕮咀，以水四升，煮取一升半，分二服。

心腹中痛，发作肿聚，往来上下，痛有休止，多热，喜涎出，是蛔虫咬也。并宜温中当归汤，服两三剂后若不效，有异，宜改方增损，服取瘥。

温中当归汤方：

当归、人参、干姜、茯苓、厚朴、木香、桂心、桔梗、芍药、甘草各二两。

上十味，㕮咀，以水八升，煮取三升。分温五服，日三。不耐木香者，以犀角一两代之。

增损当归汤方：

当归三两，黄芩、朴硝、桔梗、柴胡各四两，升麻三两，芍药一两半。

上七味，㕮咀，以水八升，煮取二升半，分二服。

治虫心痛方：

鹤虱末之，蜜和梧子大。服四十丸，日三服。慎酒肉，蜜汤下，可加至五十丸。

又方：鹤虱一两，末之，空腹温酢一盏和服之，虫当吐出。

治心腹冷痛，**五辛汤**方：

蜀椒、细辛、桂心、干姜、吴茱萸、芍药、防风、苦参、干地黄、甘草、当归各一两，栀子、乌梅、大枣各二七枚。

上十四味，㕮咀，以水九升，煮取三升，分四服。

治久心痛、腹痛积年不定，不过一时间还发，甚则数日不能食。又便出干血，穷天下方不能瘥，甄立言处此方数日即愈，**犀角丸**方：

犀角、麝香、雄黄、桔梗、莽草、鬼臼、桂心、芫花各半两，附子六铢，甘遂一两半，光明砂六铢，赤足蜈蚣一枚，贝齿五枚，巴豆二十枚。

上十四味，末之，蜜丸如梧子，饮服一丸，日二，渐加至三丸，以微利为度。

治卒心腹绞痛如刺，两胁支满，烦闷不可忍，**高良姜汤**方：

高良姜五两，厚朴二两，当归、桂心各三两。

上四味，㕮咀，以水八升，煮取一升八合。分三服，日二，若一服痛止，便停，不须更服，若强人为二服，劣人分三服。

治心腹绞痛，诸虚冷气满痛，**当归汤**方：

当归、芍药、厚朴、半夏各二两，桂心、甘草、黄芪、人参各三两，干姜四两，蜀椒一两。

上十味，㕮咀，以水一斗，煮取三升二合。分四服，羸劣人分六服。

治心腹蕴蕴然痛方：

芍药六两，黄芩、朴硝、桔梗、柴胡各四两，当归、升麻各三两。

上七味，㕮咀，以水八升，煮取二升半，分三服。

治虚冷腹痛，不下饮食，食复不消，胪胀，**当归汤**方：

当归、茯苓各五分，黄芪、紫菀各四分，高良姜、干姜各六分肉苁蓉、鹿茸、桂心、昆布、橘皮各三分，甘草二两，桃仁一百枚地骨皮、法曲、大麦糵各一升，乌头一两，大枣四十枚。

上十八味，㕮咀，以水一斗五升，煮取四升二合，分为五服。下利加赤石脂、龙骨各三分，渴加麦门冬一升。

治腹冷绞痛，**羊肉当归汤**方：

当归四分，干姜、橘皮、黄芪、芍药、芎劳、桂心、独活、防风各一分，人参、吴茱萸、甘草、干地黄、茯苓各一分，生姜六分，大枣三十枚，羊肉半斤。

上十七味，㕮咀，以水一斗半煮肉，取一斗二升，出肉纳诸药，煮取三升，分三服，日三，覆取温暖。

治寒冷腹中痛，**当归汤**方：

当归二两，吴茱萸二升，甘草、人参、桂心各一两，生姜五两，半夏、小麦各一升。

上八味，㕮咀，以水一斗五升，煮取三升。分三服，日三。亦治产后虚冷。

治腹痛，脐下绞结，绕脐不止，**温脾汤**方：

当归、干姜各三两，附子、人参、芒硝各二两，大黄五两，甘草二两。

上七味，㕮咀，以水七升，煮取三升。分服，日三。

治冷气，胁下往来冲胸膈，痛引胁背闷，**当归汤**方：

当归、吴茱萸、桂心、人参、甘草、芍药、大黄各二两，茯苓、枳实各一两，干姜三两。

上十味，㕮咀，以水八升，煮取二升半，分三服，日三。治尸疰亦佳。

治久寒疾，胸腹中痛，时下痢，**当归汤**方：

当归二两，甘草、柑皮各二两，附子一两，干姜四两。

上五味，㕮咀，以水八升，煮取二升。分三服，日三。

治久寒宿疾，胸腹中痛，短气，时滞下痢，**当归汤**方：

当归、桂心各三两，干姜四两，附子五两。

上四味，㕮咀，以水八升，煮取二升。分三服，日三。

治胸腹中卒痛，**生姜汤**方：

生姜一斤，取汁、食蜜八两，醍醐四两。

上三味，微火上耗令相得。适寒温服三合，日三。

凡心腹冷痛，熬盐一斗熨，熬蚕沙烧砖石蒸熨，取其里温暖止。蒸土亦大佳。

第七章　小肠腑

小肠腑脉论

论曰：小肠腑者，主心也。舌，是其候也。心合于小肠。小肠者，受盛之腑也，号监仓吏。重二斤十四两，长二丈四尺，广二寸四分。后附脊，左回叠积，其注于回肠者，外傅脐上，回运环反十六曲，常留水谷二斗四升，其一斗二升是水，一斗二升是谷，应主二十四气也。唇厚，人中长，以候小肠。

小肠病者，少腹痛，腰脊控睾而痛，时窘之，复耳前热，若寒甚，独肩上热，及手小指次指之间热。若脉滑者，小腹控睾，引腰脊上冲心，邪在小肠者，连睾系，属于脊，贯肝肺，络心系，气盛则厥逆上冲肠胃，动肝肺，散于肓，结于脐。故取之肓原以散之，刺太阴以与之，取厥阴以下之，取巨虚下廉以去之，按其所过之经以调之。

左手关前寸口阳绝者，无小肠脉也，苦脐痹，小腹中有疝瘕，主月即冷上抢心，刺手心主治阴。心主在掌后横纹中入一分。

左手关前寸口阳实者，小肠实也，苦心下急，热痹，小肠内热，小便赤黄，刺手太阳治阳。手太阳在手小指外侧本节陷中。

小肠有寒，其人下重，便脓血；有热，必痔。

小肠有宿食，常暮发热，明日复止。

小肠胀者，少腹膜胀，引腹而痛。

心前受病，移于小肠，心咳不已，则气与咳具出。

厥气客于小肠，梦聚邑街衢。

心应皮，皮厚者脉厚，脉厚者小肠厚；皮薄者脉薄，脉薄者小肠薄；

皮缓者脉缓，脉缓者小肠大而长；皮薄而脉冲小者，小肠小而短；诸阳经脉皆多纡屈者，小肠结。

扁鹊云：手少阴与太阳为表里，所以表清里浊，清实浊虚，故食下肠实而胃虚，故腑实而不满。实则伤热，热则口张，口为之生疮；虚则伤寒，寒则便泄脓血，或发里水，其根在小肠，先从腹起。方在治水篇中。

小肠绝，不治，六日死。何以知之？发直如干麻，不得屈伸，白汗不止。

手太阳之脉，是动则嗌痛颔肿，不可以顾，肩似拔，臑似折。是主液所生病者，耳聋目黄，颊颔肿，颈肩臑肘臂外后廉痛。

小肠虚实

小肠实热

左手寸口人迎以前脉阳实者，手太阳经也。病苦身热，来去汗不出，心中烦满，身重，口中生疮，名曰小肠实热也。

治小肠热胀，口疮，**柴胡泽泻汤**方：

柴胡、泽泻、橘皮（一方用桔梗）、黄芩、枳实、旋复花、升麻、芒硝各二两，生地黄切，一升。

上九味㕮咀，以水一斗，煮取三升，去滓，下芒硝，分三服。

大黄丸　调小肠热结满不通方：

大黄、芍药、葶苈各二两，大戟、朴消各三两，杏仁五十枚，巴豆七枚。

上七味末之，蜜和丸，饮服，如梧子大，大人七丸，小儿二三丸，日二。热去，日一服。

小肠热满，灸阴都，随年壮，穴挟中脘两边相去一寸。

小肠泄痢脓血，灸魂舍一百壮，小儿减之。穴在挟脐两边相去各一寸。

又，灸小肠俞七壮。

小肠虚寒

左手寸口人迎以前脉阳虚者，手太阳经也，病苦颅际偏头痛，耳颊痛，名曰小肠虚寒也。小肠虚寒痛，下赤白，肠滑，肠中懊侬，补之方：

干姜三两，当归、黄柏、地榆各四两，黄连、阿胶各二两，石榴皮三枚。

上七味㕮咀，以水七升，煮取二升五合，去滓，下胶煮，取胶烊尽，分三服。

舌　论

论曰：凡舌者，心[①]主小肠之候也。舌重十两，长七寸，广二寸半，善用机衡，能调五味也。凡有所啖，若多食咸，则舌脉凝而变色，多食苦则舌皮槁而外毛焦枯；多食辛则舌筋急而爪枯干；多食酸则舌肉肥而唇揭；多食甘，则舌根痛而外发落。又曰：心欲苦，肺欲辛，肝欲酸，脾欲甘，肾欲咸，此五味内合五脏之气也。若脏热则舌生疮，引唇揭赤；若腑寒则舌本缩，口噤唇青。寒宜补之，热宜泻之，不寒不热，依脏腑调之。舌缩口噤唇青，升麻煎主之。方在第六卷中。

风　眩

前卷既有头面风方，风眩不当分出，思邈盖以此是徐嗣伯方，不可以余方相思杂，故此特立风眩方条，专出徐氏方焉。

徐嗣伯曰：余少承家业，颇习经方，名医要治，备闻之矣。自谓风眩多途，诸家未能必验，至于此术，鄙意偏所究也，少来用之，百无遗策。今年将衰暮，恐奄忽不追，故显明证论，以贻于后云尔。

夫风眩之病，起于心气不定，胸上蓄实，故有高风面热之所为也。痰热相感而动风，风心相乱则闷瞀，故谓之风眩。大人曰癫，小儿则为痫，其实是一。此方为治，方无不愈，但恐症候不审，或致差违。大都忌食十

① 心：宋本作“心官”，与《灵枢》“舌者，心之官也”合，当是。

二属肉。而贲豚为患，发多气急，气急则死，不可救。故此一汤是轻重之宜，勿因此便谓非患。所治风眩汤散丸煎，凡有十方。凡人初发，宜急与续命汤也。困急时但度灸穴，便火针针之，无不瘥者。初得针竟便灸，最良。灸法次列于后。余业之以来，三十余年，所救活者救十百人，无不瘥矣。后人能晓得此方，幸勿参以余术焉。

治风眩发，则烦闷无知，口沫出，四体角弓，目反上，口噤不得言，**续命汤**方：

竹沥一升二合，生地黄汁一升，龙齿、生姜、防风、麻黄各四两，防己三两，附子三分，石膏七两，桂心二两。

上十味㕮咀，以水一斗，煮取三升，分三服。有气加附子成一两，紫苏子五合，橘皮半两。已服续命汤，口开，四肢尚未好定，而心中尚不除者，紫石汤主之。方在下第五篇，紫石煮散是也。

治气奔急欲绝者，**贲豚汤**方：

吴茱萸一升，桂心、芍药、生姜各四分，石膏、人参、半夏、芎劳各三分，生葛根、茯苓各六分，当归四两，李根皮一斤。

上十二味㕮咀，以水七升，清酒八升，煮取三升，分作三服。

治语狂错，眼目霍霍，或言见鬼，精神昏乱，**防己地黄汤**方：

防己二两，生地黄五斤，别切，勿合药渍，疾小轻用二斤，甘草二两，桂心、防风各三两。

上五味㕮咀，以水一升渍之一宿，绞汁，著一面，取其滓，著竹篑上，以地黄著药滓上，于三斗米下蒸之，以铜器承取汁，饭熟，以向前药汁合绞取之，分再服。

治心中惊悸而四肢缓，头面热，心胸痰满，头目眩冒如欲摇动者，**薯蓣汤**方：

薯蓣、人参、麦门冬各四两，前胡、芍药、生地黄各八分，枳实、远志、生姜各三分，茯苓六分，半夏五分，甘草、黄芩、竹叶各一分，茯神六分，秫米三合。

上十六味㕮咀，取江水，高举手扬三百九十下，量取三斗煮米，减一斗，纳半夏，复减九升，去滓下药，煮取四升，分四服。无江水处，以千里东流水代之，挍手令上头也。秦中无江，泾渭可用。

服前汤后，四体尚不凉冷，头目眩动者，防风汤主之。此汤大都宜长将服，但药中小小消息之，随冷暖耳，仍不除瘥者，依此方：

防风、赤石脂、石膏、人参、生姜、白石脂、寒水石、龙骨、茯苓各三分，桂心二分，紫石一分。

上十一味㕮咀，以水八升，煮取三升，分三服。凡用井华水者，取清净也。今用江水，无泥又无砂秽。源泉远涉，顺势归海，不逆上流，用以治头，必归于下故也。

薯蓣煎方：

薯蓣二十分，甘草十四分，泽泻、人参、黄芩各四分，当归、白蔹、桂心、防风、麦门冬各三分，大豆黄卷、桔梗、芍药、山茱萸、紫菀、白术、芎劳、干姜、蜀椒、干地黄各二分。

以上二十味捣筛、生地黄十八斤，捣绞取汁，煎令余半，麻子仁三升，研，大枣八十枚，蜜三升，獐鹿杂髓八两，鹿角胶八两，桑根皮五升，忌冈上自出土者，大毒，大忌近离屋垣墙下沟渎边者，皆不中用。

上二十七味，以清酒二斗四升，煮桑白皮、麻子、枣得一斗，去滓，乃下地黄汁、胶、髓、蜜，煎减半，纳前诸药末煎之，令可丸如鸡子黄。饮服一枚，日三，稍加至三丸。

治头目眩冒，心中烦郁，惊悸狂癫，**薯蓣丸**方：

薯蓣二十八分，桂心、大豆黄卷、鹿角胶各七分，当归、神曲、人参、干地黄各十分，防风、黄芩、麦门冬、芍药、白术各六分，甘草二十分，柴胡、桔梗、茯苓、杏仁、芎劳各五分，白蔹、干姜各三分，大枣一百枚，取膏。

上二十二味末之，合白蜜、枣膏，丸如弹丸。先食服一丸，日三服。

治头目眩晕屋转旋倒者，**天雄散**方：

天雄、防风、芎劳、人参、独活、桂心、葛根各三分，白术、远志、薯蓣、茯神、山茱萸各六分，莽草四分。

上十三味治下筛，先食，以菊花酒服方寸匕，日二，渐加至三匕，以知为度。

菊花酒法：

九月九日，取邓州甘菊花曝干，作末，以米馈中蒸作酒。

治心中时恍惚不定者，**人参丸**方：

上党人参、铁精、牛黄、丹砂、雄黄、菖蒲、防风、大黄各一两，赤足蜈蚣、蜥蜴各一枚，鬼臼一两。

上十一味末之，蜜丸如梧子。一服七丸，日三夜一，稍增之。合药皆忌见妇人、青衣人、犬鼠，勿用青纸，凡合药皆忌浊秽、鸡犬六畜、丧孝、不具足人见之。用前菊花酒下佳。

灸法：

以绳横度口至两边，既得口度之寸数，便以其绳一头更度鼻，尽其两边两孔间，得鼻度之寸数，中屈之，取半，合于口之全度，中屈之，先觅头上回发，当回发灸之，以度度四边左右前后，当绳端而灸，前以面为正，并依年壮多少，一年凡三灸，皆须疮瘥又灸，壮数如前。若连灸，火气引上。其数处回发者，则灸其近当鼻也，若回发近额者，亦宜灸，若指面为瘢则阙其面处，然病重者亦不得计此也。

食禁：

虎、兔、龙、蛇、马、羊、猴、鸡、犬、猪、鼠、牛。

上十二相属肉物，皆不得食，及以为药。牛黄、龙骨齿用不可废。

嗣伯启：嗣伯于方术岂有效益，但风眩最是愚衷小瘥者，常自宝秘，誓不出手而为作治，亦不令委曲得法。凡有此病，是嗣伯所治未有不瘥者，若有病此而死，不逢嗣伯故也。伏愿问人，立知非嗣伯之自夸。殿下既须此方，谨封上呈，嗣伯鄙志尚存，谨自书写，年老目暗，多不成字，伏愿恕亮，谨启。

风　癫

论曰：黄帝问曰：人生而病癫疾者，安所得之？岐伯对曰：此得之在腹中时，其母有所数大惊也，气上而不下，精气并居，故令子发为癫疾。病在诸阳脉，且寒且热，诸分且寒且热，名曰狂。刺之虚脉，视分尽热病已而止。病癫初发，岁一发不治，月一发不治，四五日一发名曰癫疾，刺诸分，其脉尤寒者，以针补之，病已止。癫疾始生，先不乐，头重直视，举目赤，其作极已而烦心，候之于颜，取手太阳、阳明、太阴血变而已。癫疾始发，而反强，因而脊痛，候之足太阳、阳明、太阴、手太阳血变而已。癫疾始作，而引口啼呼（《甲乙》作喘悸者），候之手阳明、太阳，右强者攻其左，左强者攻其右，血变而止。治癫疾者，常与之居，察其所当取之处，病至视之有过者即泻之，置其血于瓠壶之中。至其发时，血独动矣，不动灸穷骨二十壮。穷骨者，尾骶也。

骨癫疾者，颔齿诸腧分肉皆满，而骨倨强直，汗出烦闷，呕多涎沫，气下泄，不疗。

筋癫疾者，身拳挛急，脉大，刺项大经之本杼。呕多涎沫，气下泄，不疗。

脉癫疾者，暴仆，四肢之脉皆胀而从满脉尽，刺之出血；不满挟项，灸太阳，又灸带脉，于腰相去三寸诸分肉本腧；呕多涎沫，气下泄，不疗。

治癫者，病发而狂，面皮厚敦敦者死，不疗。

凡癫发则卧地，吐涎沫无知，若强掠起如狂，及遗粪者，难疗。

癫疾脉搏大滑，久自已；脉沉小急实，死，不疗；小牢急亦不可治；脉虚可疗，实则死矣。厥成为癫疾，五脏不平，六腑闭塞之所生也。厥成为癫，故附厥于此条也。阴衰发热厥，阳衰发寒厥。

论曰：黄帝问曰：厥之寒热者何也？岐伯对曰：阳气衰于下则为寒厥，阴气：莨于下则为热厥。问曰：热厥必起于足下者何也？对曰：阳气起于足五指之表，集于足下而聚于足心，故阳胜则足下热也。问曰：寒厥必起于五指而上于膝者何？对曰：阴气起于五指之里，集于膝而聚于膝上，故阴气胜则从五指至膝上寒。其寒也，不从外，皆从内也。厥或令人腹满，或令人暴不知人，或至半日，远至一日乃知人者，何也？阴气盛于上则下虚，下虚则腹满，腹满则下气，重上而邪气逆，逆则阳气乱，乱则不知人。巨阳之厥，肿首头重，足不能行，发为眴仆。阳明之厥，癫疾欲走呼，腹满不得卧，面赤而热，妄见而妄言。少阳之厥，暴聋，颊肿而热，胁痛，髀不可以运。太阴之厥，腹满膜胀，后不利，不欲食，食则呕，不得卧。少阴之厥，舌干尿赤，腹满心痛。厥阴之厥，少腹肿痛，腹胀，泾溲不利，好卧屈膝，阴缩，肿肺内一作外热。盛则泻之，虚则补之，不盛不虚，以经取之。上寒下热，先刺其项太阳，久留之，已则火熨项与肩胛，令热下冷乃止，所谓推而上之者也。上热下寒，视其虚脉而陷下于经络者，取之气下而止，所谓引而下之者也。刺热厥者，留针反为寒；刺寒厥者，留针反为热。刺热厥者二阴一阳，刺寒厥者二阳一阴。所谓二阴者，二刺阴也；所谓二阳者，二刺阳也。

论曰：温病热入肾中亦为痉。小儿病痫热盛亦为痉。凡风痔暴尸厥，叁服魇不皆痦相似，甲粉察之，故经言久厥则成癫，是以知似也。

论曰：癫病有五：一曰阳癫，发时如死人，遗尿，有顷乃解；二曰阴癫，坐初生小时脐疮未愈，数洗浴，因此得之；三曰风癫，发时眼目相引，牵纵反急强羊鸣，食顷方解，由执作汗出当风，因以房事过度，醉饮饱满行事，令心气逼迫，短气脉悸得之；四曰湿癫，眉头痛，身重，坐热沐发，湿结脑，汗未止得之；五曰马癫，发时反目口噤，手足相引，身皆热，坐小时膏气脑热不和得之。

治五癫方：

铜青、雄黄、空青、水银各一两，石长生、茯苓、猪苓、白芷、白蔹、白薇、人参各二两，卷柏、乌扇各半两，硫黄一两半、东门上鸡头一两。

上十五味末之，以青牛胆和著铜器中，于甑中五斗大豆上蒸之。药成服如麻子三十丸，日再夜一，服者先食。

治风癫掣疭，口眼张大，口中出白沫，或作声，或死不知人，虎睛丸方：

虎睛一具，酒浸一宿，炙之、防风、秦艽、防葵、龙齿、黄芩、雄黄、防己、山茱萸、茯苓、铁精、鬼臼、人参、干地黄（一方云干姜）、大黄、银屑、牛黄各四分，独活、远志、细辛、贯众、麝香、白蔹（一作白薇）、升麻、白鲜皮各三两，茯神、石膏、天雄各五两，鬼箭羽、露蜂房各二分，寒水石六分，蛇蜕一尺。

上三十二味末之，蜜和，酒服十五丸梧子大，日再，稍加至二十五丸，神方。《千金翼》① 名大镇心丸，主诸痫所不疗者。

凡癫发之候，其状多端，口边白沫，动无常者方：

秦艽、人参、防葵（一作防风）、茯神（一作牡丹）、甘草各二两，铅丹二两，贯众一枚。

上七味㕮咀，以水九升，煮取三升半，分三服。

治风癫失性，颠倒欲死，五癫惊痫，**雄雌丸**方：

雄黄、雌黄、珍珠各一两，铅二两，熬令成屑，丹砂一分，水银八分。

---

① 《千金翼》：原作《千金药》。[考异]：“千金药三字恐有误。渚本药作翼，今考《翼方》有大镇心丸、镇心丸数方，与此方异。又《外台》载《千金》大镇心丸一、主诸痛，医所不救方。出第十四卷中，然与今本异。”据改。

上六味末之，以蜜捣三万杵，丸如胡豆。先食服二丸，日二，稍加，以知为度。《古今录验》云：疗五癫，牛癫则牛鸣，马癫则马鸣，狗癫则狗鸣，羊癫则羊鸣，鸡癫则鸡鸣。病五癫狂病者，腑脏相引，盈气起，寒厥不识人，气静瘼疭吐沫久而得苏者。

续命风引汤 治中风癫眩，不知人，狂言，舌肿出方：

麻黄、芎劳、石膏、人参、防风各三两，甘草、桂心、独活各二两，防己、附子、当归各一两，杏仁三十枚，陈姜五两（一本无陈字）。

上十三味㕮咀，以酒三升，水一斗，合煎取四升。分四服，日三夜一。

紫石煮散 治大人风引，小儿惊痫瘼疭，日数十发，医所不药者方：

紫石英、滑石、白石脂、凝水石、石膏、赤石脂各六两，大黄、龙骨、干姜各四两，甘草、桂心、牡蛎各三两。

上十二味治下筛，为粗散，盛以韦囊，悬于高凉处，欲用取三指撮，以新汲井水三升，煮取一升二合。大人顿服，未百日儿服一合，未能者，绵沾著口中，热多者日四五服，以意消息之。《深师方》只龙骨、干姜、牡蛎、滑石、白石脂五味。

治百二十种风，癫痫惊狂，及发即吐沫不识人者，四月五月宜服煮散方：

紫石英、芍药、龙骨（一本用黄芩）、麻黄、青石脂、当归、甘草、桂心、人参、栝楼根、白鲜皮各二两，牡蛎三两，大黄五两。

十三味治下筛，为粗散，分作七裹，每以大枣十枚，水三升，煮取二升半，下一裹大枣汁中，煎取一升，去滓。顿服，相去七日一服，服讫即瘥。

治癫痫嘛时发作方：

防葵、代赭、人参、铅丹、钩藤、茯神、雷丸、虎骨、远志、桂心、防风、白僵蚕、生猪齿各六分，卷柏、莨菪子、光明砂、升麻、附子、牡丹、龙齿各一分，牛黄二分，蚱蝉十四枚，蛇蜕皮、白马眼睛各一具，菝四分。

上二十五味治下筛。酒服方寸匕，日二。亦可为丸，服良验。

芎劳汤 治风癫引胁牵痛，发作则吐，耳如蝉鸣方：

芎劳、藁本、蔺茹各五两。

上三味㕮咀，纳酒一斗，煮取三升。顿服之，羸者分再服，取大汗。

治风癫方：

葶苈子、铅丹、栝楼根、虎掌、乌头各三分，白术一分，蜀椒、大戟、甘遂、天雄各二分，鸱头一枚，铁精、茼茹各一两。

上十三味末之，蜜丸如梧子。服二丸，日三，汤酒下之。

治癫痫瘈疢方：

飞鸱头二枚，铅丹一斤。

上二味末之，蜜丸。先食服三丸，日三，剧者夜一，稍加之。

治风癫方：

莨菪子三升，捣筛，酒一斗，渍半日，绞去之，汤中煎之，可丸，先食服如小豆二丸，加至梧子二丸，以知为度。额上手中从纹理中赤起，是知也，无此候且服，病日发者三日愈，间日发者十日愈，五日发者二十日愈，半岁发者一月愈。

又方：天门冬十斤，地黄三十斤。

上二味捣，取汁作煎，服之瘥。

天门冬酒　通治五脏六腑大风洞泄虚弱，五劳七伤，癥结滞气，冷热诸风，癫痫恶疾，耳聋头风，四肢拘挛，猥退历节，万病皆主之。久服延年轻身，齿落更生，发白更黑方：

天门冬与百部相似，天门冬味甘两头方，百部细长而味苦，令人利。捣绞取汁一斗，渍曲二升，曲发，以糯米二斗，准家酝法造酒。春夏极冷下饭，秋冬温如人肌酘之，酒熟，取清服一盏，常令酒气相接，勿至醉吐。慎生冷、酢滑、鸡猪、鱼蒜，特慎鲤鱼，亦忌油腻。此是一斗汁法，余一石二石亦准此为大率。服药十日觉身体隐疹大痒，二十日更大痒，三十日乃渐止，此皆是风气出去故也。四十日即觉身心朗然大快，似有所得，五十日更觉大快，当风坐卧，觉风不著人，身中诸风悉尽。用米法：先净淘米，曝炕令干，临欲用时，更别取天门冬汁渍米，干漉炊之。余汁拌饭，甚宜密封。取天门冬汁法：净洗天门冬，去心皮，干漉去水，切捣压，取汁三四遍，令滓干如草乃止。此酒初熟味酸，仍作臭泔腥气，但依式服之，久停则香美，余酒皆不及也。封四七日佳。凡八月九月即少少合，至十月多合，拟到来年五月三十日以来，相续服之。春三月亦得合，入四月不得合。服酒时若得散服，得力更倍速，散方如下：

天门冬去心皮，曝干，捣筛作末。

以上件酒服方寸匕，日三，加至三匕，久服长生，凡酒亦得服。

大人癫，小儿惊痫，灸背第二椎及下穷骨两处，以绳度，中折绳端一处，是脊骨上也。凡三处毕，复断绳作三折，令各等而参合如“△”字，以一角注中央灸，下二角挟脊两边，便灸之，凡五处也，故画图法以丹注所灸五处，各百壮。削竹皮为度，胜绳也。

卒癫，灸阴茎上宛宛中三壮，得小便通，即瘥。《千金翼》云当尿孔上是穴。

又，灸阴茎头三壮。

又，灸足大指上聚毛中七壮。

又，灸囊下缝二七壮。

又，灸两乳头三壮。

又，灸督脉三十壮，三报，穴在直鼻中上人发际。

又，灸天窗百会，各渐灸三百壮，炷唯小作。

又，灸耳上发际各五十壮。

论曰：黄帝问曰：有病怒狂者，此病安生？岐伯对曰：生于阳。曰：阳何以使人狂？曰：阳气因暴折如难决，故善怒，病名曰阳厥。问曰：何以知之？对曰：阳明常动太阳，少阳不动，不动而动，大疾，此其候也。曰：治之奈何？曰：衰其食即已，夫食入于阴，长气于阳，故夺之食即已，使之服以生铁落为后饭，夫生铁落者下气疾。

论曰：凡发狂则欲走，或自高贤，称神圣，皆须备诸火灸，乃得永瘥耳，若或悲泣呻吟者，此为邪非狂，自依邪方治之。邪入于阳则为狂，邪入阴则为血痹。邪入于阳，传即为癫痉；邪入于阴，传则为痛暗。阳入于阴病静；阴入于阳病怒。

鼍甲汤 治邪气，梦寐寤时涕泣，不欲闻人声，体中酸削，乍寒乍热，腰脊强痛，腹中拘急，不欲饮食；或因疾病之后，劳动疲极；或触犯忌讳；众诸不节，妇人产生之后，月经不利，时下青赤白，肌体不生肉，虚羸瘦，小便不利；或头身发热，旋复解散；或一度交接，弥日困极，药皆主之方：

鼍甲七枚，甘草、白薇（一作白芷）、贝母黄芩各二两，防风三两，麻黄、芍药、白术各二两半，凝水石、桂心、茯苓、知母各四两，石膏六两。

上十四味㕮咀，以水二斗，煮取四升。温服一升，日三夜一。

治男子得鬼魅欲死，所见惊怖欲走，时有休止，皆邪气所为，不能自绝，**九物牛黄丸**方：

牛黄土精（一云火精），荆实人精、曾青苍龙精、玉屑白虎精、雄黄地精、空青天精、赤石脂朱雀精、玄参玄武精、龙骨水精，各一两。

上九味名曰九精，上通九天，下通九地，下筛，蜜和，服如小豆，先食吞一丸，日三服，稍加，以知为度。

十黄散　治五脏六腑血气少，亡魂失魄，五脏觉不安，忽忽喜悲，心中善恐怖，如有鬼物，此皆发于大惊及当风，从高堕下落水所致，悉主之方：

雄黄、人参各五分，黄芩、大黄、桂心、黄芪、黄柏、细辛各三分，黄连、黄昏、蒲黄、麻黄各一分，黄环、泽泻、山茱萸各二分。

上十五味治下筛，未食温酒服方寸匕，日三。不知，加至二匕，羸劣者更加人参五分，合十分。（一方有生黄[1]二分。）《崔氏》有蜀椒五分，干姜四分。

别离散　治男女风邪，男梦见女，女梦见男，悲愁忧恚，怒喜无常，或半年数月一发动者方：

桑上寄生、白术各三两，桂心、茵芋、天雄、菖蒲、细辛、茜根、附子、干姜各一两。

上十味治下筛。酒服方寸匕，日三。合药勿令妇人、鸡犬及病者、病者家人知见，令邪气不去，禁之为验。治鬼魅，**四物鸢头散**方：

东海鸢头（是由跋根）、黄牙石（一名金牙）、莨菪子、防葵各一分。

上四味治下筛。酒服方寸匕，欲令病人见鬼，加防葵一分，欲令知鬼主者，复增一分，立有验。防葵、莨菪并令人迷惑，恍惚如狂，不可多服。

五邪汤　主邪气啼泣，或歌或哭方：

禹余粮、防风、桂心、芍药、远志、独活、甘草、白术、人参、石膏、牡蛎、秦艽各二两，防己、菖蒲、雄黄（《深师》作黄丹）、茯神、蛇蜕各一两。

上十七味㕮咀，以水二斗，煮取四升，分四服。亦可如煮散法服之。

茯神汤　主五邪气入人体中，见鬼妄语，有所见闻，心悸跳动，恍惚不定方：

茯神、人参、菖蒲、茯苓各三两，赤小豆四十枚。

---

① 生黄：［考异］："生恐牛讹。"

上五味㕮咀，以水一斗，煮取二升半，分三服。

人参汤 主风邪鬼气，往来发作，有时或无时节方：

人参、防风、乌头、干姜、泽泻、狗脊、远志、附子、栝楼根（《千金翼》作桔梗）、黄芩、独活各五分，秦艽、牡蛎、五味子、前胡、细辛、石膏、芎䓖、蜀椒、牛膝、甘草、石楠、桂心、麻黄、竹皮、白术、山茱萸、橘皮、桑根、白皮各十八铢，茯苓、鬼箭各十二铢（《千金翼》作泽兰），大枣十六枚。

上三十二味㕮咀，以水六升，酒六升合煮，取四升。分五服，日三夜二。

虎睛汤 主狂邪发无常，被头大唤欲杀人，不避水火方：

虎睛一具，茯苓、桂心、防风各三两，独活、甘草、人参、天雄各一两，露蜂房一具，鸱头一具，石长生十分，枫上寄生五分。

上十二味㕮咀，以水一斗二升，煮取三升。分四服。日三夜一。

又方：防葵、人参、贯众各五两，防风、桂心各三两。

上五味㕮咀，以水一斗，煮取三升。分四服，亦可稍服。

又方：单服苦参五斤，蜜和丸，如酸枣十丸。

治风邪方：

商陆根三十斤，去皮细切；以水八斗，东向灶，煎减半，去滓更煎，令可丸，服如梧子一丸。勿令一切人见合时，莨菪方亦良，又服大豆紫汤，汗出佳。

又方：烧虾蟆末，水服方寸匕，日三。

又方：烧人屎灰酒服。慎生冷、酢滑、猪鸡、鱼蒜等。

又方：以水服伏龙肝方寸匕，日三。

治百邪鬼魅方：

服头垢小豆大。

治魅方：

水服鹿角末方寸匕，日三。

又方：水服獭肝末，日三。

治狐狸诸色精魅与人作种种恶怪，令人恐怖狂癫风邪方：

雄黄六斤，油一斗二升，

上二味，破雄黄如棋子大，铛中以盆合头作灶，微火九日九夜煎之，不得少时火绝，亦不得火冷火热，火微不绝，神验。

治卒发狂方：

卧其人著地，以冷水淋其面，终日淋之良。

治诸横邪癫狂针灸图诀

论曰：凡诸百邪之病，源起多途，其有种种形相示表癫邪之端，而见其病，或有默默而不声；或复多言而漫说；或歌或哭，或吟或笑；或眠坐沟渠，啖食粪秽；或裸形露体；或昼夜游走；或嗔骂无度；或是蜚蛊精灵，手乱目急。如斯种类癫狂之人，今针灸与方药并主治之。凡占风之家，亦以风为鬼断。

扁鹊曰：百邪所病者，针有十三穴也，凡针之体，先从鬼宫起，次针鬼信，便至鬼垒，又至鬼心，未必须并针，止五六穴即可知矣。若是邪蛊之精，便自言说，论其由来，往验有实，立得精灵，未必须尽其命，求去与之。男从左起针，女从右起针，若数处不言，便遍穴针也，依诀而行针灸等处并备主之。仍须依掌诀捻目治之，万不失一。黄帝掌诀，别是术家秘要，缚鬼禁劾五岳四渎，山精鬼魅，并悉禁之。有目在人两手中十指节间。第一针人中，名鬼宫；从左边下针右边出。第二针手大指爪甲下，名鬼信，入肉三分。第三针足大指抓甲下，名鬼垒，入肉二分。第四针掌后横纹，名鬼心，入半寸，即太渊穴也。第五针外踝下白肉际足太阳，名鬼路，火针七锃，锃三下。即申脉穴也。第六针大椎上入发际一寸，名鬼枕，火针七锃，锃三下。第七针耳前发际宛宛中，耳垂下五分，名鬼床，火针七锃，锃三下。第八针承浆，名鬼市，从左出右。第九针手横纹上三寸两筋间，名鬼路。即劳宫穴也。第十针直鼻上人发际一寸，名鬼堂，火针七锃，锃三下。即上星穴也。第十一针阴下缝，灸三壮，女人即玉门头，名鬼藏。第十二针尺泽横纹外头接自肉际，名鬼臣，火针七锃，锃三下。此即曲池。第十三针舌头一寸，当舌中下缝，刺贯出舌上，名鬼封，仍以一板横口吻，安针头，令舌不得动。以前若是手足皆相对针两穴，若是孤穴，即单针之。

邪鬼妄语，灸悬命十四壮。穴在口唇里中央弦弦者是也，一名鬼禄，又用刚力决断弦弦乃佳。

邪病卧瞑瞑不自知，风府主之，一名鬼穴。

邪病大唤骂詈走，灸十指端，去爪一分，一名鬼城。

邪病鬼癫，四肢重，囟上主之，一名鬼门。

邪病犬唤骂走远，三里主之，一名鬼邪。

邪病四肢重痛诸杂候，尺泽主之。尺中动脉，一名鬼受。

邪病语不止及诸杂候，人中主之。一名鬼客厅。凡人中恶，先押鼻下是也。

仓公法：狂痫不识人，癫病眩乱，灸百会九壮。

狂走掣疭，灸玉枕上三寸，一法顶后一寸灸百壮。

狂走癫疾，灸顶后二寸十二壮。

狂邪鬼语，灸天窗九壮。

狂痫哭润，灸手逆注三十壮，穴在左右手腕后六寸。

狂走惊痫，灸河口五十壮，穴在腕后陷中动脉是，此与阳明同也。

狂癫风痫吐舌，灸胃管百壮，不针。

狂走癫疾，灸大幽百壮。

狂走癫痫，灸季肋端三十壮。

狂言恍惚，灸天枢百壮。

狂邪发无常，被头大唤欲杀人，不避水火，及狂言妄语，灸间使三十壮，穴在腕后五寸，臂上两骨间。亦灸惊恐歌哭。

狂走喜怒悲泣，灸臣觉一作巨搅随年壮，穴在背上胛内侧反手所不及者，骨芒穴上捻之痛者是也。

狂邪鬼语，灸伏兔百壮。

悲泣鬼语，灸天府五十壮。

悲泣邪语，鬼忙歌哭，灸慈门五十壮。

狂邪惊痫病，灸承命三十壮，穴在内踝后上行三寸动脉上。亦灸惊狂走。

狂癫风惊厥逆心烦，灸巨阳五十壮。

狂癫鬼语，灸足太阳四十壮。

狂走惊恍惚，灸足阳明三十壮。

狂癫痫易疾，灸足少阳随年壮。

狂走癫厥如死人，灸足大指三毛中九壮。《翼》云灸大敦。

狂走易骂，灸八会随年壮，穴在阳明下五分。

狂癫惊走风，恍惚嗔喜，骂笑歌哭鬼语，悉灸脑户、风池、手阳明、太阳、太阴、足阳明、阳跷、少阳、太阴、阴跷、足跟，皆随年壮。

惊怖心忪，少力，灸大横五十壮。

狂疯骂詈挝斫人，名为热阳风，灸口两吻边燕口处赤白际各一壮。

又灸阴囊缝三十壮，令人立以笔正注当下，已卧核卵上灸之，勿令近前中卵核，恐害阳气也。

狂走刺人或欲自死，骂詈不息，称神鬼语，灸口吻头赤白际一壮，又灸两肘内屈中五壮。又灸背胛中间三壮，报灸之。仓公法，神效。

卒狂言鬼语，以甑带急合缚两手大指，便灸左右胁下，对屈肋头两处火俱起，各七壮，须臾鬼自道姓名，乞去，徐徐问之，乃解其手焉。

卒中邪魅恍惚振噤，灸鼻下人中及两手足大指爪甲本，令艾丸半在爪上半在肉上，各七壮，不止，十四壮，炷如雀屎大。

卒狂鬼语，针其足大拇指爪甲下，入少许即止。

风邪，灸间使随年壮，又灸承浆七壮，又灸心俞七壮，及灸三里七壮。

鬼魅，灸入发一寸百壮，又灸间使、手心各五十壮。

狐魅，合手大指缚指，灸合间三七壮，当狐鸣即瘥。

风虚惊悸

远志汤　主心气虚，惊悸喜忘，不进食，补心方：

远志、干姜、铁精、桂心、黄芪、紫石各三两，防风、当归、人参、茯苓、甘草、芎䓖、茯神、羌活各二两，麦门冬、半夏各四两，五味子二合，大枣十二枚。

上十八味，㕮咀，以水一斗三升，煮取三升半。分五服，日三夜二。

远志汤　治中风心气不定，惊悸，言语谬误，恍惚愦愦，心烦闷，耳鸣方：

远志、黄芪、茯苓、甘草、芍药、当归、桂心、麦门冬、人参各二两，独活四两，生姜五两，附子一两。

上十二味，㕮咀，以水一斗二升，煮取四升，服八合，人羸可服五合，日三夜一。（一方无桂。）

茯神汤　治风经五脏，大虚惊悸，安神定志方：

茯神、防风各三两，人参、远志、甘草、龙骨、桂心、独活各二两，细辛、干姜各六两，白术一两，酸枣一升。

上十二味，㕮咀，以水九升，煮取三升，分三服。

治风虚满，颈项强，心气不定，不能食，**茯神汤**方：

茯神、麦门冬各四两，人参、羌活、远志、当归、甘草、紫石、五味子各一两，半夏、防风、黄芪各三两，生姜五两，酸枣三升。

上十四味，㕮咀，以水一斗三升煮酸枣，取一斗，去枣，纳余药，煎取三升半。一服七合，日三夜二。

补心汤 主心气不足，其病苦惊悸汗出，心中烦闷短气，喜怒悲忧，悉不自知，常苦咽喉痛，口唇黑，呕吐血，舌本强，不通水浆方：

紫石英、茯苓、人参、远志、当归、茯神（《深师》作桂）、甘草、紫菀各二两，麦门冬一升，赤小豆三合，大枣三十枚。

上十一味，㕮咀，以水一斗二升，煮取三升，分三服。

补心汤 主心气不足，多汗，心烦喜独语，多梦不自觉，咽喉痛，时吐血，舌本强，水浆不通方：

紫石英（研）、茯苓、人参、桂心各二两，麦门冬三两，紫菀、甘草各一两，赤小豆二十四枚，大枣七枚。

上九味，㕮咀，以水八升，煮取二升半，分三服，春夏服之佳。

补心汤 治奄奄忽忽，朝瘥暮剧，惊悸，心中憧憧，胸满，不下食，阴阳气衰，脾胃不磨，不欲闻人声，定志下气方：

人参、甘草、枳实、当归、龙齿、桔梗各三两，半夏、桂心各五两，黄芪四两，生姜六两，茯神二两，大枣二十枚，茯苓、远志各三两。

上十四味，㕮咀，以水一斗二升，先煮粳米五合，令熟，去滓内药，煮取四升。分服八合，日三夜二。

补心汤 主心气不足，心痛惊恐方：

远志、蒲黄（一方用菖蒲）、人参、茯苓各四两。

上四味，㕮咀，以水一斗，煮取三升半，分三服。

伤心汤治心气不足，腹背相引痛，不能俯仰方：

茯神、黄芩、远志、干地黄各三两，甘草、阿胶、糖各一两，半夏、附子、桂心、生姜各二两，石膏、麦门冬各四两，大枣三十枚。

上十四味，㕮咀，以水一斗，煮取三升，去滓，纳糖、阿胶更煎，取二升二合，分三服。此方与前卷心虚实篇大补心汤方相重，分两不同。

小定心汤 治虚羸，心气惊弱，多魔方：

茯苓四两，桂心三两，甘草、芍药、干姜、远志、人参各二两，大枣十五枚。

上八味，㕮咀，以水八升，煮取二升。分四服，日三夜一。

大定心汤　治心气虚悸，恍惚多忘，或梦寤惊魇，志少不足方：

人参、茯苓、茯神、远志、龙骨、干姜、当归、甘草、白术、芍药、桂心、紫菀、防风、赤石脂各二两，大枣二十枚。

上十五味，㕮咀，以水一斗二升，煮取二升半。分五服，日三夜一。

治惊劳失志方：

甘草、桂心各二两，龙骨、麦门冬、防风、牡蛎、远志各一两，茯神五两，大枣二十枚。

上九味，㕮咀，以水八升，煮取二升，分二服，相去如行五里许。

治心虚惊悸不定，羸瘦病，服荆沥方：

荆沥二升，白鲜皮、茯神各三两，人参二两，白银十两，以水一斗，煮取三升。

上五味，㕮咀，以荆沥银汁中，煮取一升四合，分三服，相去如人缓行十里，更进一服。

又方：荆沥二升，缓火煎之，取一升六合。分温一服四合，日三夜一。

镇心汤　主风虚劳冷，心气不足，喜忘恐怖，神志不定方：

防风、当归、大黄各五分，泽泻四分，白蔹四分（一云三两），菖蒲、人参、桔梗各三分，白术、甘草各十分，紫菀、茯苓各二分（一云各三两），秦艽六分，桂心、远志、薯蓣、石膏各三分，大豆卷四分，麦门冬五分，一云五两，粳米五合，大枣十五枚，干姜二分，附子、茯神各二两。

上二十四味，㕮咀，以水一斗二升，先煮粳米令熟，去滓纳药，煮取四升。分服八合，日三夜一。《翼》不用粳米，蜜丸，酒服梧子大十丸，加至二十丸。

大镇心散　治心虚惊悸，梦寤恐畏方：

紫石英、茯苓、防风、人参、甘草、泽泻各八分，秦艽、白术、薯蓣、白蔹各六分，麦门冬、当归各五分，桂心、远志、大黄、石膏、桔梗、柏子仁各四分，蜀椒、芍药、干姜、细辛各三分，黄芪六分，大豆卷四分。

上二十四味，治下筛，酒服二方寸匕，日三服。（一方无紫石、茯苓、泽泻、干姜，有大枣四分，蜜丸如梧子，酒下十五丸，日三。)

大镇心散 治风虚心气惊弱，恍惚失常，忽瞋忿悲，志意不乐方：

紫石英、白石英、朱砂、龙齿、人参、细辛、天雄、附子、远志、干姜、干地黄（一本无）、茯苓、白术、桂心、防风各二两。

上十五味，治下筛，酒服两方寸匕，日三。

小镇心散 治心气不足，虚悸恐畏，悲思恍惚，心神不定，惕惕然而惊方：

人参、远志、白术、附子、桂心、黄芪、细辛、干姜、龙齿、防风、菖蒲、干地黄、赤小豆各二两，茯苓四两。

上十四味，治下筛。酒服二方寸匕，日三。

镇心丸 治男子妇人虚损，梦寤惊悸，或失精神，妇人赤白注漏，或月水不利，风邪鬼注，寒热往来，腹中积聚，忧忿结气，诸病皆悉主之方：

紫石英、茯苓、菖蒲、苁蓉、远志、大黄、大豆卷、麦门冬、当归、细辛、卷柏、干姜各三分，防风、人参、泽泻、秦艽、丹参各六分，石膏、芍药、柏子仁各三分，乌头、桂心、桔梗、甘草、薯蓣各七分，白蔹、铁精、银屑、前胡、牛黄各二分，白术、半夏各八分，干地黄十二分，䗪虫十二枚，大枣五十枚。

上三十五味，末之，蜜枣和捣五千杵，酒服如梧子五丸，日三，加至二十丸。(一本无大豆卷、大枣)。

大镇心丸 所治与前方大同，凡是心病，皆悉主之方：

干地黄六分，牛黄五分（一方用牛膝），杏仁、蜀椒各五分，泽泻、黄芪、茯苓、大豆卷、薯蓣、茯神、前胡、铁精、柏子仁各二分，羌活、桂心、秦艽、芎劳、人参、麦门冬、远志、丹砂、阿胶、甘草、大黄、银屑各八分，桑螵蛸十二枚，大枣四十枚，白蔹、当归、干姜、紫石英、防风各八分。

上三十二味，末之，白蜜、枣和丸。酒服七丸，日三，加至二十丸。

小镇心丸 治心气少弱，惊虚振悸，胸中逆气，魇梦参错，谬忘恍惚方：

紫石英、朱砂、茯神、银屑、雄黄、菖蒲、人参、桔梗、干姜、远志、甘草、当归、桂心各二两，防风、细辛、铁精、防己各一两。

上十七味，末之，蜜丸，饮服十丸如大豆，日三，渐加至二十丸。

（一方用茯苓二分，为十八味）。

定志小丸　主心气不定，五脏不足，甚者忧愁悲伤不乐，忽忽喜忘，朝瘥暮剧，暮瘥朝发狂眩方：

菖蒲、远志各二两，茯苓、人参各三两。

上四味，末之，蜜丸。饮服如梧子大七丸，日三，加茯神为茯神丸，散服亦佳。

紫石酒　主久风虚冷，心气不足，或时惊怖方：

紫石英一斤，钟乳四两，麻黄、茯苓、白术各三两，防风、远志、桂心各四两，甘草三两。

上九味，㕮咀，以酒三斗渍，春三日。服四合，日三，亦可至醉，常令有酒气。

好　忘

孔子大圣知枕中方：

龟甲、龙骨、远志、菖蒲。

上四味，等分，治下筛，酒服方寸匕，日三，常服令人大聪。（《翼》云食后水服。）

令人不忘方：

菖蒲二分，茯苓、茯神、人参各五分，远志七分。

上五味，治下筛。酒服方寸匕，日三夜一，五日后知神良。

又方：苁蓉、续断各一分，远志、菖蒲、茯苓各三分。

上五味，治下筛。酒服方寸匕，日三，至老不忘。

开心散　主好忘方：

远志、人参各四分，茯苓二两，菖蒲一两。

上四味，治下筛。饮服方寸匕，日三。

菖蒲益智丸　方：

菖蒲、远志、人参、桔梗、牛膝各五分，桂心三分，茯苓七分，附子四分。

上八味，末之，蜜丸如梧子。一服七丸，加至二十丸，日二夜一。主治喜忘恍惚，破积聚，止痛安神定志，聪明耳目，禁如药法。

养命开心益智方：

干地黄、人参、茯苓各二两，苁蓉、远志、菟丝子各三两，蛇床子二分。

上七味，治下筛，服方寸匕，日二，忌兔肉，余无忌。

北平太守八味散 方：

天门冬六分，干地黄四分，桂心、茯苓各一两，菖蒲、五味子、远志、石韦各三分。

上治下筛，酒水任服方寸匕，后食服三十日力倍，六十日气力强，志意足。

治健忘方：

天门冬、远志、茯苓、干地黄等分。

上四味，末之，蜜丸，酒服二十丸如梧子，日三服，加至三十丸，常服之勿绝。

治好忘，久服聪明益智方：

龙骨、虎骨、远志各等分。

上三味，治下筛。食后服方寸匕，日二。

又方：七月七日取菖蒲，酒服三方寸匕，饮酒不醉。

又方：常以甲子日取石上菖蒲一寸，九节者，阴干百日，治合下筛，服方寸匕，日三。耳目聪明不忘。出衢州石桥寺南山。

又方：七月七日麻勃一升，人参二两，末之，蒸令气遍，夜欲卧，服一刀圭，尽知四方之事。

又方：戊子日取东边桃枝二七枚，缚著卧床中枕之，不忘。

又方：常以五月五日取东向桃枝，日未出时作三寸木人著衣带中，令人不忘。

又方：丁酉日自至市买远志，裹著衣中角头还，末服之，不复忘。

治人心昏塞，多忘喜误方：

七月七日取蜘蛛网，著衣领中，勿令人知，不忘。

第八章 脾脏

脾虚实

脾实热

右手关上脉阴实者，足太阴经也。病苦足寒胫热，腹胀满，烦扰不得卧，名脾实热也。

治舌本强直，或梦歌乐而体重不能行，宜**泻热汤**方：

前胡、茯苓、龙胆、细辛、芒硝各三两，杏仁四两，玄参、大青各二两，苦竹叶切，一升。

上九味，㕮咀，以水九升，煮取三升。分三服，食后服。

射干煎方，主治同前。

射干八两，大青三两，石膏十两（一作一升），赤蜜一升。

上四味，㕮咀，以水五升，煮取一升五合，去滓，下蜜煎，取二升，分三服。

治脾热面黄目赤，季胁痛满方：

半夏八两，枳实、栀子、茯苓、芒硝各三两，细辛五两，白术、杏仁各四两，生地黄切，一升，淡竹叶切，一升，母姜八两。

上十一味，㕮咀，以水九升，煮取三升，去滓，下芒硝，分三服。

治脾横方：

若赤黑发如爪大，煎羊脂摩之。

又方：末赤小豆和鸡子白敷之。

四肢寒热，腰疼不得俯仰，身黄，腹满，食呕，舌根直，灸第十一椎上，及左右各一寸五分①，三处，各七壮。

脾胃俱实

右手关上脉阴阳俱实者，足太阴与阳明经俱实也。病苦脾胀腹坚，抢胁下痛，胃气不转，大便难，时反泄利，腹中痛，上冲肺肝，动五脏，立喘鸣，多惊，身热汗不出，喉痹精少，名曰脾胃俱实也。

泻热方：

大黄、麻黄、黄芩各四两，杏仁、赤茯苓、甘草、橘皮、芒硝、泽泻各三两。

上九味，㕮咀，以水九升，煮取三升，绞去滓，纳大黄，煮两沸，去滓，下芒硝，分三服。

治脾脉厥逆，大腹中热切痛，舌强腹胀，身重，食不下，心注脾急痛，**大黄泻热汤**方：

大黄三两，细切，水一升半别渍一宿、泽泻、茯苓、黄芩、细辛、芒硝各二两，甘草三两，橘皮二两。

上八味，㕮咀，以水七升，煮取三升三合，去滓，下大黄，更煎两沸，去滓，下芒硝，分三服。

治脾热胁痛，热满不歇，目赤不止，口唇干裂方：

石膏一斤，碎，生地黄汁、赤蜜各一升，淡竹叶切，五升。

上四味，先以水一斗二升煮竹叶，取七升，去滓澄清，煮石膏，取一升五合，去滓，下地黄汁，两沸，次下蜜。煎取三升，细细服之。

治脾热，偏一边痛，胸满胁偏胀方：

茯苓、橘皮、泽泻各三两，芍药、白术各四两，人参、桂心各二两，石膏八两，半夏六两，生姜切，一升，桑根白皮一升。

上十一味，㕮咀，以水一斗二升，煮取三升，去滓，分三服。若须利下，加芒硝二两佳。

脾虚冷

右手关上脉阴虚者，足太阴经也。病苦泄注，腹满气逆，霍乱呕吐，黄瘴，心烦不得卧，肠鸣，名曰脾虚冷也。

治虚胀，胁痛肩息，有时发作，悉补之方：

五加根皮一斤，猪椒根皮二斤，丹参、橘皮各一斤，地骨皮、干姜、

① 一寸五分：宋本作“一寸”。

白术各八两，干地黄、芎、附子各五两，桂心、桔梗各四两，大枣五十枚，甘草三两。

上十四味，㕮咀，以酒四斗，渍五七日。服七八合，加至一升，日再服。

治脾寒，饮食不消，劳倦气胀，噫满，忧恚不乐，**槟榔散**方：

槟榔八枚，皮子并用，人参、茯苓、陈曲、厚朴、麦蘖、白术、吴茱萸各二两。

上八味，治下筛。食后酒服二方寸匕，日再（一方用橘皮一两半）。

温脾丸 治久病虚羸，脾气弱，食不消，喜噫方：

黄柏、大麦蘖、吴茱萸、桂心、干姜、细辛、附子、当归、大黄、曲、黄连各一两。

上十一味，末之，蜜丸如梧子。每服十五丸，空腹酒服，日三。

麻豆散 主脾气弱，不下食，饵此以当食方：

大豆黄二升，大麻子三升，熬令香。

上二味，治下筛。饮和服一合，日四五，任情多少。

脾胃俱虚

右手关上脉阴阳俱虚者，足太阴与阳明经俱虚也。病苦胃中如空状，少气不足以息，四逆寒，泄注不已，名曰脾胃俱虚也。

治腹胀善噫，食则欲呕，泄溏下，口干，四肢重，好怒，不欲闻人声，忘误，喉痹，补之方：

黄连一两，禹余粮二两，白术三两，大麻子五两，干姜三两，桑白皮八两，大枣二十枚。

上七味，㕮咀，以水一斗二升，煮取二升，分四服。

治脾胃俱虚，苦饥寒痛方：

人参、当归、桂心、茯苓、桔梗、芎各五两，厚朴、甘草、橘皮、吴茱萸各二两，白术五两，麦蘖一升。

上十二味，㕮咀，以水一斗二升，煮取三升，分三服。

治脾胃俱虚冷，**白术散**方：

白术、厚朴、人参、吴茱萸、茯苓、麦蘖曲、芎各三两。

上八味，治下筛。酒服方寸匕，食后，日三。（一方加大腹、橘皮。）

凡身重不得食，食无味，心下虚满，时时欲下，喜卧者，皆针胃脘、太仓，服建中汤及服此**平胃丸**方。

杏仁五十枚，丹参三两，苦参、葶苈、玄参各二两，芎䓖、桂心各一两①。

上七味，末之，蜜丸如梧子。酒服五丸，日三，以知为度。

崔文行平胃丸 治丈夫小儿食实不消，胃气不调，或温壮热结，大小便不利者。有病冷者，服露宿丸热药后，当进此丸调胃方：

大黄二两，小草、甘草、芍药、芎䓖、葶苈各一两，杏仁五十枚。

上七味，末之，蜜丸，饮服如梧子五丸，日三，一岁儿二丸，渐加之。

论曰：凡病宿食，在上脘当吐之。脉数而滑者实也，有宿食不消，下之愈。胃中有澼，食冷物即痛。不能食，有热物即欲食，大腹有宿食。寒栗发热如疟状，宿食在小腹者，当暮发热，明旦复止，寸脉紧即头痛风寒，或腹中宿食不化。寸口脉紧者，如转索左右无常。脾胃中有宿食不消，寸口脉浮而大，按之反涩，尺中微而涩，故知宿食。

大曲糵丸 主消谷断下，温和又寒冷者，长服不患霍乱方：

大麦糵、曲各一升，附子、干姜、当归、人参各三两，赤石脂一两，桔梗、女萎各二两，吴茱萸、皂荚各五两，蜀椒二两半，乌梅五十枚。

上十三味，末之，蜜醋中半渍梅一宿，蒸三斗米下，去核，捣如泥，和药蜜和捣三千杵。服十丸，日三。下甚者，加龙骨、阿胶、艾各三两。

消食断下丸 寒冷者常服之方：

曲、大麦糵各一升，吴茱萸四两。

上三味，末之，蜜和。服十五丸如梧子，日三。

干姜散 治不能食，心意冥然忘食方：

法曲、干姜、豉、蜀椒、大麦糵各一升。

上五味，合治下筛。食后服五方寸匕，日三，以能食为度。

消食丸 治数年不能食方：

小麦糵、曲各一升，干姜、乌梅各四两。

上四味，末之，蜜和。服十五丸，日再，加至四十丸。寒在胸中及反胃翻心者，皆瘥。

曲糵散 主消谷能食，除肠中水气胪胀方：

法曲、杏仁、麦糵各五两。

上三味，治下筛。食后酒服一合，日三。

---

① 一两：此后有“大黄四两”。

脾　劳

几脾劳病者，补肺气以益之。肺王则感于脾，是以圣人春夏养阳气，秋冬养阴气，以顺其根本矣。肝心为阳，脾肺肾为阴。逆其根则伐其本，阴阳四时者，万物之终始也。

治脾劳实，四肢不用，五脏乖反胀满，肩息气急不安，**承气泄实热半夏汤**方：

半夏、宿姜各八两，茯苓、白术、杏仁各三两，竹叶切，一升橘皮、芍药各四两，大枣二十枚。

上九味，㕮咀，以水一斗，煮取三升，分四服。

治脾虚寒劳损，气胀噫满，食不下，**通噫消食膏酒**方：

猪膏三升，宿姜汁五升，吴茱萸一升，白术一斤。

上四味，捣茱萸、术等二物，细细下筛为散，内姜汁膏中煎，取六升。温清酒一升，进方寸匕，日再。

肉　极

凡肉极者主脾也。脾应肉，肉多肌合。若脾病，则肉变色。又曰：至阴遇病为肌痹，肌痹不已，复感于邪，内舍于脾，体痒淫淫，如鼠走其身上，津液脱，腠理开，汗大泄，鼻端色黄，是其相也。凡风气藏于皮肤。肉色则败。以季夏戊巳日伤于风为脾风，脾风之状多汗。阴动伤寒，寒则虚，虚则体重怠惰，四肢不欲举，不嗜饮食，食则咳，咳则右胁下痛，阴阴引肩背，不可以动转，名曰厉风，里虚外实。若阳动伤热，热则实，实则人身上如鼠走，唇口坏，皮肤色变，身体津液脱，腠理开，汗大泄，名曰恶风。而须决其纲纪，知其终始，阴阳动静，肉之虚实，实则泻之，虚则补之。能治其病者，风始人肉皮毛肌肤筋脉之间，即须决之。若入六腑五脏，则半死矣。

治肉热极，肌痹淫淫，如鼠走身上，津液脱，腠理开，汗大泄，为脾风，风气藏于皮肤，肉色败，鼻见黄色，**麻黄止汗通肉解风痹汤**方：

麻黄、枳实、细辛、白术、防己（一作防风）各三两，生姜、附子各四两，甘草、桂心各二两，石膏八两。

上十味，㕮咀，以水九各煮麻黄，去沫，下诸药，煮取三升，分三服。

治肉极虚热，肌痹淫淫，如鼠走身上，津液开泄，或痹不仁，四肢急痛，**西州续命汤**方：

麻黄、生姜各三两，当归、石膏各二两，芎、桂心、甘草、黄芩、防风、芍药各一两，杏仁四十枚。

上十一味，㕮咀，以水九升，先煮麻黄，除沫，下诸药，煮取三升，去滓。分四服，日再。

治肉极热，则身体津液脱，腠理开，汗大泄，厉风气下焦脚弱，**越婢汤**。

治肉热极，则体上如鼠走，或如风痹，唇口坏，皮肤色变，**石楠散**，主诸风大病方：

石楠三十铢，薯蓣、天雄、桃花（一作桃仁）、甘菊花、芍药（一本作甘草）各一两，黄芪十八铢，山茱萸一两十八铢，真朱十八铢，石膏二两，升麻、萎蕤各一两半。

上十二味，治下筛。酒服方寸匕，日再，食后服。

治肉极虚寒，为脾风，阴动伤寒，体重怠惰，四肢不欲举，关节疼痛，不嗜饮食，虚极所致，**大黄芪酒**方：

黄芪、桂心、巴戟天、石斛、泽泻、茯苓、柏子仁、干姜、蜀椒各三两，防风、独活、人参各二两，天雄、芍药、附子、乌头、茵芋、半夏、细辛、白术、黄芩、栝楼根、山茱萸各一两。

上二十三味，㕮咀，绢袋贮，以清酒三斗渍之，秋冬七日，春夏三日。初服三合，渐渐加，微痹为度，日再。

治肉极虚寒，卒中风，口噤不能言，四肢缓纵，偏挛急痛，注五脏，恍惚喜怒无常，手脚不随方：

独活、茵芋、黄芩各三两，甘草、防风、芍药、芎、麻黄、葛根各二两，人参一两，乌头三枚。

上十一味，㕮咀，以水一斗、竹沥四升合，煮取四升。分四服，日三夜一。

肉虚实

夫肉虚者，坐不安席，身危①变动。肉实者，坐安不动，喘气。肉虚实之应，主于脾。若其腑脏有病从肉生，热则应脏，寒则应腑。

治肉虚坐不安席，好动，主脾病，寒气所伤，**五加酒**方：

五加皮、枸杞皮各二升，干地黄、丹参各八两，杜仲、石膏（一方作石床）各一斤，干姜四两，附子三两。

上八味，㕮咀，以清酒二斗，渍三宿。一服七合，日再。

治肉实坐安席不能动作，喘气，主脾病，热气所加关格，**半夏汤除喘**方：

半夏、宿姜各八两，杏仁五两，细辛、橘皮各四两，麻黄一两，石膏七两，射干二两。

上八味，㕮咀，以水九升，煮取三升，分三服。须利，下芒硝三两。

秘　涩

有人因时疾瘥后，得秘塞不通，遂致失命，大不可轻之，所以备述。虽非死病，凡人不明药饵者，拱手待毙，深可痛哉。单复诸方，以虞仓卒耳。凡大便不通，皆用滑腻之物及冷水并通也。凡候面黄者，即知大便难。

趺阳脉浮而涩，浮则胃气强，涩则小便数，浮涩相搏，大便则坚，其脾为约。脾约者，其人大便坚，小便利而不渴，麻子仁丸方：

麻子仁二升，枳实八两，杏仁一升，芍药八两，大黄一斤，厚朴一尺。

上六味，末之，蜜丸如梧子。饮服五丸，日三，渐加至下丸。

---

① 危：宋本作“色”。

治关格，大便不通方：

芒硝二两，乌梅、桑白皮各五两，芍药、杏仁各四两，麻仁二两，大黄八两。

上七味，㕮咀，以水七升，煮取三升，分三服。（一本无乌梅，加枳实、干地黄各二两。）

治大便秘塞不通，神方：

猪羊胆，无在以筒灌三合许，令深入即出矣。出不尽，须臾更灌。（一方加冬葵子汁和之，亦妙。又椒豉汤五升，和猪膏三合灌之佳，临时易可得即用之。又煎蜜成煎如人指大，深纳谷道佳。又无灰浓酒半升，盐三钱匕，炼成，如上法。）

三黄汤 治下焦热结，不得大便方：

大黄三两，黄芩二两，甘草一两，栀子二七枚。

上四味，㕮咀，以水五升，煮取一升八合。分三服。若大秘，加芒硝二两。

淮南王柔丸 治秘涩及虚损不足，饮食不生肌肤，三焦不调，和荣卫，利腑脏，补三焦方：

大黄一升，蒸三斗米下，前胡二两，半夏、苁蓉、芍药、茯苓、当归、葶苈、细辛各一两。

上九味，末之，蜜和，合捣万杵，为丸梧子大。食后服十五丸，稍增之，日再。

大五柔丸 主脏气不调，大便难，通荣卫，利九窍，消谷益气力方：

大黄、芍药、枳实、苁蓉、葶苈、甘草、黄芩、牛膝各二两，桃仁一百枚，杏仁四十枚。

上十味，末之，蜜和丸如梧子。一服三丸，日三，加至二十丸，酒下。

濡脏汤 主大便不通六七日，腹中有燥屎，寒热烦迫，短气汗出，胀满方：

生葛根二升，猪膏二升，大黄一两。

上三味，㕮咀，以水七升，煮取五升，去滓，纳膏，煎取三升，澄清。强人顿服，羸人再服。亦治大小便不通。

治大便不通方：

商陆、牛膝各三斤，大戟一斤，大豆五升。

上四味，㕮咀，以水五升，煮取二升，以大豆五升煎令汁尽，至豆干。初服三枚，以通为度。

又方：水四升，蜜一升，合煮熟，冷，灌下部中，一食顷即通。

又方：盐半合，蜜三合，合煎如饧，出之，著冷水中，丸如槟榔，形如指许大。深纳下部中，立通。

治大便难方：

单用豉清、酱清、羊酪、土瓜根汁灌之，立通。

又方：以酱清渍乌梅，灌下部中。

又方：桑根白皮、榆根白皮各一把。

上二味，㕮咀，以水三升，煮以一升半，分三服。

又方：桃皮三升，水五升，煮取一升，顿服。

又方：水一升，煮羊蹄根一把，取半升，顿服。

又方：常煮麻子取汁饮。

又方：常服蜜煎五合。

又方：猪脂和陈葵子末为丸，如梧子。每服十丸，通即止。

又方：水服桃花方寸匕。无桃花，白皮亦得。

又方：常服车前子及叶并良。

又方：捣葵根汁生服。

又方：好胶三寸、葱白一把。

上二味，以水四升，煮取一升半，顿服之，即下。

又方：葵子、牛酥各一升，猪脂亦用得。

上二味，以水三升煮葵子，取一升，纳酥煮一沸，待冷，分二服。

又方：葵子汁和乳汁等分服之，立出。

又方：酱清三升，麻油二升，葱白三寸。

上三味，合煮令黑，去滓待冷，顿服之。(一方不用酱清。)

芒硝丸治 胀满不通方：

芒硝、芍药各一两半，黄芩一两六铢，杏仁、大黄各二两。

上五味，末之，蜜丸如梧子。饮服十五丸，加至二十丸，取通利为度，日三。

又方：通草、朴硝各四两，郁李仁、黄芩、瞿麦各三两，车前子五合。(一方六两，一方二升。)

上六味，㕮咀，以水八升，煮取二升半，分二服。(一方用绢袋盛煮，顿服二升。)

又方：独头蒜烧熟去皮，绵裹，纳下部中，气立通。又削姜裹盐导之，及干姜、盐、杏仁捣丸导之，并佳。

治胀满闭不下方：

吴茱萸一升，干姜、大黄、当归、桂心、芍药、甘草、芎各二两，人参、细辛各一两，桃白皮一把，真朱半两，雄黄十八铢。

上十三味，㕮咀，以水一斗，煮取三升，去滓，纳雄黄、真朱末，酒五升，微火煮三沸。服一升，得下即止。

走马汤 主一切卒中恶，心痛腹胀，大便不通。方出第十三卷心腹痛篇。

巴豆丸 主寒癖宿食，久饮饱不消，大秘不通方：

巴豆仁一升，清酒五升，煮三日三夕，碎，大熟，合酒微火煎，令可丸如胡豆，欲取吐下者，服二丸。

练中丸 主宿食不消，大便难方：

大黄八两，葶苈、杏仁、芒硝各四两。

上四味，末之，蜜丸如梧子，食后服七丸，日二，稍加。

治大小便不通方：

葵子末，一升，青竹叶一把。

上二味，以水三升，煮五沸，顿服。

又方：葵子一升，榆皮切，一升。

上二味，以水五升，煮取二升，分三服。

又方：葵子一升，以水三升，煮取一升，去滓，纳猪脂一升，空腹分二服。

又方：甑带煮取汁，和蒲黄方寸匕，日三服。

又方：猪脂一斤，以水二升，煮三沸，饮汁立通。

治①大小便不利方：葵子一升，硝石二两。

上二味，以水五升，煮取二升，分再服。

治小儿大小便不通方：捣白花胡葵子末，煮汁服之。

又方：末鸡屎白，服一钱匕。

大小便不利，欲作腹痛，灸荣卫四穴百壮，穴在背脊四面各一寸。

---

① 治：宋本有“妇人”二字。

腹热闭时，大小便难，腰痛连胸，灸团冈百壮，穴在小肠俞下二寸，横三间寸，灸之。

大小便不通，灸脐下一寸三壮。

又，灸横纹百壮。

热 痢

陟厘丸 治百病，下痢及伤寒身热，头痛目赤，四肢烦疼不解，协热下痢；或医已吐下之，腹内虚烦，欲得冷饮，饮不能消，腹中急痛，温食则吐，乍热乍冷，状如温疟；或小便不利，气满呕逆，下痢不止方：

水中陟厘五两，汉中木防己六两，紫石英三两，厚朴一两，陇西当归四两，黄连二两，三岁醇苦酒五升，上好豉三升。

上八味，皆取真新者。以苦酒二升渍防己，极令润出之，留苦酒，置以利刀切防己，厚令一分，使厚薄悉等，以板瓦覆著炭火上，以厚纸藉瓦上，布成，切防己著纸上讫，从头依次翻，周而复始，令色槁燥，复渍向余苦酒中，更出，著瓦上熬之，如此尽苦酒止，勿令火猛，徐徐熬令极燥，各捣下筛毕，都合捣千杵。以余二升苦酒渍豉一宿，明旦以瓦盆盛之，以一盆覆之，蒸五升土下，须土气通流，熟出之，于盆中研豉，以新布绞其浓汁，如枣膏法以和药，捣三千杵，顿丸皆如水中鸡头子大，分著数囊中，悬令阴干，取燥，乃更盛著，及以蜡密封其际，勿令见风尘。此药以三丸为一剂，平旦以井华水服一剂，昼服一剂，暮服一剂，皆以水服之。初服宁少食，当饰食水飧。欲服药若食饮消，腹中调和者，日可一服。若已瘥者，二三日可一服，消息以意。若病重药力未行者，但益服之，日可四五剂。或时下不止者，当复更增，令腹中有药力，饮食消，是其效也。新服药未安调，当水飧助药力，心中了然。然后可作羹臛，但当冷食之耳。若有时不喜冷食者，正是药力尽耳，复益服药，至一宿许，则复欲进冷也。若欲不复药者，但稍温食，药力自尽矣。服药不必须强多饮水也，自随体调耳。久下虚，服之如法。禁热食生鱼猪肉蒜、生菜、酒，缘酒发药力，令病者烦热也。又禁辛物，及诸肥腻难消物，皆勿食也。若有风病，加防风一两；人虚羸，可加石斛一两，若宿有下痢，肠胃损弱者，可加太一余粮二两半，取石中黄软香者；若妇人产后疾，加石硫黄二两；小便黄赤不利，加蒲黄一两，依方消息之，无不得效也。

下痢热诸治不瘥方：

乌梅一升，黄连一斤，金色者。

上二味，末之，蜜和。脬如梧子二十丸，日三夜二，神妙。

治积久三十年常下痢神方：

赤松皮去上苍皮，切一斗，为散，面粥和一升服之，日三，瘥即止，不过服一斗永瘥，三十年痢服之，百日瘥。

治热毒痢，**苦参橘皮丸**方：

苦参、橘皮、独活、阿胶、蓝青、黄连、鬼臼（一作鬼箭羽）、黄柏、甘草。

上九味，等分，末之，以蜜烊胶和，并手丸之如梧子，干之。饮服十丸，日三，稍加之，卒下注痢者大良。

治诸热毒下黄汁，赤如烂血，滞如鱼脑，腹痛壮热方：

黄柏、黄芩、积蓄林、石榴皮各六分，白头翁、寄生、当归、牡蛎、犀角、甘草各一两，黄连二两，艾叶二分。

上十二味，㕮咀，以水六升，煮取三升，分三服。

治血痢方：蒲黄三合，干地黄、桑耳、甘草、芒硝、茯苓、人参、柏叶、阿胶、艾叶各二两，赤石脂五分，禹余粮、黄连各一两，生姜二两。

上十四味，㕮咀，以水一斗，煮取四升，分温五服，神效。

治下杂血方：

干蓝、犀角、地榆各二两，蜜二合。

上四味，㕮咀，以水五升，煮取一升半，去滓下蜜，煎取五合，分三服。此治热毒蛊妙。

治热毒下黑血，五内绞切痛，日夜百行，气绝欲死方：

黄连一升，龙骨、白术各二两，阿胶、干姜、当归、赤石脂各三两，附子一两。

上八味，㕮咀，以水一斗，煮取五升，分五服。余以贞观三年七月十二日，忽得此热毒痢，至十五日，命将欲绝，处此方药，入口即定。

治下血，日夜七八十行方：

黄连、黄柏各四两。

上二味，㕮咀，淳醋五升，煮取一升半，分再服。

白头翁汤　治赤滞下血，连月不瘥方：

白头翁、厚朴、阿胶、黄连、秦皮、附子、黄柏、茯苓、芍药各二两，干姜、当归、赤石脂、甘草、龙骨各三两，大枣三十枚，粳米一升。

上十六味，㕮咀，以水一斗二升，先煮米令熟，出米纳药，煮取三升，分四服。

治下赤连年方：

地榆、鼠尾草各一两。

上二味，㕮咀，以水二升，煮取一升，分二服。如不止，取屋尘水渍，去滓，一升分二服。

又方：鼠尾草、蔷薇根、秦皮（如无，用槲皮代之）。

上三味，等分，㕮咀，以水淹煎，去滓，铜器重釜煎，成丸如梧子。服五六丸，日三，稍增，瘥止，亦可浓汁服半升。

治大热毒纯血痢，不可瘥者方：

黄连六两，㕮咀，以水七升，煮取二升半，夜露著星月下。旦起，空腹顿服之，卧将息，即止。不瘥，加黄芩二两，更作服之乃不瘥者，以痟痢法治之。

治下久赤白连年不止，及霍乱，脾胃冷实下消，**温脾汤**方：

大黄四两，人参、甘草、干姜各二两，附子（大者）一枚。

上五味，㕮咀，以水八升，煮取二升半，分三服。临熟，下大黄，与后温脾汤小异，须大转泻者，当用此方神效。

治热痢水谷方：

黄连、阿胶各二两，乌梅四十枚，黄柏一两，栀子三十枚。

上五味，㕮咀，以水五升，煮取二升半，分三服。亦治神良。

治下痢绞痛，肠滑不可瘥方：

黄连六两，阿胶、鼠尾草、当归、干姜各三两。

上五味，㕮咀，若大冷白多，以清酒一斗，煮取三升，分三服；若热及不痛者，去干姜、当归，以水煮之。

黄连汤　治赤白痢方：

黄连、黄柏、干姜、石榴皮、阿胶各三两，当归二两，甘草一两。

上七味，㕮咀，以水七升，煮取三升，分三服。

茯苓汤　治因下空竭欲死，滞下脓血，日数十行，羸笃垂死，老少并宜服方：

茯苓、黄柏、黄连、龙骨、人参、干姜、黄芩、桂心、芍药、当归、栀子仁、甘草各半两，赤石脂一两，大枣十二枚。

上十四味，㕮咀，以水五升，煮取二升。分再服，不瘥，满三剂。此方主风虚冷痢最佳。

女萎丸 治热病时气，下赤白痢，遂成䘌方：

女萎三分，乌头、桂心各四分，黄连、云实各二分，藜芦三分，代赭一分。

上七味，末之，蜜和为丸，如梧子大，服二丸。大下痢，宿勿食，清旦以冷水服之，勿饮食，至日中过后，乃饮食。若得药力，明旦更服如前。亦可长服。虚羸，昼夜百行脓血，亦瘥。

治赤白下痢，大孔虫生，悉皆瘥，此名**圣汤**，方：

鼠尾草二两，豉一升，生姜、栀子仁各六两，桃皮一握。

上五味，㕮咀，以水七升，煮取二升半，分三服。一本单用桃皮，以酒煮服之。

治赤白滞下方：

成煎猪膏三合，清酒五合。

上二味，缓火煎十沸。适寒温，顿服之，取瘥止。

又方：酒四升，煮钱四十文，取二升，分三服。

又方：乱发鸡子大，烧末水服，不过三服。

治冷热不调，或水或脓，或五色血者方：

酸石榴五枚，合壳子捣，绞取二升汁。服五合，瘥止。

冷 痢

旧治痢。于贵胜用建脾丸多效。今治积久冷痢，先以温脾汤下讫，后以建脾丸补之，未有不效者。贫家难以克办，亦无可将息也。

温脾汤 治积久冷热赤白痢者方：

大黄、桂心各三两，附子、干姜、人参各一两。

上五味，㕮咀，以水七升，煮取二升半。分三服。

建脾丸 治虚劳羸瘦，身体重，脾胃冷，饮食不消，雷鸣腹胀，泄痢不止方：

钟乳粉三两，赤石脂、好曲、大麦蘖、当归、黄连、人参、细辛、龙骨、干姜、茯苓、石斛、桂心各二两，附子一两，蜀椒六两。

上十五味，末之，白蜜丸如梧子。酒服十丸，日三，加至三十丸，弱者饮服。此方通治男女。

增损建脾丸 治丈夫虚劳，五脏六腑伤败受冷，初作滞下，久变五色，赤黑如烂肠极臭秽者方：

钟乳粉、赤石脂各三两，石一方（用矾石），干姜、苁蓉、桂心、石斛、五味子、泽泻、远志、寄生、柏子仁、人参、白头翁、天雄、当归、石榴皮、牡蛎、龙骨、甘草各二两。

上二十味，末之，蜜丸。酒服二十丸，日三，加至四十丸。此二方止痢神验。

驻车丸 治大冷，洞痢肠滑，下赤白如鱼脑，日夜无节度，腹痛不可堪忍者方：

黄连六两，干姜二两，当归、阿胶各三两。

上四味，末之，以大醋八合，烊胶合之，并手丸如大豆许，干之。大人饮服三十丸，小儿百日以还三丸，期年者五丸，余以意加减，日三服。

大桃花汤 治冷白滞痢腹痛方：

赤石脂、干姜、当归、龙骨、牡蛎各三两，附子二两，白术一升，甘草、芍药各一两，人参一两半。

上十味，㕮咀，以水一斗二升煮术，取九升，纳诸药，煮取二升，分三服。脓者加厚朴三两，呕者加橘皮三两。

又方：龙骨六两，厚朴、当归各二两，赤石脂五两。

上四味，㕮咀，以水七升，煮取二升半，分三服。热加白头翁二两半，牡蛎三两。

桃花丸 治下冷，脐下搅痛方：

赤石脂、干姜各十两。

上二味，蜜丸如豌豆。服十丸，日三服，加至二十丸。

仓米汤 治小腹冷气积聚，结成冷痢，日夜三四十行方：

仓粳米半升，净淘干漉薤白一握，去青切细羊脂一升①，熬香豉三升，

---

① 羊脂一升：宋本作“羊肾一具”。

以水一斗，煎取互升，澄清

上四味，先以羊脂煎薤白令黄，并米纳豉汁中煎，取四升。旦空腹温服一手一，如行十里，更进一升，得快利止，若利不止，更服如前，利后进粳米豉粥，若复作，更服一剂，永瘥。

附子汤 治暴下积，旦不住，及久痢方：

龙骨、甘草、芍药、干姜、黄连各一两，石榴皮（大者）一具，阿胶二两，附子一枚，黄芩半两，粳米三合。

上十味，㕮咀，以水八升，煮取三升，分三服。

治卒下痢汤方：

黄连五两，生姜一斤。

上二味，㕮咀，以水五升，煮取一升，顿服。未止，更合服，必定。

治久冷痢下纯白者，此由积卧冷处矣，经久病发，遂令脾胃俱冷，日夜五六十行，大小腹痛不可忍，凡白痢属冷，赤痢属热，方：

好曲米五升，微熬令香，粥清、淳酒令热，和曲末一升，空腹顿服之，日三服。若至食时，捣蒜一升，令至熟，下姜椒末，调和如常食之法，唯须稠，勿加盐；以水和曲二升，作索饼，极烂煮之，干漉热，纳蒜，臼中相和，一顿食之，少与余食。至饥时，仍准前食曲末酒，比至瘥来，少食余食。以此法治，不过两日无有不差。

治久冷，或痢不痢，但患腰腹苦冷方：

上新蜀椒三升，醋宿渍之，以曲三升，和椒一升，紧拌煮作粥，空腹顿服之，加葱豉盐任性调和，不瘥更作，以瘥为限，不过三升椒即愈。此不但治冷，大治诸虚损冷极，有所益，久当自知耳。

马蔺子丸 治积冷痢，下白脓方：

马蔺子一升，熟熬之，附子二两，干姜、甘草各二两半，神曲、麦糵、阿胶各五两，黄连三两，蜀椒五合。

上九味，末之，蜜丸如梧子，服二十丸，日二，以知为度。酒调散服方寸匕，亦佳。

治三十年痢不止，**厚朴汤**方：

厚朴、干姜、阿胶各二两，黄连五两，石榴皮、艾叶各三两。

上六味，㕮咀，以水七升，煮取二升。分再服。

四续丸 治三十年注痢，骨立痿黄，肠滑不瘥方。

云实五合，熬令香，龙骨三两，附子、女萎各二两，白术二两半①。

上五味，末之，以蜡煎烊，以丸药如梧子大。服五丸，日三，不过五六服瘥。

椒艾丸　治三十年下痢，所食之物皆不消化，或青或黄，四肢沉重，起即眩倒，骨肉消尽，两足厥冷，腹中热，苦筋转，起止须扶，阴冷无子方：

蜀椒三百粒，熟艾一升，干姜三两，赤石脂二两，乌梅一百枚。

上五味，椒、姜、艾下筛，梅著一斗米下蒸，令饭熟，去核，内椒、姜末，合捣三千杵，蜜和丸如梧子。服十丸，日三服。不瘥，至二十丸，加黄连一升。

下痢丸　治数十年痢，下气消谷，令人能食，夏月长将服之不霍乱方：

法曲一升，附子、干姜、黄连、黄柏、桂心各三两，蜀椒半两，乌梅二升半，大麦蘖一升，吴茱萸四两。

上十味，末之，蜜和。食后服如梧子十丸，日三，加至二十丸，三食三服，亦可至四十丸。

曲蘖丸　治数十年下痢不止，消谷下气，补虚羸方：

好曲、大麦蘖各一升，附子、当归、桂心各二两，蜀椒一两，黄连、吴茱萸、乌梅肉、干姜各四两。

上十味，末之，蜜丸如梧子，食已服二十丸，日三服。

乌梅丸　治久痢，诸药不瘥数十年者，消谷下气，补虚方：

乌梅四两，当归三两，桂心二两，黄连、吴茱萸、干姜各四两，蜀椒一两半。

上七味，末之，蜜丸如梧子。食后服十丸，日三。

治下痢肠滑，饮食及服药俱完出，**猪肝丸**方：

猪肝一斤，熬令干，黄连、乌梅肉、阿胶各二两，胡粉七棋子。

上五味，末之蜜丸如梧子。酒服二十丸，日三。亦可散服方寸匕。

乌梅丸　治冷痢久下方：

乌梅三百枚，干姜、黄连各十两，当归、蜀椒各四两，细辛、附子、桂心、黄柏（一方用麦蘖）、人参各六两。

---

①　白术二两半：宋本无。

上十味，末之，以苦酒渍乌梅一宿，去核，蒸五升米下，别捣如泥，盘中搅令相得，蜜和捣二千杵。食前服如梧子十丸，日三服，稍增至二十丸。

七味散 治痢下久不瘥，神验方：

黄连八分，龙骨、赤石脂、厚朴各二分，乌梅肉二分，甘草一分，阿胶三分。

上治下筛，浆水服二方寸匕，日二，小儿一钱匕。

羊脂煎 大治诸久痢不瘥方：

乱发灰汁洗去垢腻，烧末、黄连末，各一升，乌梅肉二两，醋七合，煎取稠、白蜡两棋子、羊脂一棋子、蜜七合，煎取五合。

上七味，合纳铜器中，汤上煎之。搅可丸，饮服如梧子大三十丸，日三，棋子大小，如方寸匕。

又方：黍米二升，蜡、羊脂、阿胶各二两。

上四味，合煮作粥，一服令尽，即瘥。

治大下后腹中空竭，胸中虚满，不下食方：

芍药、甘草、半夏各一两，厚朴、当归各三两，生姜五两，桂心三两。

上七味，㕮咀，以水八升，煮取三升。分三服，服二剂最佳。

治下痢，心胸满不快，腹中雷鸣，或呕吐方：

黄连五两，橘皮、甘草各二两，龙骨三两，大枣十五枚，人参一两，生姜、半夏各三两。

上八味，㕮咀，以水一斗，先煮水一大沸，乃纳药，煮取三升，分四服。并妊身良。

断痢汤 治胸心下伏水方：

半夏一升，生姜五两，茯苓、甘草、龙骨各二两，附子一两，人参、黄连各三两，大枣十二枚。

上九味，㕮咀，以水八升，煮取三升。分三服。

治下后烦气暴上，**香苏汤**方：

香豉五两，生苏一把，冬用苏子三两。

上二味，以水五升，煮取二升，顿服之。

治卒大下痢热，唇干口燥，呕逆引饮，**泻心汤**方：

人参、甘草、黄芩、橘皮、栝楼根各一两，黄连二两，半夏三两，干姜一两半。

上八味，㕮咀，以水六升，煮取二升，分三服。

治夏月暴冷，忽则壮热泄痢，引饮热汤，下断变，通身浮肿，成冷下结，脉沉细小数方：

泽漆一两半，吴茱萸、茯苓、白术、桔梗、当归、犀角、青木香、海藻、芍药、大黄各二两。

上十一味，㕮咀，以水九升，煮取三升，分三服。下后消息五六日许，可与女曲散。

女曲散治　利后虚肿。水肿者，服此药小便利得止，肿亦消方：

女曲一升，干姜、细辛、椒目、附子、桂心各一两。

上六味，治下筛。酒服方寸匕，不知，加至二三匕，日三。产后虚满者大良。

治卒暴冷下，下部疼闷方：

烧砖令热，大醋沃之，三重布覆，坐上即瘥。

疳湿痢

凡疳湿之病，皆由暑月多食肥浓油腻，取冷眠睡之所得也。礼云：君子盛暑之月，薄滋味，无食肥浓煮饼。此时以不利人也，养生者宜深戒之。不尔，多患疳湿耳。

凡所患处，或著口龈咽喉，下部疳与月蚀，并不痛，令人不觉。其治用五月五日虾蟆，角蒿，救月木，寒食泔淀，但得一事单用之，烧作灰，和腊月猪脂敷之，逐手便瘥，极须慎口味耳。

凡疳，在慎盐、酱、醋、酥、油、枣等，一切皆忌。唯白饭、豉、苜蓿、苦苣、芜菁，不在禁限。

凡吹药入下部，没中指许深，即止。

治疳湿下黑，医不能治，垂死者方：

髑髅灰、熏黄、朱砂、青黛、石盐、丁香、麝香、矾石、栀子、莨菪子、铁衣、干姜、故靴底灰、干虾蟆（五月五日者）、细辛、土瓜根、芥子、蜀椒、葶苈、菖蒲各等分。

上二十味，治下筛，以竹筒吹杏仁大著大孔中，所有患疳疮上悉敷之。其丁香、麝香别研捣，著药中合之。（一方有寒食泔淀、救月木、楸叶，为二十三味。）若病大者用灌方如下：

麝香、丁香、甘草、犀角各三分。

上四味，治下筛，合和以盐三合，蜀椒三合，豉二合，以水二升，煮取一升，去滓，纳四味散合和。分作二分，灌大孔，旦一灌，酉一灌之。凡久下一月不瘥，成疳候，大孔必宽者是，以此主之。

凡下血者是蛊也，以八物茜根汤主之。在蛊方中。

治疳湿久下痢赤白，百疗不瘥者方：

兔头骨、蛇头、菥蓂子、故绯并灰、葶苈子、狸骨（一作狐骨）、蜣螂、百草（五月五日收）、倒挂草、床中桄木、青黛、晚蚕蛾、青矾、丁香、蝎虫屎、麝香、苦参、黄柏、干姜、角蒿、朱砂、印成盐、救月木、桂心、铁衣、芒硝、虾蟆、黄矾、荏子各等分。

上二十九味，治下筛。以筒子纳下部吹著，日三度，神方。

治疳湿不能食，身重心热，脚冷，百节疼痛方：

黄芩、芍药、苦参、甘草、当归、蜀椒、甘松（一作甘淀）、青黛、熏黄、豉各二两，葱白一握、东引桃根一握、盐一合，麝香半两，猪胆二枚。

上十五味，㕮咀，以水一斗八升，煮取四升，分为二份。一度灌一份，汤如人体，然后著麝香、猪胆一枚，即灌，灌了作葱豉粥食之，后日更将一份如前灌之。七日忌生冷毒物等，但是油腻、酱乳、醋，三十日忌之大佳。

治疳蚀人诸处，但是赤血痢久不瘥，立著即瘥，秘之方：

五月五日虾蟆一枚，作灰末、金银土埚、人屎灰各五两（一作发灰），麝香一分，银末小豆许。

上五味，治下筛。敷疮上，即瘥。三七日忌如前。痢者，吹下部。

治疳痢不止方：

苦参、甘草、熏黄各二两，豉一升半，葱白五茎、蜀椒三十粒。

上六味，以苦参等三物各捣下筛，以水五升煮葱白、豉、椒，取三升，以三指撮苦参末等各一撮，纳汁中，冷暖如人体。先饮少许豉汁，食一口饭，乃侧卧，徐徐灌之讫，多时卧不出佳。大急，乃出之于净地，当有疳湿虫如白马尾状，头黑，是其效也。其重者，肛大难瘥，当取桃枝绵裹头，用前件汁，适寒温烙之，近脊烙之，一上三十度烙乃瘥，神验。

又方：雄黄、青葙各二两，苦参三两，矾石、雌黄、铁衣、藜芦各一两，麝香二分，别研。

上八味，治下筛。以竹管纳大孔中酸枣许，吹纳下部中，日一，不过三，小儿以大豆许。此方极救死。

又方：大麻子、胡麻各一升半。

上二味，并熬令黄，以三升瓦瓶，泥表上，厚一寸，待泥干，纳大麻等令满，以四五枚苇管插口中，密泥之，掘地作灶，倒立灶口，底著瓦器承之，密填灶孔中，地平聚炭瓶四面，著墼垒之，日没，放火烧之，至明旦开取，适寒温，灌疳湿者下部中一合，寻觉咽中有药气者为佳，亦不得过多，多则伤人，隔日一灌之，重者再三灌之，旦起灌至日夕，极觉体中乏力，勿怪也，非但治疳湿，凡百异同疮疥癣并洗涂之。

凡日月蚀时，忌食饮。腹中生虫，及房室生子不具足，必患月蚀疮，亦：不得与儿乳，日月生后，乃不忌，令人口臭，齿龈宣露，常有血出，舌上生疮者，皆由犯此所致耳。日月蚀时须救，不救出行，逢暴雨，其救月杖须收取治之神药，预备患此者施之救疗。

治月蚀恶疮息肉方：

硫黄、营茼茹、斑蝥各等分。

上三味，治下筛。敷疮上，干者以猪脂和敷之，日三夜一。

又方：吴茱萸根、蔷薇根、地榆根各三两。

上三味，治下筛，以盐汤洗疮，敷之，日三。

第九章　胃　腑

胃虚实

胃实热

右手关上脉阳实者，足阳明经也，病苦头痛，汗不出，如温疟，唇口干，善哕，乳痈，缺盆腋下肿痛，名曰胃实热也。

泻胃热汤方：

栀子仁、射干、升麻茯苓各二两，芍药四两，白术五两，生地黄汁、赤蜜各一升。

上八味，㕮咀，以水七升，煮取一升半，去滓，下地黄汁，煮两沸，次下蜜，煮取三升，分三服。老小以意加减。

胃中热病，灸三里三十壮，穴在膝下三寸。

胃虚冷

右手关上脉阳虚者，足阳明经也，病苦胫寒不得卧，恶风寒洒洒，目急，腹中痛，虚鸣，时寒时热，唇口干，面目浮肿，名曰胃虚冷也。

治少气口苦，身体无泽，**补胃汤**方：

防风、柏子仁、细辛、桂心、橘皮各二两，芎、吴茱萸、人参各三两，甘草一两。

上九味，㕮咀，以水一斗，煮取三升，分为三服。

补胃虚寒，身枯绝，诸骨节皆痛，**人参散**方：

人参、甘草、细辛各六两，麦门冬、桂心、当归各七分，干姜二两，远志一两，吴茱萸二分，蜀椒三分。

上十味，治下筛。食后温酒服方寸匕。

反　胃

寸紧尺涩，其人胸满，不能食而吐，吐出者，为下之，故不能食。设言未止者，此为胃反，故尺为之微涩。

趺阳脉浮而涩，浮即为虚，涩即伤脾，脾伤即不磨，朝食暮吐，暮食朝吐，宿谷不化，名为胃反，趺阳脉紧而涩，其病难治。

治胃虚反食，下喉便吐方：

人参一两，泽泻、甘草、桂心各二两，橘皮、干姜各三两，茯苓四两，青竹茹五两，大黄六两。

上九味，㕮咀，以水八升，煮取三升。一服七合，日三夜一。已利者，去大黄。

治反胃而渴方：

茯苓、泽泻、半夏各四两，桂心、甘草各三两。

上五味，㕮咀，以水五升，煮取二升，分三服。

治胃反吐逆，不消食，吐不止方：

人参、泽泻、桂心各二两，茯苓四两，橘皮、甘草、黄芪各三两，大黄一两半，生姜八两，半夏一升，麦门冬三升。

上十一味，㕮咀，以水一斗二升，煮取三升二合。一服八合，日三夜一，羸人六合。已利，去大黄。

治胃反，朝食暮吐，食讫腹中刺痛，此由久冷方：

橘皮三两，甘草、厚朴、茯苓、桂心、细辛、杏仁、竹皮各二两，槟榔十枚，前胡八两，生姜五两，人参一两。

上十二味，㕮咀，以水一斗三升，煮取三升，分三服。（一方有甘皮二两。）

又方：橘皮三两，白术、人参各二两，蜀椒一百二十粒、桂心一两，薤白一握。

上六味，㕮咀，以水二升渍一宿，纳羊肚中缝合，以三升水煮，水尽出之，决破去滓，分三服。

治反胃大验方：

前胡、生姜各四两，阿胶一两，大麻仁五合，橘皮三两，吴茱萸四合，桂心三寸，甘草五寸，大枣十枚。

上九味，㕮咀，以水三升，酒二升，煮取一升七合，分二服。

华佗治胃反：胃反为病，朝食暮吐，心下坚如杯升，往来寒热，吐逆不下食，此为关上寒澼所作，将成肺痿，治之方：

珍珠、雄黄、丹砂各三两，朴硝五两，干姜十累。

上五味，末之，蜜丸。先食服如梧子三丸。若小烦者，饮水即解。然无所忌，神良无比。（一方用桂心一两。）

治胃反，食即吐方：

捣粟米作面，水和作丸，如楮子大七枚，烂煮，纳醋中，细细吞之，得下便已。面亦得用之。

治胃反不受食，食已即呕吐，**大半夏汤**方：

半夏三升，人参二两，白蜜一升，白术一升，生姜三两。

上五味，㕮咀，以水五升，和蜜，扬之二三百下，煮取一升半，分三服。

治胃反，食即吐出，上气方：

芦根、茅根各二两，细切。

上二味，以水四升，煮取二升。顿服之，得下良。

又方：烧先死鸡肶胵灰，酒服，男雄女雌。

又方：饮白马尿即止。

又方：淘小芥子，曝干为末。酒服方寸匕，日三。

治醋咽方：

曲末一斤，地黄三斤。

上二味，合捣，日干。以酒服三方寸匕，日三服。

治噫醋咽方：

吴茱萸半斤，生姜三两，人参二两，大枣十二枚。

上四味，㕮咀，以水六升，煮取二升。先食服一升，日再。

治食后吐酸水，**治中散**方：

干姜、食茱萸各二两。

上二味，治下筛，酒服方寸匕，日二。胃冷服之立验。

呕吐哕逆

凡服汤呕逆不入腹者，先以甘草三两，水三升，煮取二升，服之得吐，但服之，不吐益佳。消息定，然后服余汤，即流利更不吐也。凡呕者，多食生姜，此是呕室①圣药。

半夏汤 主逆气，心中烦闷，气满，呕吐气上方：

半夏一升，生姜一斤，茯苓、桂心各五两。

上四味，㕮咀，以水八升，煮取二升半，分三服，若少气，加甘草二两。

前胡汤 主寒热呕逆，少气，心下结聚，彭亨满，不得食，寒热消渴，补不足方：

前胡、生姜各二两，甘草、朴硝各二两，大黄（别浸）二两，茯苓、麦门冬、当归、半夏、芍药、滑石、石膏、栝楼根、黄芩、附子、人参各一两。

上十六味，㕮咀，以水一斗二升，煮取六升，分四服。

治呕吐，四肢痹冷，上气腹热，三焦不调方：

前胡、芎劳、甘草、当归、石膏、人参、桂心、橘皮各二两，芍药三两，半夏四两，生姜五两，大枣三十枚。

上十二味，㕮咀，以水一斗三升，下黄芩三两合煮，取三升，分三服。(一方不用黄芩。)

治呕吐不止，**小麦汤**方：

小麦一升，人参、厚朴各四两，甘草一两，生姜汁三合，青竹茹二两半，茯苓三两。

上七味，㕮咀，以水八升，煮取三升，去滓，分三服。

治呕而膈上寒，**猪苓散**方：

猪苓、茯苓、白术各三两。

上三味，治下筛，以饮服方寸匕，日三。渴者多饮水。

---

① 室：四库本作“家”。

治呕逆，胃气虚邪风热，不下食，**犀角人参饮子**方：

犀角、人参各三两，薤白五两，粟米一合。

上四味，㕮咀，以水四升半，煮取一升七合，下米煮令米熟。分四服，相去七里久，进一服。

治春夏时行伤寒，寒伤于胃，胃冷变哕方：

白茅根一升，橘皮、桂心、葛根各二两。

上四味，㕮咀，以水六升，煮取三升。分三服，数进服，尽更合。有热去桂。

治诸呕哕，心下坚痞，膈间有水痰，眩悸者，小半夏加茯苓汤。

治呕哕方：

人参一两，胡麻仁八合，橘皮一分，枇杷叶八两。

上四味，㕮咀，以水一斗，煮枇杷叶，取五升，下药，煮取三升，纳麻仁，稍饮之。

治气厥呕哕不得息方：

豉一升，半夏八两，生姜二两，人参、前胡、桂心、甘草各一两。

上七味，㕮咀，以水九升，煮取三升，分三服。

又方：大枣十五枚，橘皮二两，豉一升，附子一枚，生姜、甘草各一两。

上六味，㕮咀，以水九升，煮取二升。分三服，日三。

治呕哕方：

芦根切三升，以水一斗，煮取四升，分四服。

治卒呕哕，厥逆方：

饮新汲冷水三升佳。

治干呕哕，若手足厥冷者，橘皮汤方：

橘皮四两，生姜半斤。

上二味，㕮咀，以水七升，煮取三升。分三服，不止，更合服之。

治伤寒后哕，干呕不下食方：

生芦根切，一升，青竹茹一升，粳米三合，生姜一两。

上四味，㕮咀，以水五升，煮取二升。分三服，不止，服三剂。

又方：通草、橘皮各二两，生芦根切。一升，粳米三合。

上四味，㕮咀，以水四升，煮取一升半，分三服。

治干呕吐逆，涎沫出者方：

半夏、干姜各等分。

上二味，㕮咀，以浆水一升半，煮取七合。顿服之，日三。

治病人干呕方：

取羊乳汁，饮一杯。

治干呕方：

酒浸马屎一宿，取汁服之。干呕不止，粥食、汤药皆吐不停，灸手间使三十壮。若四厥，脉沉绝不至者，灸之便通，此起死人法。

干呕，灸心主尺泽亦佳。

又，灸乳下一寸三十壮。

治哕方：

煮豉三升，饮汁佳。

又方：空腹饮姜汁一升。

又方：浓煮芦根汁饮之。

治恶心方：

苦瓠穰并子一升，碎，以酒水三升，煮取一升，顿服。须臾吐，并下如虾蟆衣三升。

又方：服小便百日，佳。

又方：麻子一升，熬令香熟，捣，取酒三升，熟研，滤取一升，饮尽，日二服，尽一石瘥。一切病自能食饮，不能酒，任性多少。

治食已吐其食方：

大黄四两，甘草二两。

上二味，咀，以水三升，煮取一升半，分再服。

治食饮辄吐方：

顿服生熟汤三升，即止。

噎　塞

五噎丸　主胸中久寒，呕逆逆气，食饮不下，结气不消方：

干姜、蜀椒、食茱萸、桂心、人参各五分，细辛、白术、茯苓、附子各四分，橘皮六分。

上十味，末之，蜜和丸如梧子。以酒服三丸，日三服；不知，稍加至十丸。

五噎丸 主五种之气皆令人噎方：

人参、半夏、桂心、防风（一作防葵）、小草、附子、细辛、甘草各二两，紫菀、干姜、食茱萸、芍药、乌头各六分，枳实一两。

上十四味，末之，蜜丸。以酒服如梧子五丸，日三，不知加至下五丸。乌头、半夏相反，但去一味合之。

竹皮汤 治噎声不出方：

竹皮（一方用竹叶）、细辛各二两，甘草、生姜、通草、人参、茯苓、麻黄、桂心、五味子各一两。

上十味，㕮咀，以水一斗煮竹皮，减二升，去竹皮，下药，煮取三升，分三服。

干姜汤 主饮食辄噎方：

干姜、石膏各四两，栝楼根（《集验》作桔梗）、人参、桂心各二两，半夏一升，吴茱萸二升，小麦一升，甘草一两，赤小豆三十粒。

上十味，㕮咀，以酒五升，水一斗，煮枣二十枚，去滓，合煮取三升，分三服。

通气汤 主胸满气噎方：

半夏八两，生姜六两，桂心三两，大枣三十枚。

上四味，㕮咀，以水八升，煮取三升。分五服，日三夜二服。

羚羊角汤 治气噎不通，不得食方：

羚羊角、通草、橘皮各二两，厚朴、干姜、吴茱萸各三两，乌头五枚。

上七味，㕮咀，以水九升，煮取三升。分三服，日三。

又方：杏仁、桂心各三两。

上二味，末之，蜜丸如枣大。稍稍咽之，临食先含，弥佳。

治卒噎方：

满口着蜜，食之即下。

又方：捻取饭盆边零饭一粒，食之即下。

又方：刮舂杵头细糠，含之即下，神验。

治诸噎方：

常食干粳米饭，即不噎。

又方：末火炭，蜜丸如弹子大。含，少少咽。即下。

又方：老牛涎枣核大，水中饮之，终身不复噎。

凡疗病者，皆以其类。至如治哽之法，岂宜以鸬鹚主骨哽，狸虎主鱼哽耶？至于竹篾、薤白、爵筋[①]、绵蜜等事，乃可通为诸哽用耳。

治诸哽方：

取鹿筋，渍之令濡，合而萦之[②]，大如弹丸，以线系之，持筋端吞之入喉，推至哽处，徐徐引之，哽著筋出。

又方：作竹篾，刮令滑，绵裹，纳咽中，令至哽处，可进退引之，哽即随出。

又方：用绵二两，以蜜煎，使热的的尔，从外薄哽所在处，灼瓠以熨绵上。若故未出，复煮一段绵，以代前，并以皂荚屑，少少吹鼻中，使得嚏，哽出。

又方：煮薤白令半熟，小嚼之，以线系薤中央，捉线，吞薤，下喉，至哽处，牵引，哽即出矣。

治哽咽方：

以虎骨末，若狸骨，服方寸匕。

又方：瞿麦末，服方寸匕。

治鱼骨哽方：

鸬鹚屎，服方寸匕。

又方：口称“鸬鹚，鸬鹚”，则下。

又方：服橘皮汤。

又方：服沙糖水。

又方：烧鱼网灰，服方寸匕。

治骨鲠在喉，众治不出方：

取饴糖，丸如鸡子黄，吞之。不去更吞，渐大作丸，可至下丸止。

又方：烧虎狼屎服之。

又方：吞猪膏如鸡子。不瘥更吞，瘥止。

治食中吞发，咽不去，绕喉方：

取乱发烧末，酒服一钱匕。

---

① 爵筋：[考异]：“爵筋未详，疑是鹿筋之讹，诸本作爵筋，疑系臆改。”

② 萦之：四库本作“索之”。

治吞铵方：

艾蒿五两，以水五升，煮取一升。顿服之，即下。

又方：末火炭，酒服方寸匕。水服亦得。

又方：服蜜二升，即出。

治吞金银及钗方：

白糖二斤，一顿渐渐食之，多食益佳也。

又方：吞水银一两，再服之。

误吞环及指驱方：

烧雁毛二七枚，末，服之。鹅羽亦得。

误吞钗方：

曝韭令萎，蒸熟，勿切，食一束，即出。或生麦叶筋缕，如韭法，皆可用，但力意多食自消。

误吞铜铁而哽者方：

烧铜弩牙令赤，纳酒中，饮之立愈。

误吞钉、针及箭镞等方：

但多食脂肥肉，令饱，自裹出。

治误吞针方：

取悬针磁石末，饮方寸匕，即下。

胀　满

病者腹满，按之不痛者为虚，按之痛者为实也。夫腹中满不减，减不惊人，此当下之。舌黄，未下者，下之，黄自去。腹满时减，复如故，此为寒，当得温药。腹满，口中苦干燥，腹间有水，是饮。趺阳脉微弦，法当腹满不满者，必下部闭塞，大便难，两胠下疼痛，此虚寒，气从下向上，当以温药服之取瘥。腹满转痛，来趋少腹，为欲自下利也（一云腹中痛，若转气，下趋少腹，为欲自利）。

温胃汤　主胃气不平，时胀咳，不能食方：

附子、当归、厚朴、人参、橘皮、芍药、甘草各一两，干姜五分，蜀椒三合。

上九味，㕮咀，以水九升，煮取三升，分三服。

大半夏汤 主胃中虚冷，腹满塞，下气方：

半夏一升，大枣二十枚，甘草、附子、当归、人参、厚朴各二两，桂心五两，生姜八两，茯苓、枳实各二两，蜀椒二百粒。

上十二味，㕮咀，以水一斗，煮取三升，分三服。

附子粳米汤 主腹中寒气胀满，肠鸣切痛，胸胁逆满，呕吐方：

附子一枚，半夏、粳米各半升，甘草一两，大枣十枚。

上五味，㕮咀，以水八升，煮米熟，去滓。一服一升，日三。

厚朴七物汤 治腹满气胀方。

厚朴半斤，甘草、大黄各三两，大枣十枚，枳实五枚，桂心二两，生姜五两。

上㕮咀，以水一斗，煮取五升，去滓，纳大黄，煮取四升。服八合，日三。呕逆者，加半夏五合；利者，去大黄；寒多者，加生姜至半斤。

厚朴三物汤 治腹满发热数十日，脉浮而数，饮食如故方：

厚朴半斤，大黄四两，陈枳实大者五枚。

上㕮咀，以水一斗二升，煮取五升，纳大黄，煎取一升，去滓。服一升，腹中转动者，勿服；不动者，更服（一方加芒硝二两）。

治久寒，胸胁逆满，不能食，**吴茱萸汤**方：

吴茱萸、半夏、小麦各一升，甘草、人参、桂心各一两，大枣二十枚，生姜八两。

上八味，㕮咀，以酒五升、水三升，煮取三升，分三服。

治虚羸，胸膈满，**大桂汤**方：

桂心一斤，半夏一升，生姜一斤，黄芪四两。

上四味，㕮咀，以水一斗半，煮取五升。分五服，日三夜二。

治男子卒劳内伤，汗出中风，腹胀，大饥，食不下，心痛，小便赤黄，时白，大便不利方：

大黄、葶苈、寒水石、栝楼根、苦参、黄连各等分。

上六味，末之，蜜丸。以豉汁和饮服，如梧子二丸，日三，加至十丸。

痼冷积热

凡人中寒者，喜欠，其人清涕出，发热，色和者，善嚏。凡瞻病者，未脉望之，口燥，清涕出，善嚏欠，此人中寒，其人下利，以里虚故也。欲嚏不能，此人腹中痛，凡寒，脉沉弦。脉双弦者，寒也。弦脉，状如张弓弦，按之不移。脉数弦者，当下其寒。脉双弦而迟者，心下坚。脉大而紧者，阳中有阴，可下之，右手寸口脉弦者，即胁下拘急而痛，其人涩涩恶寒。师曰：迟者为寒，涩为无血。寸口脉微，尺中紧而涩，紧即为寒，微即为虚，涩即为血不足，故知发汗而复下之。大露宿丸主寒冷百病。

匈奴露宿丸 治寒冷积聚方：

礜石、桂心、附子、干姜各二两。

上四味，末之，蜜丸如梧子。一服十丸，日三服，稍加之。

露宿丸 主遇冷气，心下结紧，呕逆，寒食不消，并主伤寒，晨夜触寒冷恶气方：

附子、乌头、桂心、礜石各四两。

上四味，末之，蜜丸。以酒服如胡豆三丸，日三，加至下丸。药耐寒冷，忌热食、近火，宜冷食饮。

治痼冷风眩，寒中手足冷，胃口寒，脐下冷，百病，五劳七伤。第一令人能食，二强盛，三益气，四有子，神验方：

生地黄十五斤，取汁、乌头一百五十枚，大豆三升半。

上三味，以除日㕮咀乌头，以酒一斗半，和地黄汁，浸乌头，至破日，绞去滓，纳豆药汁中，至除日出，曝之；有汁，更浸而曝之，至汁尽药成。初服，从二豆起，可至二十豆，酒服之；有病，空腹服；无病，食后服。四时合，并得二月三月为上时。药令人能食，益气，强盛，有子，发白更黑，齿落更生。先病热人不可服。

治心腹痼冷，百治不瘥方：

曲末三升，白术五两，干姜、桂心各三两，吴茱萸、蜀椒各二两。

上六味，冶下筛。以米饮服方寸匕，日二。不过五剂，诸冷顿愈。无忌，空腹服之。

治积年冷病方：

蜀椒二两，香豉一升。

上二味，捣椒为末，和豉，更捣三千杵。酒服如弹丸大七丸，日一服，食前服。

治诸冷极，医所不治方：

马蔺子九升，净治去土。空腹服一合，日三，饮及酒下之，服讫须臾，以食压之，服取瘥乃止。

赤丸 主寒气厥逆方：

茯苓、桂心各四两，细辛一两，乌头、附子各二两，射罔加大枣一枚。

上六味，末之，纳真朱为色，蜜丸，如麻子，空腹酒服一丸，日再夜一服，不知加至二丸，以知为度。（一方用半夏四两，而不用桂。）

治胸满有气，心腹中冷，**半夏汤**方：

半夏一升，桂心四两，生姜八两。

上三味，㕮咀，以水七升，煮取二升。一服七合，日三服。

温中下气，生姜汤方：

生姜一斤，甘草三两，桂心四两。

上三味，㕮咀，以水六升，煮取一升半。服五合，日三服。

甘草汤 主虚羸惙惙，气欲绝方：

甘草、生姜、五味子各二两，人参一两，吴茱萸一升。

上五味，㕮咀，以水四升煮茱萸，令小沸，去滓纳药，煮取一升六合。分二服，服数剂佳。

茱萸硝石汤 主久寒，不欲饮食，数十年饮方：

吴茱萸八合，硝石一升，生姜一斤。

上三味，以酒一斗，水解令得二斗，煮药取四升。服二升，病即下去，勿更服也。初下如泔，后如污泥，若如沫滓，吐者，更可服之。养如乳妇法。

大建中汤 主心胁中大寒大痛，呕不能饮食，饮食下咽，自知偏从一面下流，有声决决然。若腹中寒气上冲皮起，出见有头足，上下而痛，其头不可触近方：

蜀椒二合，干姜四两，人参二两，饴糖一升。

上四味，㕮咀，以水四升，煮取二升，去滓纳糖，微火煮，令得一升半。分三服，服汤如炊三斗米久，可饮粥二升许，更服。当一日食糜，温覆之。

大黄附子汤 治胁下偏痛，发热，其脉紧弦，此寒也，当以温药下之方：

大黄三两，附子三枚，细辛三两。

上三味，㕮咀，以水五升，煮取二升，分再服。

寸口脉弦而紧，弦即卫气不行，卫气不行即恶寒；紧则不欲饮食；弦紧相搏，即为寒疝。趺阳脉浮而迟，浮即为风虚，迟即为寒疝。凡瘦人绕脐痛，必有风冷，谷气不行而反下之，其气必冲。不冲者，心下则痞。

寒疝绕脐苦痛，发即白汗出，手足厥寒，其脉沉弦，大乌头汤主之，方：

乌头十五枚，熬黑，不切，以水三升，煮取一升，去滓，纳白蜜二斤，煎令水气尽，得二升。强人服七合，羸人五合，未瘥，明日更服，日止一服，不可再也。

乌头桂枝汤 主大寒疝，腹中痛，逆冷，手足不仁，若一身尽痛，灸刺、诸药不能治方：

秋干乌头实中者五枚，除去角，白蜜一斤。

上二味，以蜜煎乌头，减半，去滓，以桂枝汤五合解之，令得一升许。初服二合，不知，更进三合，复不知，加至五合。其知者，如醉状，得吐者，为中病也。其桂枝汤方在伤寒中。

凡人患大热，皆须候脉。若大大热者，不得一准方用药，皆准病用药。大热不可那者，当两倍、三倍。大大热者，乃至十倍用之，乃可制之尔。有人苦热不已，皆由服石所致，种种服饵不能制止，唯朴硝煎可以定之。武德中有贵高人师，市奴谓之金石凌，非也。此方直用二硝、寒水石、石膏可也，即不劳金。有金者，贵高人所加也。

朴硝煎 方：

朴硝一斤，芒硝八两，寒水石四两，石膏二两，金二两。

上五味，先纳二硝于八升汤中，搅之令消，以纸密封一宿，澄取清，纳铜器中，别捣寒水石、石膏，碎如豆粒，以绢袋盛之，纳汁中，以微火煎之，候其上有沫起，以箸投中，著箸如凌雪凝白，急下泻著盆中，待凝取出，烈日曝干。积热困闷不已者，以方寸匕白蜜一合，和冷水五合，搅和令消，顿服之，日三。热定即止。

五石汤　主胃间热，热病后不除，烦闷，口中干渴方：

寒水石、硝石、赤石脂、龙骨、牡蛎、甘草、黄芩、栝楼根各五分，知母、桂心、石膏各三分，大黄二分。

上十二味，㕮咀，以水七升，煮取三升。分四服，日三夜一（诸本只有四石）。

竹叶汤　主五心热，手足烦疼，口干唇燥，胸中热方：

竹叶、小麦各一升，知母、石膏各三两，黄芩、麦门冬各二两，人参一两半，生姜五两，甘草、栝楼根、半夏各一两，茯苓二两。

上十二味，㕮咀，以水一斗二升，煮竹叶、小麦，取八升，去滓纳药，煮取三升。分三服，老小五服。

半夏汤　主胸中客热，心下烦满气上，大小便难方：

半夏一升，生姜八两，前胡四两，茯苓五两，甘草一两，黄芩、人参各二两，杏仁、枳实各三两，白术五两。

上十味，㕮咀，以水九升，煮取三升，分三服。胸中大热者，沉冷服之。大小便涩，加大黄三两。（一方用栀子仁二两，为十一味。）

承气汤　主气结胸中，热在胃脘，饮食呕逆，渴方：

前胡、枳实、桂心、大黄、寒水石、知母、甘草各一两，硝石、石膏、栝楼根各二两。

上十味，㕮咀，以水一斗，煮取三升，分三服。

治热气，手足心烦热如火方：

竹叶二升，枳实三两，青葙子、白前各一两，吴茱萸、黄芩各二分，栝楼根、麦门冬各二两，生姜六两，前胡（一作芍药）、半夏各五两。

上十一味，㕮咀，以水八升，煮取二升，分三服。

地黄煎　主热方：

地黄汁四升三合，茯神、知母、萎蕤各四两，栝楼根五两，竹沥三合（一方用竹叶）、生姜汁、白蜜、生地骨（皮切）各二升，石膏八两，生麦门冬汁，一升。

上十一味，㕮咀，以水一斗二升，先煮诸药，取汁三升，去滓，下竹沥、地黄、麦门冬汁，微火煎四五沸，下蜜、姜汁，微火煎，取六升。初服四合，日三夜一，加至六七合。四月、五月作散服之。

治积热方：

枳实、黄芩、大黄、黄连各三两，芒硝二两。

上五味，末之，蜜丸。空心酒服如梧子大三十丸，加至四十丸，日一服。

治膈上热方：

苦参十两，玄参五两，麦门冬三两，车前子二两。

上四味，末之，以蜜丸和梧子。一服十五丸，日二服。

细丸 主客热结塞不流利方：

大黄、葶苈各三两，香豉三合，杏仁、巴豆各三分。

上五味，末之，蜜丸。饮服如梧子二丸，日一服，以利为度。

治骨蒸热，羸瘦，烦闷短气，喘息鼻张，日西即发方：

龙胆、黄连、栝楼根各四分，芒硝二分，栀子十枚，苦参、大黄、黄芩、芍药、青葙子各二两。

上十味，末之，蜜丸。饮服如梧子二丸，日二，以知为度。（一方无苦参以下，只五味。）

治骨蒸方：

天灵盖如梳大，炙令黄，碎，以水五升，煮取二升，分三服。起死人神方。

又方：水服芒硝一方寸匕，日二服，神良。

又方：取人屎灰，以酒服方寸匕，日二服。

第十章　肺　脏

肺虚实

肺实热

右手寸口气口以前脉阴实者，手太阴经也，病苦肺胀，汗出若露，上气喘逆，咽中塞如欲呕状，名曰肺实热也。

治肺实热，胸凭仰息，泄气除热方：

枸杞（根皮切）二升，石膏八两，白前、杏仁各三两，橘皮、白术各五两，赤蜜七合。

上七味，㕮咀，以水七升，煮取二升，去滓下蜜，煮三沸，分三服。

治肺热，言音喘息短气，好唾脓血方：

生地黄（切）二升，石膏八两，麻黄五两，杏仁四两，淡竹茹（鸡子大）一枚，升麻、羚羊角、芒硝各三两，赤蜜一升。

上九味，㕮咀，以水七升，煮取二升，去滓下蜜，煮两沸，分三服。

治肺热，闷不止，胸中喘急，惊悸，客热来去，欲死，不堪服药，泄胸中喘气方：

桃皮、芫花各一升。

上二味，㕮咀，以水四斗，煮取一斗五升，去滓，以故布手巾纳汁中。薄胸，温四肢。不盈数日即歇。

治肺热气上，咳息奔喘，**橘皮汤**方：

橘皮、麻黄各三两，干紫苏、柴胡各二两，宿姜、杏仁各四两，石膏八两。

上七味，㕮咀，以水九升，煮麻黄两沸，去沫，下诸药，煮取三升，去滓。分三服，不瘥，与两剂。

治肺热喘息，鼻衄血方：

羚羊角、玄参、射干、鸡苏、芍药、升麻、柏皮各三两，淡竹茹（鸡子大）一枚，生地黄切，一升，栀子仁四两。

上十味，㕮咀，以水九升，煮取三升，分三服。须利者，下芒硝三两，更煮三沸。

治肺热，饮酒当风，风入肺，胆气妄泄，目青，气喘方：

麻黄四两，五味子、甘草各三两，杏仁五十枚，母姜五两，淡竹叶（切）一升。

上六味，㕮咀，以水七升，先煮麻黄，去沫，下诸药，煮取二升，去滓，分三服。

泻肺散 治酒客劳倦，或出当风，喜怒气舍于肺，面目黄肿，起即头眩，咳逆上气，时忽忽欲绝，心下弦急，不能饮食，或吐脓血，胸痛引背，支满欲呕方：

百部、五味子各二两半，茯苓、附子、苁蓉、当归、石斛、远志、续断各一两，细辛、甘草各七分，防风、蜀椒、紫菀、桂心款冬花、干姜各一两半，桃仁六十枚，杏仁三十枚。

上十九味，治下筛。以酒服方寸匕，日三，稍加至二匕。

肺胀，气抢胁下热痛，灸阴都随年壮。穴在挟胃脘两边相去一寸。胃脘在心下三寸。

肺胀胁满，呕吐上气等病，灸大椎并两乳上第三肋间，各止七。

肺与大肠俱实

右手寸口气口以前脉阴阳俱实者，手太阴与阳明经俱实也。病若①头痛目眩，惊狂，喉痹痛，手臂卷，唇吻不收，名曰肺与大肠俱实也。

治肺与大肠俱实，令人气凭满，**煮散**方：

茯苓、麻黄各六分，黄芪、大青、桂心各三分，细辛、杏仁各五分，石膏二两，丹参半两，五味子、甘草、贝母、橘皮、芎䓖各一两，枳实三枚。

上十五味，治下筛，为粗散，帛裹一方寸匕半，井华水一升五合，煮取七合为一服，日再。

---

① 若：四库本作“苦”。

肺虚冷

右手寸口气口以前脉阴虚者，手太阴经也。病苦少气不足以息，嗌干不津液，名曰肺虚冷也。

治肺虚冷，声嘶伤，语言用力战掉缓弱，虚瘠，风入肺方：

防风、独活、芎劳、秦椒、干姜、黄芪各四十二铢，天雄、麻黄、五味子、山茱萸、甘草各三十六铢，秦艽、桂心、薯蓣、杜仲、人参、细辛、防己各三十铢，紫菀、甘菊花各二十四铢，贯众二枚，附子七分。

上二十二味，治下筛。以酒服方寸匕，日二服。

治肺虚寒，疠风所伤，语声嘶塞，气息喘惫，咳唾，**酥蜜膏酒**止气嗽通声方：

酥、崖蜜、饴糖、姜汁、百部汁、枣肉、杏仁各一升，研，甘皮五具，末。

上八味，合和，微火煎，常搅，三上三下，约一炊久，取姜汁等各减半止。温酒一升，服方寸匕，细细咽之，日二夜一。

又方：猪胰三具，大枣百枚。

上二味，以酒五升渍之，秋冬七日，春夏五日出，布绞去滓，七日服尽。二七日忌盐。羊胰亦得。治咳嗽，胸胁支满，多喘上气，尤良（《肘后方》治久咳上气二十年，诸治不瘥者）。

治肺寒损伤，气嗽及涕唾鼻塞方：

枣肉二升，研作脂，杏仁一升，熬研为脂、酥、生姜汁、白糖、生百部汁、白蜜各一升。

上七味，合和，以微火煎，常搅，作一炊久，下之，细细温清酒服二合，日二。

补肺汤 治肺气不足，逆满上气，咽中闷塞，短气，寒从背起，口中如含霜雪，言语失声，甚者吐血方：

五味子三两，干姜、桂心、款冬花各二两，麦门冬一升，大枣一百枚，粳米一合，桑根白皮一斤。

上八味，㕮咀，以水一斗，先煮桑白皮五沸，下药，煮取三升，分三服。

又方：黄芪五两，甘草、钟乳、人参各二两，桂心、干地黄、茯苓、白石英、厚朴、桑白皮、干姜、紫菀、橘皮、当归、五味子、远志、麦门冬各三两，大枣二十枚。

上十八味，㕮咀，以水一斗四升，煮取四升。分五服，日三夜二。

补肺汤　治肺气不足，咳逆上气，牵绳而坐，吐沫唾血，不能食饮方：

苏子一升，桑白皮五两，半夏六两，紫菀、人参、甘草、五味子、杏仁各二两，射干、款冬花各一两，麻黄、干姜、桂心各三两，细辛一两半。

上十四味，㕮咀，以水一斗二升，煮取三升半。分五服，日三夜二。

补肺汤　治肺气不足，咳逆短气，寒从背起，口中如含霜雪，语无音声而渴，舌本干燥方：

五味子、苏子各一升，白石英、钟乳各三两，竹叶、款冬花、橘皮、桂心、桑白皮、茯苓、紫菀各二两，粳米二合，生姜五两，杏仁五十枚，麦门冬四两，大枣十枚。

上十六味，㕮咀，以水一斗三升，先煮桑白皮、粳米、大枣，米熟去滓，纳诸药，煮取五升。分六服，日三。

补肺汤　治肺气不足，心腹支满，咳嗽，喘逆上气，唾脓血，胸背痛，手足烦热，惕然自惊，皮毛起，或哭，或歌，或怒，干呕心烦，耳中闻风雨声，面色白方：

款冬花、桂心各二两，桑白皮一斤，生姜、五味子、钟乳各三两，麦门冬四两，粳米五合，大枣十枚。

上九味，㕮咀，以水一斗二升，先煮粳米、枣，令熟，去之纳药，煎取二升。分三服，温服之。（一方用白石英二两。）

治肺气不足，咳唾脓血，气短不得卧，**麻子汤**方：

麻子一升，桂心、人参各二两，阿胶、紫菀各一两，生姜三两，干地黄四两，桑白皮一斤，饧一斤。

上九味㕮咀，以酒一斗五升、水一斗五升，合煮取四升，分五服。

治肺气不足，咽喉苦干，宜服饧煎方：

作饧任多少，取干枣一升，去核，熟捣，水五升，和使相得，绞去滓，澄去上清，取浊，纳饴中搅，火上煎，勿令坚。令连连服如鸡子，渐渐吞之，日三夜二。

凡肺风气痿绝，四肢满胀，喘逆胸满，灸肺俞各二壮。肺俞对乳引绳度之，在第三椎下两旁相去各一寸五分。

肺与大肠俱虚

右手寸口气口以前脉阴阳俱虚者，手太阴与阳明经俱虚也。病苦耳鸣嘈嘈，时妄见光明，情中不乐，或如恐怖，名曰肺与大肠俱虚也。

治肺与大肠俱不足，虚寒乏气，小腹拘急，腰痛，羸瘠百病，小建中汤方：

大枣十二枚，生姜三两，甘草二两，桂心三两，芍药六两。

上五味，㕮咀，以水八升，煮取三升，去滓，纳糖八两，煮三沸，分三服。

肺　劳

凡肺劳病者，补肾气以益之，肾王则感于肺矣。人逆秋气，则手太阴不收，肺气焦满。顺之则生，逆之则死。顺之则治，逆之则乱。反顺为逆，是谓关格，病则生矣。

肺劳实，气喘鼻张，面目苦肿，**麻黄引气汤**方：

麻黄、杏仁、生姜、半夏各五分，石膏八两，紫苏四分，白前、细辛、桂心各三分，竹叶切，一升，橘皮二分。

上十一味，㕮咀，以水一斗，煮取三升，去滓，分三服。

治肺劳虚寒，心腹冷，气逆游气，胸胁气满，从胸达背痛，忧气往来，呕逆，饮食即吐，虚乏不足，半夏汤方：

半夏一升，生姜一斤，桂心四两，甘草、厚朴各二两，人参、橘皮、麦门冬各三两。

上八味，㕮咀，以水一斗，煮取四升，去滓，分四服。腹痛加当归二两。

治肺劳风虚冷，痰游水气，昼夜不得卧，头不得近枕，上气胸满，喘息气绝，此痰水盛溢，**厚朴汤**方：

厚朴、麻黄、桂心、黄芩、石膏、大戟、橘皮各二两，枳实、甘草、秦艽、杏仁、茯苓各三两，细辛一两，半夏一升，生姜十两，大枣十五枚。

上十六味，㕮咀，以水一斗三升，煮取四升，分为五服。

气 极

治气极虚寒，阴畏阳气，昼瘥暮甚，气短息寒，钟乳散。亦治百病，令人丁强，能食饮，去风冷方：

钟乳别研，干姜、桔梗、茯苓、细辛、桂心、附子、人参各一两六铢，白术一两，防风、牡蛎、栝楼根各二两半。

上十二味，治下筛。以酒服方寸匕，日三，渐加至二匕。五十以上，可数服，得力乃止。

治气极虚寒，皮毛焦，津液不通，虚劳百病，气力损乏，**黄芪汤**方：

黄芪四两，人参、白术、桂心各二两，大枣十枚，附子三十铢，生姜八两。

上七味，㕮咀，以水八升，煮取三升，去滓，分四服。（一方不用附子。）

治气极虚寒，皮痹不已，内舍于肺，寒气入客于六腑，腹胀虚满，寒冷积聚百病，**大露宿丸**方：

署石（《肘后》作矾石）、干姜、桂心、皂荚、桔梗、附子各三两。

上六味，末之，蜜丸。酒服如梧子十丸，日三，渐加之。慎热及近火等。治气极虚寒澼饮，胸中痰满，心腹痛，气急，不下饮食，**硫黄丸**方：

硫黄、礜石、干姜、附子、乌头、桂心、细辛、白术、桔梗、茯苓各二两。

上十味，末之，蜜丸如梧子。酒服十丸，日三，渐加之，以知为度。

治气极伤热，喘息冲胸，常欲自恚，心腹满痛，内外有热，烦呕不安，**大前胡汤**方：

前胡八两，半夏、麻黄、芍药各四两，枳实四枚，生姜五两，黄芩三两，大枣十二枚。

上八味，㕮咀，以水九升，煮取三升，去滓，分温三服。

治气极伤热，气喘，甚则唾血，气短乏，不欲食，口燥咽干，**竹叶汤**方：

竹叶二升，麦门冬、小麦、生地黄各一升，生姜六两，麻黄三两，甘草一两，石膏六两，大枣十枚。

上九味，㕮咀，以水一斗，煮取三升，去滓，分三服。

积　气

七气者，寒气、热气、怒气、恚气、喜气、忧气、愁气，凡七种气，积聚坚大，如杯若盘，在衵心下，腹中疾痛，饮食不能，时来时去，每发欲死，如有祸祟，此皆七气所生。寒气，即呕逆恶心；热气，即说物不竟而迫；怒气，即上气不可忍，热痛上抢心，短气欲死不得息；恚气，即积聚在心下，不得饮食；喜气，即不可疾行，不能久立；忧气，即不可闲作，暮卧不安；愁气，即喜忘，不识人语，置物四方，还取不得去处，若闻急，即四肢胕肿，手足筋挛，捉不能举。如得病此，是七气所生，男子卒得，饮食不时所致，妇人即产后中风诸疾也。

七气丸方：

乌头、大黄各七分，紫菀、半夏、前胡、细辛、丹参、茯苓、芎、桃仁、菖蒲（一作芍药）、石膏、吴茱萸、桂心、桔梗各三分，人参、甘草、防葵各一两，干姜、蜀椒各半两。

上二十味，末之，蜜丸。酒服如梧子三丸，日三，加至十丸。五方去半夏，加甘遂三分。

七气丸　主七气。七气者，寒气、热气、怒气、恚气、喜气、忧气、愁气。此之为病，皆生积聚，坚牢如杯，心腹绞痛，不能饮食，时去时来，发则欲死。凡寒气状，吐逆心满；热气状，恍惚，眩冒，失精；怒气状，不可当热，痛上荡心，短气欲绝，不得息；恚气状，积聚心满，不得食饮；喜气状，不可疾行久立；忧气状，不可苦作，卧不安席；愁气状，平故如怒，喜忘，四肢肿，不得举止。亦治产后中风余疾，方：

大黄二两半，人参、半夏、吴茱萸、柴胡、干姜、细辛、桔梗、菖蒲各二分，茯苓、芎劳、甘草、石膏、桃仁、蜀椒各三分。

上十五味，末之，蜜丸如梧子大。每服酒下三丸，日进三服，渐加至十丸。

七气汤　主忧气、劳气，寒气，热气，愁气，或饮食为膈气，或劳气内伤，五脏不调，气衰少力方：

干姜、黄芩、厚朴、半夏、甘草、栝楼根、芍药、干地黄各一两，蜀椒三两，枳实五枚，人参一两，吴茱萸五合。

上十二味，㕮咀，以水一斗，煮取三升。分三服，日三。

七气汤 主虚冷上气，劳气等方：

半夏一升，人参、生姜、桂心、甘草各一两。

上五味，㕮咀，以水一斗，煮取三升。分三服，日三。

五膈丸 治忧膈、气膈、食膈、饮膈、劳膈。五病同药服，以忧恚、思虑、食饮得之，若冷食及生菜便发。其病苦心满，不得气息，引背痛如刺之状，食即心下坚大如粉絮，大痛欲吐，吐即瘥，饮食不得下，甚者及手足冷，上气咳逆，喘息短气方：

麦门冬、甘草各五两，蜀椒、远志、桂心、细辛各三两，附子一两半，人参四两，干姜二两。

上九味，末之，蜜和丸。微使淖，先食含如弹丸一枚，细细咽之，喉中、胸中当热，药力稍尽，复含一丸，日三夜二，服药七日愈。

治结气冷癥积在胁下，及脚气上入少腹，腹中胀满百病方：

大蒜去心皮，三升，捣令极熟，以水三升和令调，绞取汁，更捣余滓令熟，更以水三升和令调，绞取汁，更捣余滓令熟，更以水三斗和令调，绞取汁，合得九升，所得滓可桃颗大，弃却，以微火煎取三升，下牛乳三升，合煎，取三升。旦起空腹一顿温服之，令尽，至申时食。三日服一剂，三十日服十剂止。

大蒜煎 治疝瘕积聚，冷癖痰饮，心腹胀满，上气咳嗽，刺风，风癫偏风，半身不遂，腰疼膝冷，气息痞塞百病方：

蒜六斤四两，去皮，切，水四斗，煮取一斗，去滓酥一升，纳蒜汁中、牛乳二升，荜拨、胡椒、干姜各三两，石蜜、阿魏、戎盐各二两，石上菖蒲、木香各一两，干蒲桃四两。

上十二味，末之。合纳蒜汁中，以铜器微火煎取一斗，空腹酒下一两。五日以上稍加至三两，二十日觉四体安和，更加至六两。此治一切冷气，甚良。

治气上下痞塞不能息，**桔梗破气丸**方：

桔梗、橘皮、干姜、厚朴、枳实、细辛、葶苈各三分，胡椒、蜀椒、乌头各二分，荜拨十分，人参、桂心、附子、茯苓、前胡、防葵、芎䓖各五分，甘草、大黄、槟榔、当归各八分，白术、吴茱萸各六分。

上二十四味，末之，蜜丸如梧子大。酒服十丸，日三。有热者，空腹服之。

治气实若积聚，不得食息，**槟榔汤**方：

槟榔三七枚，细辛一两，半夏一升，生姜八两，大黄、紫菀、柴胡各三两，橘皮、甘草、紫苏、冬用子、茯苓各二两，附子一枚。

上十二味，口㕮咀，以水一斗，煮取三升。分三服，相去如行十里久。若有癥结坚实如石，加鳖甲二两、防葵二两。气上，加桑白皮切二升，枳实、厚朴各二两。消息气力强弱，进二剂，后隔十日，更服前桔梗破气丸。

治积年患气，发作有时，心腹绞痛，忽然气绝，腹中坚实，医所不治，复谓是蛊方：

槟榔大者四七枚，柴胡三两，半夏一升，生姜八两，附子一枚，橘皮、甘草、桂心、当归、枳实各二两。

上十味，㕮咀，以水一斗，煮取三升。分三服，五日一剂。服三剂，永除根本。

治逆气心腹满，气上胸胁痛，寒冷心腹痛，呕逆及吐，不下食，忧气结聚，**半夏汤**方：

半夏一升，生姜、桂心各五两，橘皮四两。

上四味，㕮咀，以水七升，煮取三升。分四服，日三夜一。人强者，作三服。亦治霍乱后吐逆腹痛。

治逆气心中烦满，气闷不理，气上，半夏汤。治上气咽喉窒塞，短气不得卧，腰背痛，胸满不得食，面色萎黄，**贝母汤**方：

贝母一两，生姜五两，桂心、麻黄、石膏、甘草各三两，杏仁三十枚，半夏三合。

上八味，㕮咀，以水一斗，煮取三升。分为三服，日三。

治上气，脉浮，咳逆，喉中水鸡声，喘息不通，呼吸欲死，**麻黄汤**方：

麻黄八两，甘草四两，大枣三十枚，射干（如博棋子）二枚。

上四味，㕮咀，以井花水一斗，煮麻黄三沸，去沫纳药，煮取四升。分四服，日三夜一。

奔气汤 治大气上奔胸膈中诸病，发时迫满，短气不得卧，剧荏便悄欲死[1]，腹中冷湿气，肠鸣相逐，成结气方：

半夏、吴茱萸各一升，生姜一斤，桂心五两，人参、甘草各二两。

上六味，㕮咀，以水一斗，煮取三升，分四服。

枳实汤 下气，治胸中满闷方：

枳实三枚，大枣十四枚，半夏五两，附子二枚，人参、甘草、白术、干姜、厚朴各二两。

上九味，㕮咀，以水七升，煮取二升半。一服八合，日三。

治气满腹胀，下气方：

半夏一升，生姜一斤，人参一两半，橘皮三两。

上四味，㕮咀，以水七升，煮取三升，去滓。分三服，日三。（一方无人参，只三味。）

治气两胁满急，风冷方：

杏仁、茯苓、防葵各八分，吴茱萸、橘皮、桂心、防风、泽泻各五分，白术、射干、芍药、苏子、桔梗、枳实各六分。

上十四味，末之，蜜丸如梧子大。酒服十丸，日二，加至三十丸。

治气满闭塞不能食，喘息方：

诃梨勒十枚，末之，蜜丸如梧子。食后服三丸。不忌，得利即止。

治上气咳逆方：

苏子一升，五味子五合，麻黄、细辛、紫菀、人参、黄芩、甘草各二两，桂心、当归各一两，生姜五两，半夏三两。

上十二味，㕮咀，以水一斗，煮取三升，分三服。

治气上不得卧，神秘方：

橘皮、生姜、紫苏、人参、五味子各五两。

上五味，㕮咀，以水七升，煮取三升，分三服。

治热发气上冲不得息，欲死不得卧方：

桂心半两，白石英、麦门冬、枳实、白藓皮、贝母、茯神、槟榔仁、天门冬各二两半，车前子一两，人参、前胡、橘皮、白薇杏仁各一两半，郁李仁三两，桃仁五分。

上十七味，末之，蜜和。以竹叶饮服十丸如梧子，日二，加至三

---

① 剧荏便悄欲死：［考异］：“诸本荏作者。”

十丸。

竹叶饮法：

竹叶、紫苏子各二升，紫菀、白前各二两，百部、甘草、生姜各三两。

上七味，㕮咀，以水八升，煮取三升，温以下前丸，药尽更合之。

安食下气，理胸胁，并治客热，**人参汤**方：

人参、麦门冬、干姜、当归、茯苓、甘草、五味子、黄芪、芍药、枳实各一两，桂心三两，半夏一升，大枣十五枚。

上十三味，㕮咀，以水九升，煮取三升，去滓。一服九合，从旦至晡令尽，皆热服，慎勿冷。

治风虚支满，膀胱虚冷，气上冲肺息奔，令咽喉气闷往来，下气，**海藻橘皮丸**方：

海藻、橘皮各三分，杏仁、茯苓各二分，人参、吴茱萸、白术、葶苈各一两，桑根白皮、枣肉、昆布各二两，芍药、桂心各五分，白前三分，苏子五合。

上十五味，末之，蜜丸。饮服如梧子大十丸，日二，加至十五丸，以利小便为度。

治气上方：

硇砂、细辛、牛膝各等分。

上三味，末之。气发，酒服方寸匕，后三日忌酒，余禁如药法。

治上气方：

上酥一升，独头蒜五颗。

上二味，先以酥煎蒜，蒜黄出之，生姜汁一合，共煎令熟。空腹服一方寸匕，温服之。

治上气呕吐方：

芥子二升，末之，蜜丸。寅时井花水服如梧子七丸，日二服。亦可作散，空腹服之。及可酒浸服。并治脐下绞痛。

治劳气方：

小芥子三升，捣末，绢袋盛，酒三斗浸之，密封七日，去滓。温服半升，渐至一升半，得力更合。忌如药法。

治上气三十年不瘥方：

大枣一百枚，豉一百二十粒，蜀椒二百粒，杏仁一百枚。

上四味，先捣杏仁、豉令熟后，纳枣、椒更捣，作丸如枣核大。含之，稍稍咽之，日三夜一。

治积年上气不瘥，垂死者方：

莨菪子熬色交、熟羊肝薄切，曝干。

上二味，各捣，等分，以七月七日神醋拌令相著。夜不食，空腹服二方寸匕，须拾针，两食间以冷浆白粥二匕止之，隔日一服，永瘥。四十日内，得煮饭汁作芜菁羹食之，以外一切禁断。

下气方：生姜五两，小麦一升。

上二味，以水七升，煮取一升，顿服。

又方：紫苏茎叶切，一升，大枣二七枚。

上二味，以酒三升，煮取一升半，分再服。水煮亦得。（一方加橘皮半两。）

治气方：

桃皮二斤，去黄者，㕮咀，以水五升，煮取三升。一服一升，瘥即止。

又方：酒服驴脂二合，日二，瘥止。

又方：黄牛乳二升，煎取一升，和生乳一升。空腹服之，日二。

又方：驴乳，初服三合，三日后，日别五合，后至七合，七日后至一升。忌葵菜、猪、鱼、油等。

又方：空腹服尿，但尿则服之，百日止，治一切病。

又方：空腹服乌牛尿，日再，至三升止。

补气虚逆方：

大枣三升，甘皮去脉，十具，干地黄八两，干姜二两。

上四味，治下筛，酒四升，渍枣三宿，漉出枣，取酒为饮汁，将枣纳甑中，微火蒸之，令枣膏，入釜中酒里，煎酒令余二升许，甑中枣候皮核在，止火[①]，贮器中，将前散及热下，搅之令调，大略与糖相似。以酒服二合，日再，非止补气，亦通治一切短气，并形体瘦甚良。

大补气方：

羊肚一具，治如食法，去膏营，羊肾一具，去膏，四破，干地黄五两，甘草、秦椒各一两，白术、桂心、人参、厚朴、海藻各三两，干姜、昆布、地骨皮各四两。

---

① 甑中枣候皮核在，止火：四库本作“候甑中枣只留皮核在，乃止火”。

上十三味，治下筛，纳羊肚中，合肾缝塞肚口，蒸极熟为度，及热，木臼合捣，取肚、肾与诸药为一家，曝干，更捣为散。酒服方寸匕，日二。

白石英散 治气及补五劳七伤，无所不治，明目，利小便方：

炼成白石英十两，石斛、苁蓉各六分，茯苓、泽泻、橘皮各一两，菟丝子三两。

上七味，治下筛，总于瓷器中，研令相得，重筛之。酒服方寸匕，日二，不得过之。忌猪、鱼、鹅、鸭、蒜、冷、醋、滑。

补伤散 主肺伤，善泄咳，善惊恐，不能动筋，不可以远行，膝不可久立，汗出鼻干，少气喜悲，心下急痛，痛引胸中，卧不安席，忽忽喜梦，寒热，小便赤黄，目不远视，唾血方：

天门冬一升，防风、泽泻、人参各一两半，白蔹一两，大豆卷、前胡、芍药、栝楼根、石膏、干姜各二两，紫菀一两，桂心、白术各四两，甘草、干地黄、薯蓣、当归各二两半，阿胶一两半。

上十九味，治下筛。食上酒服方寸匕，日三。

白石英丸 补养肺气方：

白石英（一作白石脂）、磁石、阳起石、苁蓉、菟丝子、干地黄各二两半，石斛、白术、五味子、栝楼根各一两，巴戟天五分，桂心、人参各一两，蛇床子半两，防风五分。

上十五味，末之，蜜丸如梧子。酒服十五丸，加至三十丸，日二服。

治气不足，**理气丸**方：

杏仁、桂心各一两，益智子、干姜各二两。

上四味，末之，蜜丸如梧子。未食服三丸，以知为度。

治冷气，气短方：

蜀椒五两，绢袋盛，以酒一斗浸之二七日，服之任意多少。

治读诵劳极，疲乏困顿方：

酥、白蜜、油糖、酒各二升。

上五味，合于铜器中，微火煎二十沸，下之，准七日七夜，服之令尽。慎生冷。

又方：人参、甘草、茯苓、当归各二两，大枣二十枚，地骨皮、芎䓖芍药、黄芪、干地黄各三两。

上十味，㕮咀，以水一斗，煮取三升，分三服。（一方用桂心三两。）

治卒短气方：

捣韭汁，服一升，立瘥。

治乏气方：

枸杞叶、生姜各二两。

上二味，㕮咀，以水三升，煮取一升，顿服。

治少年房多短气方：

栀子二七枚，豉七合。

上二味，以水二升煮豉，取一升半，去豉，纳栀子，煮取八合。服半升，不瘥更服。

肺　痿

治肺痿，多涎唾，小便数，肺中冷，必眩，不渴，不咳，上虚，其下不能制溲，甘草干姜汤以温其脏。服汤已，小温覆之，若渴者，属消渴，法**甘草干姜汤**方：

甘草四两，干姜二两。

上二味，㕮咀，以水三升，煮取一升半，去滓。分二服。

治肺痿，涎唾多，出血，心中温温液液，**甘草汤**方：

甘草二两，㕮咀，以水三升，煮取一升半，去滓，分三服。

治肺痿，咳唾涎沫不止，咽燥而渴，**生姜甘草汤**方：

生姜五两，甘草四两，人参三两，大枣十二枚。

上四味，㕮咀，以水七升，煮取三升，去滓，分三服。

治肺痿，吐涎沫不止，**桂枝去芍药加皂荚汤**方：

桂枝、生姜各三两，甘草二两，皂荚一挺，大枣十二枚。

上五味，㕮咀，以水七升，煮取三升，去滓，分三服。

治肺胀，咳而上气，咽燥而喘，脉浮者，心下有水，**麻黄汤**方：

麻黄、芍药、生姜、细辛、桂心各二两，半夏、五味子各半升，石膏四两。

上八味，㕮咀，以水一斗，煮取三升，分三服。

肺 痈

治咳，胸中满而振寒，脉数，咽干而不渴，时时出浊唾腥臭，久久吐脓如粳米粥，是为肺痈，**桔梗汤**方：

桔梗三两，甘草二两。

上二味，㕮咀，以水三升，煮取一升，去滓，分二服，必吐脓血也。（一方有款冬花一两半。）

治肺痈，喘不得卧，**葶苈大枣泻肺汤**方：

葶苈三两，末之，大枣二十枚。

上二味，先以水三升煮枣，限二升，去枣，纳药一枣大，煎取七合，顿服令尽。三日服一剂，可服三四剂。

治肺痈，胸胁胀，一身面目浮肿，鼻塞，清涕出，不闻香臭，咳逆上气，喘鸣迫塞，葶苈大枣泻肺汤主之。用前方，先服小青龙汤一剂，乃进之小青龙汤方。

治咳有微热，烦满，胸心甲错，是为肺痈，**黄昏汤**方：

黄昏手掌大一片，是合昏皮也，㕮咀，以水三升，煮取一升，分二服。

又方：苇茎切，二升，以水二斗，煮取五升，去滓，薏苡仁半升，瓜瓣半升，桃仁三十枚。

上四味，㕮咀，纳苇汁中，煮取二升，服一升，当有所见吐脓血。

第十一章　大肠腑

大肠腑脉论

论曰：大肠腑者，主肺也，鼻柱中央是其候也。肺合气于大肠。大肠者，为行道传泻之腑也。号监仓掾。重二斤十二两，长一丈二尺，广六寸，当脐右回叠积还反十二曲，贮水谷一斗二升，主十二时，定血脉，和利精神。《千金》《明堂》《外台》同。《难经》云长二丈一尺，大四寸，径一寸之少半①，十六曲，盛谷一斗，水七升半。鼻遂以长，以候大肠。

右手关前寸口阳绝者，无大肠脉也。苦少气，心下有水气，立秋节即咳。刺手太阴治阴，在鱼际间。

右手关前寸口阳实者，大肠实也。苦肠中切痛，如针刀所刺，无休息时。刺手阳明治阳，在手腕中，泻之。

大肠病者，肠中切痛而鸣濯濯，冬日重感于寒则泄，当脐而痛，不能久立，与胃同候。取巨虚上廉。

肠中雷鸣，气上冲胸，喘，不能久立，邪在大肠。刺肓之原、巨虚上廉、三里。

大肠胀者，肠鸣而痛，寒则泄，食不化。

大肠有寒鹜溏，有热便肠垢。

大肠有宿食，寒栗发热有时，如疟状。

肺前受病，移于大肠，肺咳不已，咳则遗失便利。厥气客于大肠，则梦田野。

---

① 径一寸之少半：［考异］："据经文，寸字当叠。"

肺应皮，皮厚者，大肠厚；皮薄者，大肠薄皮缓腹裹大者，大肠缓而长；皮急者，大肠急而短；皮滑者，大肠直；皮肉不相离者，大肠结。

扁鹊云：手太阴与阳明为表里，大肠若病，实则伤热，热则胀满不通，口为生疮。食下入肠，肠实而胃虚，食下胃，胃实而肠虚，所以实而不满，乍实乍虚，乍来乍去。虚则伤寒，寒则肠中雷鸣，泄青白之利而发于气水，根在大肠。方在治水篇中。

大肠绝，不治，何以知之？泄利无度，利绝则死。

手阳明之脉，起于大指次指之端外侧，循指上廉，出合谷两骨之间，上入两筋之中，循臂上廉，上入肘外廉，循臑外前廉，上肩，出髃骨之前廉，上出柱骨之会上，下入缺盆，络肺，下膈，属大肠。其支者，从缺盆直而上颈，贯颊，入下齿缝中，还出挟口，交人中，左之右，右之左，上挟鼻孔。是动则病齿痛颊肿。是主津所生病者，目黄口干，鼽衄，喉痹，肩前痛，大指次指痛不用。气盛有余，则当脉所过者热肿，虚则寒栗不复。盛者，则人迎大三倍于寸口，虚者则人迎反小于寸口也。

大肠虚实

大肠实热

右手寸口气口以前脉阳实者，手阳明经也。病苦肠满，善喘咳，面赤身热，喉咽中如核状，名曰大肠实热也。

治大肠实热，腹胀不通，口为生疮者，**生姜泄肠汤**方：

生姜、橘皮、青竹茹、黄芩、栀子仁、白术各三两，桂心一两，茯苓、芒硝各三两，生地黄十两，大枣十四枚。

上十一味，㕮咀，以水七升，煮取三升，去滓，下芒硝，分二服。

肠中胪胀不消，灸大肠俞四十九壮。

大肠有热，肠鸣腹满，挟脐痛，食不化，喘，不能久立，巨虚上廉主之。

大肠虚冷

右手寸口气口以前脉阳虚者，手阳明经也。病苦胸中喘，肠鸣虚渴，唇干目急，善惊泄自，名曰大肠虚冷也。

治大肠虚冷，痢下青白，肠中雷鸣相逐，**黄连补汤方**：

黄连四两，茯苓、芎䓖各三两，酸石榴皮五片，地榆五两，伏龙、肝鸡子大一枚。

上六味，㕮咀，以水七升，煮取二升半，去滓，下伏龙肝末，分三服。

肠中雷鸣相逐，痢下，灸承满五十壮。穴在挟巨阙相去五寸。巨阙在心下一寸，灸之者，挟巨阙两边各二寸半。

食饮不下，腹中雷鸣，大便不节，小便赤黄，阳纲主之。

腹胀肠鸣，气上冲胸，不能久立，腹中痛濯濯，冬日重感于寒则泄，当脐而痛，肠胃间游气切痛，食不化，不嗜食，身肿，挟脐急，天枢主之。

肠中常鸣，时上冲心，灸脐中。

肠鸣而痛，温溜主之。

肛门论

论曰：肛门者，主大行道，肺、大肠候也。号为通事令史。重十二两，长一尺二寸，广二寸二分，应十二时。若脏伤热，则肛门闭塞，大行不通，或肿，缩人生疮。若腑伤寒，则肛门开，大行洞泻，肛门凸出，良久乃入。热则通之，寒则补之，虚实和平，依经调之。方在第二十四卷中。

皮虚实

论曰：夫五脏六腑者，内应骨髓，外合皮毛肤肉。若病从外生，则皮毛肤肉关格强急。若病从内发，则骨髓痛疼。然阴阳表里，外皮内髓，其病源不可不详之也。皮虚者寒，皮实者热。凡皮虚实之应，主于肺、大肠，其病发于皮毛，热则应脏，寒则应腑。

治皮虚，主大肠病，寒气关格，蒴藋式孙汤方：

蒴藋根叶切，三升，菖蒲叶切，二升，桃叶皮枝锉，三升，细糠一斗，秫米三升。

上五味，以水一石五斗煮，取米熟为度，大盆器贮之，于盆上作小竹床子罩盆，人身坐床中，四面周回将席荐障风，身上以衣被盖覆。若气急，时开孔对中泄气，取通身接汗，可得两食久许，如此三日，蒸还温药足汁用之。若盆里不过热，盆下安炭火。非但治寒，但是皮肤一切劳冷，悉皆治之。

治皮实，主肺病热气，栀子煎方：

栀子仁、枳实、大青、杏仁、柴胡、芒硝各二两，生地黄、淡竹叶切，各一升，生玄参五两，石膏八两。

上十味，咀，以水九升，煮取三升，去滓，下芒硝，分为三服。

咳　嗽

论曰：经云五脏六腑皆令咳，肺居外而近上，合于皮毛，皮毛喜受邪，故肺独易为咳也。邪客于肺，则寒热上气喘，汗出，咳动肩背，喉鸣，甚则唾血。肺咳经久不已，传入大肠，其状咳则遗粪。肾咳者，其状引腰背痛，甚则咳涎。肾咳经久不已，传入膀胱，其状咳则遗尿。肝咳者，其状左胁痛，甚者不得转侧。肝咳经久不已，传入胆，其状咳则清苦汁出。心咳者，其状引心痛，喉中介介如梗，甚者喉痹咽肿。心咳经久不已，传入小肠，其状咳则矢气。脾咳者，其状右胁痛，阴阴此肩背，甚者不得动，动则咳剧。经久不已，传入胃，其状咳而呕，呕甚则长虫出。久咳不已，三焦受之，三焦咳之状，咳而腹满，不能食饮，此皆聚：于二胃，关于肺，使人多涕唾而面浮肿，气逆也。有顺时有风寒冷，人触冒解脱，伤皮毛间，入腑脏为咳上气，如此也。有非时忽然暴寒，伤皮肤中与肺合，则咳嗽上气，或胸胁叉痛，咳唾有血者，是其热得非时之寒，暴薄之不得渐散，伏结深，喜肺痈也。因咳服温药，咳尤剧及壮热，吐脓血，汗出，恶寒是也。天有非时寒者，急看四时方也。

问曰：咳病有十，何谓也？师曰：有风咳，有寒咳，有支咳，有肝咳，有心咳，有脾咳，有肺咳，有肾咳，有胆咳，有厥阴咳。问曰：十咳之证，以何为异？师曰：欲语因咳，言不得竟，谓之风咳。饮冷食寒因之而咳，谓之寒咳。心下坚满，咳则支痛，其脉反迟，谓之支咳。咳则引胁下痛，谓之肝咳。咳而唾血，引手少阴，谓之心咳。咳而涎出，续续不止，引少腹，谓之脾咳。咳引颈项而唾涎沫，谓之肺咳。咳则耳无所闻，引腰并脐中，谓之肾咳。咳而引头痛，口苦，谓之胆咳。咳而引舌本，谓之厥阴咳。风咳者，不下之①；寒咳、支咳、肝咳，刺②足太冲；心咳，刺手神门；脾咳，刺足太白；肺咳刺手太渊；肾咳，刺足太溪；胆咳，刺足阳陵泉；厥阴咳，刺手大陵。

夫久咳为瘀，咳而时发热，脉在九菽一作卒弦者，非虚也，此为胸中寒实所致也，当吐之。

夫咳家，其脉弦，欲行吐药，当相人强弱而无热，乃可吐耳。

咳家，其人脉弦为有水，可与大枣汤下之，方见下。不能卧出者，阴不受邪故也。留饮咳者，其人咳不得卧，引项上痛，咳者如小儿掣纵状。夫酒客咳者，必致吐血，此坐久极饮过度所致也，其脉沉者不可发汗。久咳数岁，其脉弱者可治，实大数者死，其脉虚者，必善冒，其人本有支饮在胸中故也，治属饮家。上气汗出而咳，属饮家。咳而小便利，若失溺，不可发汗，汗出即厥逆冷。

夫病吐血，喘咳上气，其脉数，有热不得卧者死；寒家咳而上气，其脉数者死，谓其人形损故也。脉大而散，散者为气实而血虚，名日有表无里。上气、面脸肿、肩息，其脉浮大不治，加痢尤甚。上气躁而喘者，属肺胀，欲作风水，发汗愈。

咳逆倚息不得卧，**小青龙汤**主之，方：

麻黄、芍药、细辛、桂心、干姜、甘草各三两，五味子、半夏各半升。

上八味，㕮咀，以水一斗，先煮麻黄减二升，去上沫，乃纳诸药，煮取三升，去滓，分三服，弱者服半升。若渴，去半夏，加栝楼根三两。若微痢，去麻黄，加荛花如鸡子大。若食饮噎者，去麻黄，加附子一枚。若小便不利，小腹满者，去麻黄，加茯苓四两。若喘者，去麻黄，加杏仁半升。

---

① 不下之：[考异]：“下疑刺伪。《外台》无不字。”

② 刺：《外台》引作“灸”。

青龙汤下已，多唾口燥，寸脉沉、尺脉微，手足厥冷，气从少腹上冲胸咽，手足痹，其面翕热如醉状，因复下流阴股，小便难，时复冒者，与茯苓桂心甘草五味子汤治其气冲方：

茯苓四两，桂心、甘草各三两，五味子半升。

上四味，㕮咀，以水八升，煮取三升，去滓，分温三服。

冲气即低而反，更咳胸满者，用茯苓甘草五味子去桂加干姜细辛以治其咳满方：

茯苓四两，甘草、干姜、细辛各三两，五味子半升。

上五味，㕮咀，以水八升，煮取三升，去滓。温服半升，日三。

咳满即止而更复渴，冲气复发者，以细辛、干姜为热药也，服之当遂渴，而渴反止者，为支饮也，支饮法当冒，冒者必呕，呕者复纳半夏以去其水，方：

半夏半升，茯苓四两，细辛、干姜、甘草各二两，五味子半升。

上六味，㕮咀，以水八升，煮取三升，去滓。温服半升，日三服。

水去呕止，其人形肿者，应纳麻黄，以其人遂痹，故不纳麻黄，纳杏仁方：

杏仁、半夏、五味子各半升，茯苓四两，细辛、干姜、甘草各三两。

上七味，㕮咀，以水一斗，煮取三升，去滓。温服半升，日三。若逆而纳麻黄者，其人必厥。所以然者，以其人血虚，麻黄发其阳故也。

若面热如醉，此为胃热上冲熏耳面，加大黄利之方：

大黄、干姜、细辛、甘草各三两，茯苓四两，五味子、半夏、杏仁各半升。

上八味，㕮咀，以水一斗，煮取三升，去滓。温服半升，日三。

咳而上气，肺胀，其脉浮，心下有水气，胁下痛引缺盆，设若有实者，必躁，其人常倚伏，小青龙加石膏汤主之，方：

石膏、干姜、桂心、细辛各二两，麻黄四两，芍药、甘草各三两，五味子一升，半夏半升。

上九味，㕮咀，以水一斗，先煮麻黄减二升，下药，煮取二升半。强人服一升，羸人减之，小儿四合。

夫上气，其脉沉者，泽漆汤方：

泽漆三斤，细切，以东流水五斗，煮取一斗五升，去滓，澄清、半夏半升，紫菀（一作紫参）、生姜、白前各五两，甘草、黄芩、桂心、人参各三两。

上九味，㕮咀，纳泽漆汁中，煮取五升。一服五合，日三夜一。

大逆上气，咽喉不利，止逆下气，麦门冬汤方：

麦门冬汁，三升，半夏一升，人参、甘草各三两，粳米二合，大枣二十枚。

上六味，㕮咀，以水一斗二升，煮取六升，去滓。服半升，日三夜一。

咳而上气，喉中如水鸡声，**射干麻黄汤**主之，方：

射干、紫菀、款冬花各三两，麻黄、生姜各四两，细辛三两，半夏、五味子各半升，大枣七枚。

上九味，㕮咀，以东流水一斗二升，先煮麻黄去上沫，纳药，煮取三升，去滓。分三服，日三。

咳而大逆，上气胸满，喉中不利如水鸡声，其脉浮者，**厚朴麻黄汤**方：

厚朴五两，麻黄四两，细辛、干姜各二两，石膏三两，杏仁、半夏、五味子各半升，小麦一升。

上九味，㕮咀，以水一斗二升，煮小麦熟，去麦纳药，煮取三升，去滓。分三服，日三。

治上气胸满者，**麻黄石膏汤**方：

麻黄四两，石膏一枚，如鸡子大，小麦一升，杏仁半升，厚朴五两。

上五味，㕮咀，以水一斗，先煮小麦熟，去之，下药，煮取三升，去滓，分三服。《深师方》用治久逆上气，喉中如水鸡鸣，名小投杯汤。咳者加五味子、半夏各半升，干姜三累。

咳逆上气，时时唾浊，但坐不得卧，**皂荚丸**方：

皂荚八两，末之，蜜和丸如梧子大。以枣膏和汤服三丸，日三夜一。《必效》以酥炙皂荚。

夫有支饮家，咳烦胸中痛者，不卒死，至一百日、一岁，可与十枣汤方：

甘遂、大戟、芫花各等分。

上三味，捣为末，以水一斗五合，煮大枣十枚，取八合，去滓，内药末。强人一钱匕，羸人半钱，顿服之，平旦服。而不下者，明旦更加药半钱。下后自补养。

咳而此胁下痛者，亦十枣汤主之，用前方。

食饱而咳，**温脾汤**主之，方：

甘草四两，大枣二十枚。

上二味，㕮咀，以水五升，煮取二升。分三服，温服之。若咽中痛声鸣者，加干姜二两。

治嗽，日夜不得卧，两眼突出，**百部根汤**方：

百部根、生姜各半斤，细辛、甘草各三两，贝母、白术、五味子各一两，桂心四两，麻黄六两。

上九味，㕮咀，以水一斗二升，煮取三升，去滓，分三服。《古今录验》用杏仁四两，紫菀三两。

咳而下利，胸中痞而短气，心中时悸，四肢不欲动，手足烦，不欲食，肩背痛，时恶寒，**海藻汤**主之，方：

海藻四两，半夏、五味子各半升，细辛二两，杏仁五十枚，生姜一两，茯苓六两。

上七味，㕮咀，以水一斗，煮取三升，去滓。分三服，日三。（一方无五味子、生姜。）

白前汤　治水咳逆上气，身体肿，短气胀满，昼夜倚壁不得卧，咽中作水鸡鸣方：

白前、紫菀、半夏、大戟各二两。

上四味，㕮咀，以水一斗浸一宿，明旦煮，取三升，分三服。

治九种气嗽欲互，百病方：

干姜、半夏、细辛、紫菀、吴茱萸、荛花（一作芫花）、茯苓、甘草、甘遂、防葵、人参、乌头、大黄、杏仁各一份，葶苈二分，巴豆、厚朴、白薇各三分，五味子、远志、前胡、菖蒲、枳实、蜀椒、皂荚、当归、大戟、桂心各半分。

上二十八味，末之，蜜丸，先食服如梧子大二丸。日三服，以知为度，不知增之。

麻黄散　主上气嗽方：

麻黄半斤，杏仁百枚，甘草三两，桂心一两。

上四味，治下筛，别研杏仁如脂，纳药末和合。临气上时服一方寸匕，食久气未下，更服一方寸匕，日至三匕。气发便服，即止。（一方去桂心、甘草。）

太医令王叔和所撰御，服甚良**蜀椒丸**治上气咳嗽方：

蜀椒五分，乌头、杏仁、菖蒲、皂荚、礜石各一分，细辛、款冬花、紫菀、干姜各三分，吴茱萸、麻黄各四分。

上十二味，末之，蜜丸。暮卧吞二丸如梧子。治二十年咳，不过三十丸。

通气丸 主久上气咳嗽，咽中腥臭，虚气搅心痛，冷疼，耳中嘈嘈，风邪毒注，时气，食不生肌，胸中膈寒，呕逆，多唾，恶心，心下坚满，饮多食少，恶疰，淋痛病方：

饴糖三斤，蜀椒二升，乌头七分，桂心六分，干姜、人参各四分，杏仁一升，天门冬十分，蜈蚣五节，大附子五枚。

上十味，末之，别治杏仁如脂，稍稍纳药末，捣千杵，烊糖，乃纳药末中，令调和。含如半枣一枚，日六七，夜三四服。以胸中温为度。若梦与鬼交通及饮食者，全用蜈蚣；食不消，加杏仁五合；少腹急，腰痛，加天门冬、杜仲；有风，加乌头三枚，附子一枚，立夏后勿加也；有留饮，加葶苈一两。

治咳嗽上气方：

麦门冬十分，昆布、海藻、干姜、细辛各六分，海蛤、蜀椒、桂心各四分。

上八味，末之，蜜丸。饮服如梧子十丸，加至二十丸，日三服。有人风虚中冷，胸中满，上气，喉中如吹管声，吸吸气上欲咳，服此方得瘥。

治咳嗽，胸胁支满，多唾，上气方：

蜀椒五合，干姜五分，吴茱萸四分，款冬花、紫菀、杏仁各三分，细辛、黄环各二分，礜石（一作矾石）、乌头（一方不用）、菖蒲各一分。

上十一味，末之，蜜丸。著牙上一丸如梧子，咽汁，日五六服，剧者常含不止。

又方：酒一升半，浸肥皂荚两挺，经宿，煮取半升。分三服，七日忌如药法。若吐多，以醋饭三四口止之。

又方：姜汁一升半，砂糖五合。

上二味，煎姜汁减半，纳糖更煎，服之。

又方：白糖五合，皂荚末，方寸匕。

上二味，先微暖，糖令消，纳皂荚末，合和相得。先食服如小豆二丸。

又方：巴豆炮去皮，勿伤破肉，白饮吞之，初日二枚，二日三枚。

又方：服豆子七丸，以油酒下之。

射干煎　治咳嗽上气方：

生射干、款冬花各二两，紫菀、细辛、桑白皮、附子、甘草各二分，饴糖五两，生姜汁一升（一云干姜五两），白蜜一升，竹沥一升。

上十一味，以射干先纳白蜜并竹沥中，煎五六沸，去之，㕮咀六物，以水一升，合浸一宿，煎之七上七下，去滓，乃合饴、姜汁煎如服如酸枣一丸，日三，剧者夜二。不知加之，以知为度。

治冷嗽上气，鼻中不利，杏仁煎方：

杏仁五合，五味子、款冬花各三合，紫菀二两，甘草四两，干姜二两，桂心二两，麻黄一斤。

上八味，以水一斗，煮麻黄取四升，治末诸药，又纳胶饴半斤，白蜜一斤，合纳汁中，搅令相得，煎如饴。先食服如半枣，日三服。不知加之，以知为度。

治上气咳嗽，**苏子煎**方：

苏子、白蜜、生姜汁、地黄汁、杏仁各二升。

上五味，捣苏子，以地黄汁、姜汁浇之，以绢绞取汁，更捣，以汁浇，又绞令味尽，去滓，熬杏仁令黄黑，治如脂，又以向汁浇之，绢绞往来六七度，令味尽，去滓，纳蜜合和，置铜器中，于汤上煎之，令如饴。一服方寸匕，日三夜一。《崔氏》无地黄汁。

又方：干姜三两，末之、胶饴一斤。

上二味，和令调，蒸五升米下，冷，以枣大含，稍稍咽之，日五夜一。

治忽暴嗽失声，语不出，杏仁煎方：

杏仁、蜜、沙糖、姜汁各一升，桑根白皮五两，通草、贝母各四两，紫菀、五味子各三两。

上九味，㕮咀，以水九升，煮取三升，去滓，纳杏仁脂、姜汁、蜜、糖和搅，微火煎取四升。初服三合，日再夜一。稍稍加之。

通声膏方：

五味子、通草、款冬花各三两，人参、细辛、桂心、青竹皮、菖蒲各二两，酥五升，枣膏三升，白蜜二升，杏仁、姜汁各一升。

上十三味，㕮咀，以水五升，微火煎，三上三下，去滓，纳姜汁、枣膏、酥、蜜，煎令调和，酒服枣大二丸。

治暴热嗽，**杏仁饮子**方：

杏仁四十枚，柴胡四两，紫苏子一升，橘皮一两。

上四味，㕮咀，以水一斗，煮取三升。分三服，常作饮服。

芫花煎 治新久嗽方：

芫花、干姜各二两，白蜜一升。

上三味，末之，纳蜜中令相和，微火煎令如糜。一服如枣核一枚，日三夜一，以知为度。欲痢者，多服。

治新久嗽，**款冬煎**方：

款冬花、干姜、紫菀各三两，五味子二两，芫花一两，熬令赤。

上五味，㕮咀，先以水一斗，煮三味，取三升半，去滓，纳芫花、干姜末，加蜜三升，合投汤中令调，于铜器中微火煎讼如糖。一服半枣许，日三。

治三十年咳嗽，或饮或咳，寒气嗽，虽不同，悉主之方：

细辛、款冬花、防风、紫菀各三两，藜芦二两，蜀椒五合。

上六味，㕮咀，取藜芦先著铜器中，次紫菀，次细辛，次款冬，次椒，以大枣百枚，间著诸药间，以水一斗二升，微火煮令汁尽，出枣，曝令燥。鸡鸣时取半枣，不知，明旦服一枚，以胸中温温为主度。若强人欲嗽吐者，可小增，服之便吐脓囊裹结，吐后勿冷饮食。咳愈止药，药势静乃食，不尔，令人吐不已。

治三十年嗽方：

百部根二十斤，捣取汁，煎如饴。服一方寸匕，日三服。《外台》和饴一斤煎成煎，以点摩饮调下。《深师方》以白蜜二升，更煎五六沸，服三合。

治三十年咳嗽方：

白蜜一斤，生姜二斤，取汁。

上二味，先称铜铫知斤两讫，纳蜜复称知数，次纳姜汁，以微火煎令姜汁尽，唯有蜜斤两在，止。旦服如枣大，含一丸，日三服。禁一切杂食。

治三十年嗽方：

紫菀二两，款冬花三两。

上二味，治下筛。先食以饮服一方寸匕，日三服，七日瘥。

治久嗽不瘥方：

兔屎四十九枚，胡桐律一分，硇砂二分。

上三味，末之，蜜和服如梧子大三丸，以粥饮下，日三。吐令物尽，即瘥。

治积年咳嗽，喉中呀声，一发不得坐卧方：

紫菀、桑根白皮、贝母、半夏、五味子、射干、百部各五分，款冬花、皂荚、干姜、橘皮、鬼督邮、细辛各四分，杏仁、白石英各八分，蜈蚣二枚。

上十六味，末之，蜜丸。饮服十丸如梧子大，日再，稍加至二十丸。《崔氏》无半夏、射干、干姜、橘皮、鬼督邮、细辛、白石英，用麻黄二两，芫根白皮二两半，以煮枣汤送之。

款冬丸、治三十年上气嗽咳，唾脓血，喘息不得卧方：

款冬花、干姜、蜀椒、吴茱萸、桂心、菖蒲各三分，人参、细辛、荛花、紫菀、甘草、桔梗、防风、芫花、茯苓、皂荚各三分。

上十六味，末之，蜜丸。酒服如梧子三丸，日三。

又方：款冬花、紫菀、细辛、石斛、防风、芎、人参、当归、藁本甘草、蜀椒、白术、半夏、天雄、菖蒲、钟乳、桂心、麻黄各三两，独活二两，桃仁二十枚，大枣二十五枚，芫花、附子、乌头各一两。

上二十四味，末之，蜜丸。酒服如梧子大二十丸，日二服，不知加之。酒渍服亦得。

又方：蜀椒五合，吴茱萸六合，款冬花、干姜、桂心、紫菀各三分，杏仁、皂荚、石（一作矾石）、菖蒲、乌头各一分，细辛二分。

上十二味，末之，蜜丸。以酒服如梧子大五丸，日三夜一。二十年嗽，不过五十日愈。患咳嗽喉鸣上气，服一剂永瘥。

治肺伤，咳唾脓血，肠涩背不能食，恶风，目暗腕院，足胫寒方：

白胶五两，干地黄切，半升，桂心二两，桑白皮切，二升，芎劳大麻仁、饴糖各一升，紫菀二两，大枣二十枚，人参二两，大麦二升，生姜五两。

上十二味，㕮咀，以水一斗五升，煮麦取一斗，去麦下药，煮取三升。分五服。

治唾中有脓血，牵胸胁痛，五味子汤方：

五味子、桔梗、紫菀、甘草、续断各二两，地黄、桑根白皮各五两，竹茹三两，赤小豆一升。

上九味，㕮咀，以水九升，煮取二升七合，分为三服。

竹皮汤治咳逆下血不息方：

生竹皮三两，紫菀二两，饴糖一斤，生地黄切，升①。

上四味，㕮咀，以水六升，煮取三升，去滓，分三服。

百部丸 治诸嗽不得气息，唾脓血方：

百部根三两，升麻半两，桂心、五味子、甘草、紫菀、干姜各一两。

上七味，末之，蜜和。服如梧子大三丸，日三，以知为度。

治上气咳嗽喘息，喉中有物，唾血方：

杏仁、生姜汁各二升，糖、蜜各一升，猪膏二合。

上五味，先以猪膏煎杏仁，黄②出之，以纸拭令净，捣如膏，合姜汁、蜜、糖等合煎令可丸。服如杏核一枚，日夜六七服，渐渐加之。

治一切肺病咳嗽脓血，及唾血不止方：

好酥三十斤，三遍炼，停取凝，当出醍醐。服一合，日三服，瘥止。一切药皆不出此神方。

又方：三炼酥，如鸡子黄。适寒温，灌鼻中，日再夜一。

吸散治寒冷咳嗽，上气胸满，唾脓血，**钟乳七星散**方：

钟乳、矾石、款冬花、桂心各等分。

上四味，治下筛，作如大豆七聚，七星形。以小筒吸取，酒送之，先食服之，日三，不知加之。数试大验。又云临井吸服之。

又方：细辛、天雄、紫菀、石膏、钟乳、款冬花各等分。

上六味，治下筛，取如大豆七聚如前，吸之，日二。只得食粥，七日嗽愈乃止。若大豆聚不知，小益之，勿太多。

治三十年咳嗽，七星散方：

桑根白皮、款冬花、紫菀、代赭、细辛、伏龙肝各一两。

上六味，治下筛，作七星聚，聚如扁豆者，以竹筒口当药上，一一吸咽之，令药入腹中，先食日三丸，服四日，日复作七星聚，以一脔肉炙令熟，以转展药聚上，令药悉遍在肉上，仰卧，咀嚼肉，细细咽汁，令药力歆歆割割然，毒气入咽中，药力尽总咽，即取瘥止。未瘥，作之如初。羊、牛、鹿肉皆可，勿用猪肉。

治嗽熏法：

---

① 升：此前疑有脱文。《外台》引作“一升”。

② 黄：《外台》引作“黄黑”，四库本作“色黄”。

以熟艾薄薄布纸上，纸广四寸，后以硫黄末薄布艾上，务令调匀，以荻一枚如纸长，卷之，作十枚，先以火烧，缠下去荻，烟从孔出，口吸烟咽之，取吐止，明旦复熏之如前。日一二止，自然瘥。得食白粥，余皆忌之。恐是熏黄，如硫黄，见火必焰矣。

又方：熏黄研令细一两，以蜡纸并上熏黄，令与蜡相入调匀，卷之如前法，熏之亦如上法，日一二止，以吐为度，七日将息后，以羊肉羹补之。

又方：烂青布广四寸，布上布艾，艾上布青矾末，矾上布少熏黄末，又布少盐，又布少豉末，急卷之，烧令著，纳燥罐中，以纸蒙头，更作一小孔，口吸取烟，细细咽之，以吐为度。若心胸闷时，略歇，烟尽止，日一二用，用三卷不尽，瘥。三七日慎油腻。

论曰：凡上气，多有服吐药得瘥，亦行针灸得除者，宜深体悟之。

嗽，灸两乳下黑白际各百壮，即瘥。

又，以蒲当乳头周匝围身，令前后正平，当脊骨解中，灸十壮。

又，以绳横量口中，折绳从脊，灸绳两头边各八十壮，三报之。三日毕。两边者，是口合度。

灸从大椎数下行第五节下第六节上，穴在中间，随年壮。并主上气。此即神道穴。

上气咳嗽，短气，气满，食不下，灸肺募五十壮。

上气咳逆短气，风劳百病，灸肓井二百壮。

上气短气，咳逆，胸背痛，灸风门热府百壮。

上气咳逆短气，胸满多唾，唾恶冷痰，灸肺俞五十壮。

上气气闭，咳逆咽冷，声破喉猜猜，灸天瞿五十壮。一名天突。

上气胸满短气，咳逆，炙云门五十壮。

上气咳逆，胸痹背痛，灸胸堂百壮，不针。

上气咳逆，炙膻中五十壮。

上气咳逆，胸满短气，牵背痛，炙巨阙、期门各五十壮。

嗽，灸手屈臂中有横纹外骨捻头得痛处十四壮，良。

逆气，虚劳，寒损，忧恚，筋骨挛痛，心中咳逆，泄，注，腹满，喉痹，颈项强，肠痔，逆气，痔血，阴急，鼻衄，骨痛，大小便涩，鼻中干，烦满，狂走，易气，凡二十二病，皆灸绝骨五十壮。穴在外踝上三寸宛宛中。

痰　饮

论曰：夫饮有四，何谓？师曰：有痰饮，有悬饮，有溢饮，有支饮。问曰：四饮之证，何以为异？师曰：其人素盛今瘦，水走肠间，沥沥有声，谓之痰饮。饮后水胁下，咳唾引痛，谓之悬饮。饮水过多，水行归于四肢，当汗出而汗不出，身体疼重，谓之溢饮。其人咳逆倚息，短气，不得卧，其形如肿，谓之支饮。

凡心下有水者，筑筑而悸，短气而恐，其人眩而癫，先寒即为虚，先热即为实。故水在于心，其人心下坚，筑筑短气，恶水而不欲饮。水在于肺，其人吐涎沫，欲饮水。水在于脾，其人少气，身体尽重。水在于肝，胁下支满，嚏而痛。水在于肾，心下悸。

夫病人卒饮水多，必暴喘满。凡食少饮多，水停心下，甚者则悸，微者短气。脉双弦者，寒也，皆大下后喜虚耳。脉偏弦者，饮也。肺饮不弦，但喜喘短气；支饮亦喘而不能眠，加短气，其脉平也。留饮形不发作，无热，脉微，烦满不能食，脉沉滑者，留饮病。病有留饮者，胁下痛引缺盆，嗽转甚，其人咳而不得卧，引项上痛，咳者如小儿掣疭状。夫胸中有留饮，其人短气而渴。四肢历节痛，其脉沉者，有留饮也。心下有留饮，其人背寒冷大如手。病人肩息上引，此皆有溢饮在胸中，久者缺盆满，马刀肿，有剧时，此为气饮所致也。膈上之病，满喘咳吐，发则寒热，背痛恶寒，目泣自出，其人振振身闰剧，必有伏饮。病人一臂不随，时复转移在一臂，其脉沉细，此非风也，必有饮在上焦。其脉虚者，为微劳，荣卫气不周故也，冬自瘥。一本作久久自瘥。

病痰饮者，当以温药和之。

病心腹虚冷，游痰气上，胸胁满，不下食，呕逆，胸中冷者，小半夏汤主之，方：

半夏一升，生姜一斤，橘皮四两。

上三味，㕮咀，以水一斗，煮取三升，分三服。若心中急及心痛，纳桂心四两；若腹满痛，纳当归三两。羸弱及老人，尤宜服之。（一方用人参二两）。

又方：半夏一升，生姜一斤，桂心三两，甘草一两。

上四味，㕮咀，以水七升，煮取二升半，分三服。

心下痰饮，胸胁支满，目眩，甘草汤主之，方：

甘草二两，桂心、白术各三两，茯苓四两。

上四味，㕮咀，以水六升宿渍，煮取三升，去滓。服一升，日三。小便当利。

病悬饮者，十枣汤主之。方在咳嗽篇中。上气汗出而咳者，此为饮也，十枣汤主之。若下后，不可与也。

病溢饮者，当发其汗，小青龙汤主之。方在咳嗽篇中。

膈间有支饮，其人喘满，心下痞坚，面黧黑，其脉沉紧，得之数十日，医吐下之不愈，**木防己汤**主之，方：

木防己三两，桂心二两，人参四两，石膏鸡子大十二枚。

上四味，㕮咀，以水六升，煮取二升，分二他。虚者即愈，实者三日复发，发则复与。若不愈，去石膏，加茯苓四两，芒硝三合，以水六升，煮取二升，去滓，下硝令烊，分二服。微下利即愈。(一方不加茯苓。)

夫酒客咳者，必致吐血，此坐久饮过度所致也。其脉虚者必冒，其人本有支饮在胸中也。支饮胸满，**厚朴大黄汤**主之，方：

厚朴一尺，大黄六两，枳实四两。

上三味，㕮咀，以水五升，煮取二升。分为二服，温服之。

支饮不得息，葶苈大枣泻肺汤主之。方在肺痈篇中。

呕家不渴，渴者为欲解。本渴今反不渴，心下有支饮故也，小半夏汤主之。宜加茯苓者，是先渴却呕，此为水停心下，小半夏加茯苓汤主之。卒呕吐，心下痞，膈间有水，目眩悸，**小半夏加茯苓汤**主之，方：

半夏一升，生姜半斤，茯苓三两。

上三味，㕮咀，以水七升，煮取一升五合，去滓，分温再服。

假令瘦人脐下有悸者，吐涎沫而癫眩，水也，五苓散主之。方在第九卷中。

腹满口干燥，此肠间有水气，**椒目丸**主之，方：

椒目、木防己、大黄各一两，葶苈二两。

上四味，末之，蜜丸如梧子大，先食饮服一丸，日三，稍增，口中有津液止。渴者加芒硝半两。

病者脉伏，其人欲自利，利者反快，虽利，心下续坚满，此为留饮欲去故也，**甘遂半夏汤**主之，方：

甘遂大者三枚，半夏十二枚，水一升，煮取半升，芍药三枚，甘草一枚如指大，水一升，煮取半升。

上四味，以蜜半升，纳二药汁，合得一升半，煎取八合，顿服之。

大茯苓汤　主胸中结痰饮僻结，脐下弦满，呕逆不得食，亦主风水方：

茯苓、白术各三两，当归、橘皮、附子各二两，生姜、半夏、桂心、细辛各四两。

上九味，㕮咀，以水一斗，煮取三升，去滓，分三服。服三剂良。

茯苓汤　主胸膈痰满方：

茯苓四两，半夏一升，生姜一斤，桂心八两。

上四味，㕮咀，以水八升，煮取二升半，分四服。冷极者，加大附子四两；若气满者，加槟榔三七枚。

大半夏汤主痰冷饮，胸膈中不理方：

半夏一升，白术三两，生姜八两，茯苓、人参、桂心、甘草、附子各二两。

上八味，㕮咀，以水八升，煮取三升，分三服。

半夏汤　主痰饮辟气吞酸方：

半夏、吴茱萸各三两，生姜六两，附子一枚。

上四味，咀，以水五升，煮取二升半。分三服，老小各半，日三。

干枣汤　主肿及支满辟饮方：

芫花、荛花各半两，甘草、大戟、甘遂、大黄、黄芩各一两，大枣十枚。

上八味，㕮咀，以水五升，煮取一升六合。分四服，空心服，以快下为度。

治留饮，宿食不消，腹中积聚转下，**当归汤**方：

当归、人参、桂心、黄芩、甘草、芍药、芒硝各二两，大黄四两，生姜、泽泻各三两。

上十味，㕮咀，以水一斗，煮取三升，分三服。

治痰饮，饮食不消，干呕方：

泽泻、白术、杏仁、枳实各一两，茯苓、柴胡、生姜、半夏、芍药各三两，人参、旋复花、橘皮、细辛各一两。

上十三味，㕮咀，以水九升，煮取二升七合。分三服，日三。

治胸中痰饮，肠中水鸣，食不消，呕吐水方：

槟榔十二枚，生姜、杏仁、白术各四两，半夏八两，茯苓五两，橘皮三两。

上七味，㕮咀，以水一斗，煮取三升，去滓，分三服。

治胸中积冷，心中嘈烦满汪汪，不下饮食，心胸应背痛，吴茱萸汤方：

吴茱萸三两，半夏四两，桂心、人参各二两，甘草一两，生姜三两，大枣二十枚。

上七味，㕮咀，以水九升，煮取三升，去滓。分三服，日三。

治胸膈心腹中痰水冷气，心下汪洋嘈烦，或水鸣多唾，口中清水自出，胁肋急胀痛，不欲食，此皆胃气弱受冷故也，其脉喜沉弦细迟，悉主之方：

旋复花、细辛、橘皮、桂心、人参、甘草、桔梗各二两，茯苓四两，生姜五两，芍药三两，半夏五两。

上十一味，㕮咀，以水一斗，煮取三升，分三服。病先有时喜水下者，用白术三两，去旋复花。若欲得利者，加大黄二两。须微调者，用干地黄。

治冷热久实，不能饮食，心下虚满如水状方：

前胡、生姜、茯苓、半夏各四两，甘草、枳实、白术各三两，桂心二两。

上八味，㕮咀，以水八升煮取三升。分三服。

前胡汤治胸中久寒辟实，隔塞胸痛，气不通利，三焦冷热不调，食饮损少无味，或寒热身重，卧不欲起方：

前胡三两，黄芩、麦门冬、吴茱萸各一两，生姜四两，大黄、防风各一两，人参、当归、甘草、半夏各二两，杏仁四十枚。

上十二味，㕮咀，以水一斗，煮取三升，去滓，分三服。

旋复花汤　主胸膈痰结，唾如胶，不下食者方：

旋复花、细辛、前胡、甘草、茯苓各二两，生姜八两，半夏一升，桂心四两，乌头三枚。

上九味，㕮咀，以水九升，煮取三升，去滓，分三服。

姜椒汤　主胸中积聚痰饮，饮食减少，胃气不足，咳逆呕吐方：

姜汁七分，蜀椒三合，半夏三两，桂心、附子、甘草各一两，橘皮、桔梗、茯苓各二两。

上九味，㕮咀，以水九升，煮取二升半，去滓，纳姜汁，煮取二升。分三服，服三剂佳。若饮服大散、诸五石丸，必先服此汤及进黄芪丸佳（一方不用甘草）。

姜附汤治痰冷澼气，胸满短气，呕沫，头痛，饮食不消化方：

生姜八两，附子四两，生用，四破。

上二味，㕮咀，以水八升，煮取二升。分四服。亦主卒风。

撩膈散 主心上结痰饮实，寒冷心闷方：

瓜丁二十八枚，赤小豆二七枚，人参、甘草各一分。

上四味，治下筛。酒服方寸匕，日二。亦治诸黄。

断膈汤[①] 主胸中痰方：

恒山三两，甘草、松萝各一两，瓜蒂二十一枚。

上四味，㕮咀，以水、酒各一升半，煮取一升半。分三服，后服渐减之。得快吐后，须服半夏汤。半夏汤方见前篇。

松萝汤 治胸中痰积热，皆除方：

松萝二两，乌梅、栀子各十四枚，恒山三两，甘草一两。

上五味，㕮咀，以酒三升，浸药一宿，平旦以水三升，煮取一升半，去滓。顿服之，亦可分二服。一服得快吐，即止。

杜蘅汤 主吐百病方：

杜蘅、松萝各三两，瓜丁三七枚。

上三味，㕮咀，以酒一升五合，渍二宿，去滓，分二服，若一服即吐者，止；未吐者更服，相去如行十里久，令药力尽，服一升稀糜即定。老小用之亦佳。

蜜煎 主寒热方：

恒山、甘草各一两。

上二味，㕮咀，以水一斗，煮取二升，去滓，纳蜜五合。温服七合，吐即止；不吐更服七合。勿与冷水。（一方用甘草半两服。）

又方：蜜二合，醋八合。

---

① 断膈汤：《外台》作“治膈汤”。

上二味，调和，平旦顿服。须臾猥猥然欲吐，擿[①]之。若意中不尽，明旦更服。无不大呕，安稳。

治卒头痛如破，非中冷，又非中风，其痛是胸膈中痰厥气上冲所致，名为厥头痛，吐之即瘥方：

单煮茗作饮二三升许，适冷暖，饮二升，须臾即吐，吐毕又饮，如此数过。剧者须吐胆[②]乃止。不损人，而渴则瘥。

葱白汤 治冷热膈痰，发时头痛，闷乱欲吐不得者方：

葱白二七茎，乌头、甘草、真朱、恒山各半两，桃叶一把（一作枇杷叶）。

上六味，㕮咀，以水、酒各四升，和煮，取三升，去滓内朱，一服一升，吐即止。

大五饮丸 主五种饮。一曰留饮，停水在心下；二曰辟饮，水在两胁下；三曰淡饮，水在胃中；四曰溢饮，水溢在膈上、五脏间；五曰流饮，水在肠间，动摇有声。夫五饮者，由饮酒后及伤寒饮冷水过多所致。方：

远志、苦参、乌贼骨、藜芦、白术、甘遂、五味子、大黄、石膏、桔梗、半夏、紫菀、前胡、芒硝、栝楼根、桂心、芫花、当归、人参、贝母、茯苓、芍药、大戟、葶苈、黄芩各一两，恒山、薯蓣、厚朴、细辛、附子各三分，巴豆三十枚，苁蓉一两，甘草三分。

上三十三味，末之，蜜和丸梧子大。饮服三丸，日三，稍稍加之，以知为度。

旋复花丸 治停痰辟饮，结在两胁，腹胀满，羸瘦不能食，食不消化，喜唾，干呕，大小便或涩或利，腹中动摇作水声，腹内热，口干，好饮水浆，卒起头眩欲倒，胁下痛方：

旋复花、桂心、枳实、人参各五分，干姜、芍药、白术各六分、茯苓、狼毒、乌头礜石各八分，细辛、大黄、黄芩、葶苈、厚朴、吴茱萸、芫花、橘皮各四分，甘遂三分。

上十二味，末之，蜜丸。酒服如梧子大五丸，日二，加之，以知为度。

中军侯黑丸 主辟饮停结，满闷目暗方。黑又作里。

---

① 擿：《玉篇》："擿，投也。"同"掷"。

② 胆：此后《外台》引有"汁"字。

芫花三两，巴豆八分，杏仁五分，桂心、桔梗各四分。

上五味，末之，蜜丸。服如胡豆三丸，日一，稍增，得快下止。

顺流紫丸主心腹积聚，两胁胀满，留饮痰澼，大小便不利，小腹切痛，膈上塞①方：

石膏五分，代赭、乌贼骨、半夏各三分，桂心四分，巴豆七枚。

上六味，末之，蜜丸。平旦服一丸如胡豆，加至二丸。《胡洽》有苁蓉、藜芦、当归各三分。《范汪》方无石膏、半夏，有当归一分，茯苓三分，苁蓉二分，藜芦五分。

治停痰游饮，结在两胁，腹满羸瘦，不能饮食，食不消，喜唾，干呕，大小便或涩或利方：

旋复花、大黄、附子、茯苓、椒目、桂心、芫花、狼毒、干姜、芍药、枳实、细辛各八两。

上十二味，末之，蜜丸。饮下如梧子三丸，日三服，渐增之。

治风气膈上痰饮方：

不开口苦瓠，汤煮五沸，以物裹，熨心膈上。

结积留饮游囊，胸满，饮食不消，灸通谷五十壮。

九　虫

论曰：腹中有尸虫，此物与人俱生，而为人大害。尸虫之形，状似大马尾，或如薄筋，依脾而居，乃有头尾，皆长三寸。又有九虫：一曰伏虫，长四分；二曰蛔虫，长一尺；三曰白虫，长一寸；四曰肉虫，状如烂杏；五曰肺虫，状如蚕；六曰胃虫，状如虾蟆；七曰弱虫，状如瓜瓣；八曰赤虫，状如生肉；九曰晓虫，至细微，形如菜虫状。伏虫，则群虫之主也。蛔虫贯心则杀人。白虫相生，子孙转多，其母转大，长至四五丈，亦能杀人。肉虫令人烦满。肺虫令人咳嗽。胃虫令人呕吐，胃逆喜哕。弱虫又名膈虫，令人多唾。赤虫令人肠鸣。蛲虫居洞肠之间，多则为痔，剧则为癞，因人疮痍，即生诸痈、疽、癣、瘘、疥、龋。虫无所不为，人亦不

① 塞：《外台》引作“寒”。

必尽有，有亦不必尽多，或偏有，或偏无，类妇人常多。其虫凶恶，人之极患也，常以白筵草沐浴佳。根叶皆可用，既是香草，且是尸虫所畏也。

论曰：凡欲服补药及治诸病，皆须去诸虫并痰饮宿辟，醒醒除尽，方可服补药，不尔，必不得药力。

治肝劳，生长虫在肝为病，恐畏不安，眼中赤方：

鸡子五枚，去黄、干漆四两，蜡，吴茱萸、东行根皮各二两，粳米粉半斤。

上五味，捣茱萸皮为末，和药，铜器中煎，可丸如小豆大。宿勿食，旦饮服一百丸，小儿五十丸，虫当烂出。

治心劳热伤心，有长虫，名曰蛊，长一尺，贯心为病方：

雷丸、橘皮、石蚕、桃仁各五分（一作桃皮）、狼牙六分，贯众二枚，僵蚕三七枚，吴茱萸根皮十分，芜荑、青葙、干漆各四分，乱发如鸡子大，烧上十二味，末之，蜜丸，饮若酒，空腹服如梧子七丸，加至二七丸，日二服（一方无石蚕）。

治脾劳热，有白虫在脾中为病，令人好呕，茱萸根下虫方：

东引吴茱萸根大者一尺，大麻子八升，橘皮二两。

上三味，㕮咀，以水煎服，临时量之，凡合，禁声勿语道作药，虫当闻便不下，切忌之。

治肺劳热，生虫在肺为病方：

狼牙三两，东行桑根白皮切，一升东行吴茱萸根白皮五合。

上三味，㕮咀，以酒七升，煮取一升，平旦顿服之。

治肾劳热，四肢肿急，蛲虫如菜中虫，在肾中为病方：

贯众三枝，干漆二两，吴茱萸五十枚，杏仁四十枚，芜荑、胡粉、槐皮各一两。

上七味，治下筛。平旦井花水服方寸匕，加至一匕半，以瘥止。

治蛲虫方：

好盐末二两，苦酒半升，合铜器中煮数沸。宿不食，空心顿服之。

又方：真朱二两，乱发鸡子大，烧末

上二味，治下筛，以苦酒调。旦起顿服之。

蘼芜丸　治少小有蛔虫，结在腹中，数发腹痛，微下白汁，吐闷，寒热，饮食不生肌，皮肉痿黄，四肢不相胜举方：

蘼芜、贯众、雷丸、山茱萸、天门冬、狼牙各八分，芦荟、甘菊花各四分。

上八味，末之，蜜丸如大豆。三岁饮服五丸，五岁以上，以意加之，渐至十丸。加芦荟六分，名芦荟丸，治老小及妇人等万病，腹内冷热不通，急满痛，胸膈坚满，手足烦热，上气不得饮食，身体气肿，腰脚不遂，腹内状如水鸡鸣，妇人月经不调，无所不治。

治蛔虫方：

芦荟末，以饮霍和，服方寸匕，不觉加之。

治热患有蛔虫懊侬方：

芦荟十分，干漆、扁竹各二分。

上三味，治下筛。米饮和一合服之，日三。

治蛔虫在胃中，渐渐羸人方：

醇酒、白蜜、好漆各一升。

上三味，纳铜器中，微火煎之，令可丸如桃核一枚，温酒中，宿勿食，旦服之，虫必下，未下更服。

又方：取楝实，淳苦酒中浸再宿，以绵裹，纳谷道中人三寸，一日易之。

治蛔虫攻心腹痛方：

薏苡根二斤，锉之，以水七升，煮取三升。先食服之，虫即死出。

又方：苦酒空腹服方寸匕鹤虱，佳。

又方：七月七日采蒺藜子，阴干，烧灰。先食服方寸匕，日三，即瘥。

治寸白虫方：

榧子四十九枚，去皮。以月上旬旦空腹服七枚，七日服尽，虫消成水，永瘥。

又方：吴茱萸细根一把，熟捣大麻子三升，熬，捣末。

上二味，以水三升，和搦取汁。旦顿服之，至已时，与好食令饱，须臾虫出。不瘥，明旦更合服之，不瘥，三日服。

又方：取吴茱萸北阴根，干去土，切一升，以酒一升浸一宿。平旦分二服。凡茱萸皆用细根，东引北阴者良，若如指以上大，不任用①。

又方：用石榴根如茱萸法，亦可水煮。

---

① 不任用：《外台》引作“皆不佳，用之无力”。

又方：芫荑六分，狼牙四分，白蔹二分。

上三味，治下筛，以苦酒二合和一宿。空腹服之。

又方：研大麻取汁五升，分五服。

又方：以好麻油二升，煎令熟，纳葱白三寸，葱白黑便熟，冷，顿服之。

又方：熬饧令速速燥，作末，羊肉霍，以药方寸匕，纳霍中服。

又方：桑根白皮切三升，以水七升，煮取二升。宿勿食，空腹顿服之。

又方：胡麻一升，胡粉一两。

上二味，为末。明旦空腹，以猪肉霍汁啖尽之，即瘥。

又方：槟榔二七枚，治下筛，以水二升半，先煮其皮，取一升半，去滓纳末。频服，暖卧，虫出。出不尽，更合服，取瘥止。宿勿食，服之。

论曰：凡得伤寒及天行热病，腹中有热，又人食少肠胃空虚，三虫行作求食，蚀人五脏及下部。若齿龈无色，舌上尽白，甚者唇里有疮，四肢沉重，忽忽喜眠，当数看其上唇，内有疮，唾血，唇内如粟疮者，心内懊侬痛闷，此虫在上，蚀其五脏。下唇内生疮者，其人喜眠，此虫在下，蚀其下部，人不能知。或服此蚀虫药，不尔，虫杀人。又曰：凡患湿䘌者，多是热病后，或久下不止，或有客热结在腹中，或易水土温凉气著，多生此病。亦有干䘌，不甚泄痢，而下部疮痒，不问干湿，久则杀人。凡湿得冷而苦痢，单煮黄连及艾叶、苦参之属，皆可用之。若病人齿龈无色，舌上白者，或喜眠，烦愦不知痛痒处，或下痢，急治下部。不晓此者，但攻其上，不以下部为意，下部生疮，虫蚀其肛，肛烂见五脏便死，烧艾于竹筒熏之。

治伤寒䘌病方：取生鸡子，小头叩出白，入漆一合，熟和搅令极调，当沫出，更纳著壳中，仰吞之，食顷，或半日乃吐下虫。剧者再服，虫尽热除病愈。

治湿䘌方：

黄连、生姜各十两，艾叶八两，苦参四两。

上四味，咀，以水一斗，煮取三升。分三服。久者服三剂，良。

懊侬散 主湿䘌疮烂，杀虫除䘌方：

扁竹半两，芦荟、雷丸、青葙、女青、桃仁各三两。

上六味，治下筛。粥汁服方寸匕，日三，加至二匕。亦酒服。

青葙散 主热病有，下部生疮方：

青葙子一两，芦四两，狼牙三分，橘皮、扁竹各二两，甘草一分。

上六味，治下筛，米饮和一合服之，日三，不知稍加之（《小品》无甘草）。

治湿䘌，姜蜜汤方：

生姜汁五合，白蜜三合，黄连三两。

上三味，以水二升，别煮黄连，取一升，去滓，纳姜、蜜更煎，取一升二合。五岁儿平旦空腹服四合，日二。

治䘌虫蚀下部，痒，谷道中生疮方：

阿胶、当归、青葙子各二两，艾叶一把。

上四味，㕮咀，以水八升煮取二升半，去滓，分三服。

治䘌，杏仁汤方：

杏仁五十枚，苦酒二升，盐一合。

上三味，和煮，取五合，顿服之。小儿以意量服。

治蛲虫、蛔虫及痔、䘌虫食下部生疮，**桃皮汤**方：

桃皮、艾叶各一两，槐子三两，大枣三十枚。

上四味，㕮咀，以水三升，煮取半升。顿服之，良。

猪胆苦酒汤 主热病有䘌，上下攻移杀人方：

猪胆一具，苦酒半升，和之，火上煎，令沸三上三下药成，放温。空腹饮三满口，虫死便愈。

治温病，下部有疮，虫蚀人五脏方：

雄黄、皂荚各一分，麝香、朱砂各二分。

上四味，末之，蜜和捣万杵。初得病，酒服如梧子大丸，日二。若下部有疮，取如梧子，末，纳下部，日二。

治下部生疮方：

浓煮桃皮煎如糖，以纳下部；口中有疮，含之。

治湿䘌方：

青黛二两，黄连、黄柏、丁香各一两，麝香二分。

上五味，治下筛。以小枣大纳下部中，日一。重者枣大，和车脂二三合，灌下部中，日二。

治时气病，下部生疮，雄黄兑散方：

雄黄半两，桃仁一两，青葙子、黄连、苦参各三两。

上五味，末之，绵裹如枣核大，纳下部。亦可枣汁服方寸匕，日三。

治病䘌虫方：

烧马蹄作灰末，以猪脂合，敷绵绳上，以纳下部中，日四五度。

治大孔虫痒方：

蒸大枣，取膏，以水银和捻长三寸，以绵裹，宿纳大孔中，明旦虫皆出。水银损肠，宜慎之。

治虫蚀下部方：

胡粉、雄黄。

上二味，各等分，末，著谷道中。亦治小儿。

治湿䘌方：

取生姜，刮去皮，断理切之，极熟，研取汁一升半，又以水一升半，合和相得。旦空腹服之，仍削生姜二枚如茧大，以楸叶、苦桃叶数重裹之，于糖灰火中烧之令极热，纳下部中，食顷，若湿盛者，频三旦作之[①]，无有不瘥者。

治伤寒热病多睡，变成湿，四肢烦疼，不得食方：

羊桃十斤，切，捣令熟，暖汤三斗，淹浸之。日正午时人中坐一炊久，不过三度瘥。

治热病蛄毒，令人喜寐，不知痛处，面赤如醉，下利脓血，当数视其人下部，大小之孔稷稷然（一云搜搜然）赤，则䘌疮者也，剧因杀人，见人肝肺，服药不瘥，可熏之方：

以泥作小罂，令受一升，竹筒一枚如指大，以竹筒一头横穿入罂腹中，一头入人谷道中，浅入，可取熟艾叶鸡子大，著罂中燃之，于罂口吹烟，令入人腹，艾尽乃止。大人可益艾，小儿减之。羸者不得多，多亦害人。日再熏，不过三作，虫则死下断。亦可末烧雄黄，如此熏之。

---

① 频三旦作之：四库本作“三日一作，频服”。

第十二章　肾　脏

肾虚实

肾实热

治肾实热，小腹胀满，四肢正黑，耳聋，梦腰脊离解及伏水等，气急，**泻肾汤**方：

芒硝三两，大黄（切，一升水密器中宿渍）、茯苓、黄芩各三两，生地黄（汁）、菖蒲各五两，磁石八两，碎如雀头，玄参、細辛各四两，甘草二两。

上十味，㕮咀，以水九升煮七味，取二升半，去滓，下大黄纳药汁中更煮，减二三合，去大黄，纳地黄汁微煎一两沸，下芒硝，分三服。

治肾热，好怒好忘，耳听无闻，四肢满急，腰背转动强直方：

柴胡、茯神（《外台》作茯苓）、黄芩、泽泻、升麻、杏仁各一两，磁石四两。碎，羚羊角一两，地黄、大青、芒硝各三两，淡竹叶切，一升。

上十二味，㕮咀，以水一斗，煮取三升，去滓，下芒硝，分三服。

治肾热，小便黄赤不出，出[①]如栀子汁，或如黄柏汁，每欲小便即茎头痛方：

榆白皮（切）一升，滑石八两（碎），子芩、通草、瞿麦各三两，石韦四两，冬葵子一升，车前草（切）一升。

上八味，㕮咀，以水一斗，先煮车前草，取一斗，去滓澄清，取九升，下诸药，煮取三升五合，去滓，分四服。

---

① 出：原脱，据《外台》引文补。

肾虚寒

治肾气虚寒，阴痿，腰脊痛，身重缓弱，言音混浊，阳气顿绝方：

生干地黄五升，苁蓉、白术、巴戟天、麦门冬、茯苓、甘草、牛膝、五味子、杜仲各八两，车前子、干姜各五两。

上十二味，治下筛。食后酒服方寸匕，日三服。

治肾风虚寒，灸肾俞百壮。对脐两边，向后挟脊相去各一寸五分。

肾 劳

治肾劳实热，小腹胀满，小便黄赤，末有余沥，数而少，茎中痛，阴囊生疮，栀子汤方：

栀子仁、芍药、通草、石韦各三两，石膏五两，滑石八两，子芩四两，生地黄榆白皮、淡竹叶切，各一升。

上十味，㕮咀，以水一斗，煮取三升，去滓，分三服。

治肾劳热，阴囊生疮，麻黄根粉方：

麻黄根 石硫黄各三两，米粉五合。

上三味，治下筛，安絮如常用粉法，搭疮上，粉湿更搭之。

治肾劳热，妄怒，腰脊不可俯仰屈伸，煮散方：

丹参、牛膝、葛根、杜仲、干地黄、甘草、猪苓各二两半，茯苓、远志、子芩各一两十八铢，石膏、五加皮各三两，羚羊角、生姜、橘皮各一两，淡竹茹鸡子大。

上十六味，治下筛，为粗散，以水三升，煮两方寸匕，帛裹之，时时动。取八合为一服，日二服。

治虚劳，阴阳失度，伤筋损脉，嘘吸短气，漏溢泻下，小便赤黄，阴下湿痒，腰脊如折，颜色随一云堕落方：

生地黄、萆薢、枣肉、桂心、杜仲、麦门冬各一斤。

上六味，㕮咀，以酒一斗五升，渍三宿，出曝干，复渍，如此候酒尽取干，治下筛。食后酒服方寸匕，日三。

治肾劳虚冷，干枯，忧恚内伤，久坐湿地，则损肾方：

秦艽、牛膝、芎劳、防风、桂心、独活、茯苓各四两，杜仲、侧子各五两，石斛六两，丹参八两，干姜（一作干地黄）、麦门冬、地骨皮各三两，五加皮十两，薏苡仁一两，大麻子二升。

上十七味，㕮咀，以酒四斗渍七日。服七合，日二服。

精　极

扁鹊曰：五阴气俱绝不可治。绝则目系转，转则目精夺，为志先死，远至一月半日，非医所及矣。宜须精研，以表治里，以左治右，以右治左，以我知彼，疾皆瘥矣。

治精极实热，眼视无明，齿焦发落，形衰体痛，通身虚热，竹叶黄芩汤方：

竹叶切，二升，黄芩、茯苓各三两，甘草、麦门冬、大黄各二两，生地黄切，一升，生姜六两，芍药四两。

上九味，㕮咀，以水九升，煮取三升，去滓，分三服。

治精极，五脏六腑俱损伤，虚热，遍身烦疼，骨中痛烦闷方：

生地黄汁，二升，麦门冬汁、赤蜜各一升，竹沥一合，石膏八两，人参、芎、桂心、甘草、黄芩、麻黄各三两，当归四两。

上十二味，㕮咀，以水七升，先煮八味，取二升，去滓，下地黄等汁，煮取四升。分四服，日三夜一。

治五劳六极，虚羸心惊，尪弱多魇，忘汤①方：

茯苓四两，甘草、芍药桂心、干姜各三两，大枣五枚，远志、人参各二两。

上八味，㕮咀，以水八升，煮取三升，分三服。

治虚劳少精方：

鹿角末，白蜜和为丸，如梧子大。每服七丸，日三，十日大效。

又方：浆水煮蒺藜子令熟，取汁洗阴，二十日知。

棘刺丸　治虚劳诸气不足，梦泄失精方：

棘刺、干姜、丝子各二两，天门冬、乌头、小草、防葵、薯蓣、石龙芮、

---

① 忘汤：西蜀进京本眉批：明版作亡阳。

枸杞子、巴戟天、萆薢、细辛、萎蕤、石斛、厚朴、牛膝、桂心各一两。

上十八味，末之，蜜丸如梧子大。酒服五丸，日三治梦中泄精，尿后余沥，及尿精方：

人参、麦门冬、赤石脂、远志、续断、鹿茸各一两半，茯苓、龙齿、磁石、苁蓉各二两，丹参、韭子、柏子仁各一两六铢，干地黄三两。

上十四味，末之，蜜丸如梧子。酒服二十丸，日再，稍加至三十丸。

治虚损小便白浊，梦泄方：

韭子、菟丝子、车前子各一升，附子、芎劳各二两，当归、矾石各一两，桂心一两。

上八味，末之，蜜丸如梧子。酒服五丸，日三。

又方：黄芪、人参、甘草、干姜、当归、龙骨、半夏、芍药各二两，大枣五十枚，韭子五合。

上十味，末之，蜜丸如梧子。酒服五丸，日三服。

治小便失精，及梦泄精，韭子散方：

韭子、麦门冬各一升，菟丝子、车前子各二合，芎劳三两，白龙骨三两。

上六味，治下筛。酒服方寸匕，日三。不知稍增，甚者夜一服。

枣仁汤 治大虚劳，梦泄精，茎核微弱，血气枯竭，或醉饱伤于房室，惊惕忪悸，小腹里急方：

枣核仁二合，人参二两，芍药、桂心各一两，黄芪、甘草、茯苓、白龙骨、牡蛎各二两，生姜二斤，半夏一升，泽泻一两。

上十二味，㕮咀，以水九升，煮取四升。一服七合，日三。若不能食，小腹急，加桂心六两。

韭子丸 治房事过度，精泄自出不禁，腰背不得屈伸，食不生肌，两脚苦弱方：

韭子一升，甘草、桂心、紫石英、禹余粮、远志、山茱萸、当归、天雄、紫菀、薯蓣、天门冬、细辛、茯苓、菖蒲、僵蚕、人参、杜仲、白术、干姜、芎劳、附子、石斛各一两半，苁蓉、黄芪、菟丝子、干地黄、蛇床子各二两，干漆四两，牛髓四两，大枣五十枚。

上三十一味，末之，牛髓合白蜜、枣膏合捣三千杵。空腹服如梧子大十五丸，日再，可加至二十丸。

治梦泄失精方：

韭子一升，治下筛。酒服方寸匕，日再，立效。

治虚劳尿精方：

韭子二升，稻米三升。

上二味，以水一斗七升，煮如粥，取汁六升，为三服。精溢同此。

又方：石榴皮（《外台》作柘白皮、桑白皮，切，各五合）。

上二味，以酒五升，煮取三升，分三服。

又方：干胶三两，末之，以酒二升和。分温为三服，瘥止。（一方用鹿角胶）。

又方：新韭子二升，十月霜后采者，好酒八合渍一宿，明旦日色好，童子向南捣一万杵。平旦温酒五合，服方寸匕，日二。

禁精汤 治失精羸瘦，酸削少气，目视不明，恶闻人声方：

韭子二升，粳米一合。

上二味，合于铜器中熬之，米黄黑及热，以好酒一升投之，绞取汁七升。每服一升，日三，尽二剂。

羊骨汤 治失精多睡，目疏疏方：

羊骨一具，生地黄、白术各三斤，桂心八两，麦门冬、人参、芍药、生姜、甘草各三两，茯苓四两，厚朴、阿胶、桑白皮各一两，大枣二十枚，饴糖半斤。

上十五味，㕮咀，以水五斗，煮羊骨，取三斗汁，去骨煮药，取八升，汤成下胶饴，令烊。平旦服一升，后旦服一升。

骨 极

扁鹊云：骨绝不治，痟而切痛，伸缩不得，十日死。骨应足少阴，少阴气绝则骨枯，发无泽，骨先死矣。

治骨极，主肾热病，则膀胱不通，大小便闭塞，颜焦枯黑，耳鸣虚热，**三黄汤**方：

大黄（切，别渍水一升）、黄芩各三两，栀子十四枚，甘草一两，芒硝二两。

上五味。㕮咀，以水四升，先煮三物，取一升五合，去滓，下大黄，又煮两沸，下芒硝，分三服。

骨虚实

治骨虚酸疼不安，好倦，主膀胱寒，虎骨酒方：

虎骨一具，通炙取黄焦汁尽，碎之如雀头大，酿米三石，曲四斗，水三石，如常酿酒法。所以加水、曲者，其骨消曲而饮水，所以加之也。酒熟封头五十日，开饮之。

治骨实，苦酸疼烦热，煎方：

葛根汁、生地黄汁、赤蜜各一升，麦门冬汁五合。

上四味，相合搅调，微火上煎之三四沸。分三服。

治骨髓中疼方：

芍药一斤，生干地黄五斤，虎骨四两。

上三味，㕮咀，以清酒一斗渍三宿，曝干，复入酒中，如此取酒尽为度，捣筛。酒服方寸匕，日三。

治骨髓冷，疼痛方：

地黄一石取汁，酒二斗，相搅重煎。温服，日三。补髓。

治虚劳冷，骨节疼痛无力方：

豉二升，地黄八斤。

上二味，再遍蒸，曝干，为散。食后以酒一升，进二方寸匕，日再服之。亦治虚热。

又方[①]：天门冬为散，酒服方寸匕，日三。一百日瘥。

腰 痛

治肾脉逆小于寸口，膀胱虚寒，腰痛，胸中动，通四时用之，杜仲酒方：

① 又方：《外台》引此作“治虚劳体疼方”。

杜仲、干姜（一云干地黄）各四两，萆薢、羌活、天雄、蜀椒、桂心、芎䓖、防风、秦艽、乌头、细辛各三两，五加皮、石斛各五两，续断、栝楼根、地骨皮、桔梗、甘草各一两。

上十九味，㕮咀，以酒四斗，渍四宿。初服五合，加至七八合下。日再。能治五种腰痛。

又方：桑寄生、牡丹皮、鹿茸、桂心。

上四味，等分，治下筛。酒服方寸匕，日三。

又方：单服鹿茸与角，亦愈。

治肾虚腰痛方：

牡丹皮二分，萆、桂心、白术各三分。

上四味，治下筛。酒服方寸匕，日三。亦可作汤服，甚良。

又方：牡丹皮、桂心各一两，附子二分。

上三味，治下筛。酒服一刀圭，日再。甚验。

肾著之为病，其人身体重，腰中冷如水洗状，不渴，小便自利，食欲如故，是其证也。从作劳汗出，衣里冷湿久久得之。腰以下冷痛，腹重如带五千钱，**肾著汤**主之，方：

甘草二两，干姜三两，茯苓、白术各四两。

上四味，㕮咀，以水五升，煮取三升。分三服，腰中即温（《古今录验》名甘草汤）。

肾著散　方：

桂心三两，白术、茯苓各四两，甘草、泽泻、牛膝、干姜各二两，杜仲三两。

上八味，治下筛，为粗散。一服三方寸匕，酒一升，煮五六沸，去滓，顿服。日再。

治腰痛不得立方：

甘遂、桂心（一作附子）、杜仲、人参各二两。

上四味，治下筛，以方寸匕纳羊肾中，炙之令熟，服之。

杜仲丸　补之方：

杜仲二两，石斛二分，干地黄、干姜各三分。

上四味，末之，蜜丸如梧子。酒服二十丸，日再。

治腰痛并冷痹，**丹参丸**方：

丹参、杜仲、牛膝、续断各三两，桂心、干姜各二两。

上六味，末之，蜜丸如梧子。服二十丸，日再夜一。禁如药法。

治腰痛方：

萆薢、杜仲、枸杞根各一斤。

上三味，㕮咀，好酒三斗渍之，纳罂中，密封头，于铜器中煮一日，服之，无节度，取醉。

腰背痛者，皆是肾气虚弱，卧冷湿当风所得也，不时速治，喜流人脚膝，或为偏枯，冷痹，缓弱疼重，若有腰痛挛脚重痹急，宜服独活寄生汤。

治腰脊苦痛不遂方：

大豆三斗，熬一斗，煮一斗，蒸一斗，酒六斗，瓮一口，蒸令极热，豆亦热，纳瓮中，封闭口，秋冬二七日，于瓮下作孔，出取，服五合，日夜二三服之。

又方：地黄花末，酒服方寸匕，日三。

又方：鹿角去上皮取白者，熬令黄，末之，酒服方寸匕，日三。特禁生鱼，余不禁。新者良，陈者不任服，角心中黄处亦不中服，大神良。

又方：羊肾作末，酒服二方寸匕，日三。

又方：三月三日收桃花，取一斗一升，井花水三斗，曲六升，米六斗，炊之一时酿熟，去糟。一服一升，日三服。若作食饮，用河水。禁如药法。大神良。

治丈夫腰脚冷，不随，不能行方：

上醇酒三斗，水三斗，合著瓮中，温渍脚至膝，三日止。冷则瓮下常着灰火，勿使冷。手足烦者，小便三升，盆中温渍手足。

补　肾

建中汤　治五劳七伤，小腹急痛，膀胱虚满，手足逆冷，食饮苦吐酸痰呕逆，泄下，少气，目眩耳聋口焦，小便自利方：

胶饴半斤，黄芪、干姜、当归各三两，大枣十五枚，附子一两，人参、半夏、橘皮、芍药、甘草各二两。

上十一味，㕮咀，以水一斗，煮取三升半，汤成下胶饴烊沸，分四服。

建中汤治虚损少气，腹胀内急，拘引小腹至冷不得屈伸，不能饮食，寒热头痛，手足逆冷，大小便难，或复下痢，口干，梦中泄精，或时吐逆，恍惚，面色枯瘁，又复微肿，百节疼酸方：

人参、甘草、桂心、茯苓、当归各二两，黄芪、龙骨、麦门冬各三两，大枣三十枚，芍药四两，附子一两，生地黄一斤，生姜六两，厚朴一两，饴糖八两。

上十五味，㕮咀，以水一斗二升，煮取四升，去滓，纳饴糖。服八合，日三夜一。咳者，加生姜一倍。

建中汤治五劳七伤，虚羸不足，面目黧黑，手足疼痛，久立腰疼，起则目眩，腹中悬急，而有绝伤外引四肢方：

生姜、芍药、干地黄、甘草、芎各五两，大枣三十枚。

上六味，㕮咀，以水六升，渍一宿，明旦复以水五升合煮，取三升，分三服。药入四肢百脉，似醉状，是效。无生姜，酒渍干姜二两一宿用之。常行此方，神妙。

大建中汤 治虚劳寒辟，饮在胁下，决决有声，饮已如从一边下，决决然也，有头并冲皮起引两乳，内痛里急，善梦失精，气短，目疏疏，忽忽①多忘方：

甘草二两，人参三两，半夏一升，生姜一斤，蜀椒二合，饴糖八两。

上六味，㕮咀，以水一斗，煮取三升，去滓，纳糖消，服七合。里急拘引，加芍药、桂心各三两；手足厥，腰背冷，加附子一枚；劳者，加黄芪一两。

大建中汤 治五劳七伤，小腹急，脐下彭亨，两胁胀满，腰脊相引，鼻口干燥，目暗疏疏，愦愦不乐，胸中气急，逆不下食饮；茎中策策痛，小便黄赤，尿有余沥，梦与鬼神交通去精，惊恐虚乏方：

饴糖半斤，黄芪、远志、当归、泽泻各三两，芍药、人参、龙骨、甘草各二两，生姜八两，大枣二十枚。

上十一味，㕮咀，以水一斗，煮取二升半，汤成纳糖令烊。一服八合，消息又一服。

凡男女因积劳虚损，或大病后不复常，苦四体沉滞，骨肉疼酸，吸吸少气，行动喘惙，或少腹拘急，腰背强痛，心中虚悸，咽干唇燥，面体少

---

① 忽忽：《医方类聚》引作“恍惚”。

色，或饮食无味，阴阳废弱，悲忧惨戚，多卧少起。久者积年，轻者百日，渐致瘦削，五脏气竭，则难可复振，治之以**小建中汤**方：

甘草一两，桂心三两，芍药六两，生姜三两，大枣十二枚，胶饴一升。

上六味，㕮咀，以水九升，煮取三升，去滓，纳胶饴。一服一升，日三。间三日，复作一剂，后可将诸丸散。

前胡建中汤 治大劳虚劣，寒热，呕逆；下焦虚热，小便赤痛；客热上熏，头痛目疼，骨肉痛，口干方：

前胡二两，黄芪、芍药、当归、茯苓、桂心各二两，甘草一两，人参、半夏各六分，白糖六两，生姜八两。

上十一味，㕮咀，以水一斗二升，煮取四升，去滓，纳糖，分四服。

治虚劳里急诸不足，**黄芪建中汤**方：

黄芪、桂心各三两，甘草二两，芍药六两，生姜三两，大枣十二枚，饴糖一升。

上七味，㕮咀，以水一斗，煮取二升，去滓，纳饴令消。温服一升，日三。间日可作。呕者，倍生姜；腹满者，去枣，加茯苓四两。佳。

黄芪汤 治虚劳不足，四肢烦疼，不欲食，食即胀，汗出方：

黄芪、芍药、桂心、麦门冬各三两，五味子、甘草、当归、细辛、人参各一两，大枣二十枚，前胡六两，茯苓四两，生姜、半夏各八两。

上十四味，㕮咀，以水一斗四升，煮取三升。每服八合，日二服。

乐令黄芪汤 治虚劳少气，胸心淡冷，时惊惕，心中悸动，手脚逆冷，体常自汗，补诸不足，五脏六腑虚损，肠鸣风湿，荣卫不调百病，又治风里急方：

黄芪、人参、橘皮、当归、桂心、细辛、前胡、芍药、甘草、茯苓、麦门冬各一两，生姜五两，半夏二两半，大枣二十枚。

上十四味，㕮咀，以水二半，煮取四升。一服五合，日三夜一服。

治虚劳损羸乏，咳逆短气，四肢烦疼，腰背相引痛，耳鸣，面黧黯，骨间热，小便赤黄，心悸，目眩，诸虚乏，**肾沥汤**方：

羊肾一具，桂心一两，人参、泽泻、甘草、五味子、防风、芎、黄芪、地骨皮、当归各二两，茯苓、玄参、芍药、生姜各四两，磁石五两。

上十六味，㕮咀，以水一斗五升，先煮肾取一斗，去肾入药，煎取三升，分三服。可常服之。

又方：羖羊肾一具，切，去脂，以水一斗六升，煮取一斗三升，大枣二十枚，桑白皮六两，黄芪、五味子、苁蓉、防风、秦艽、泽泻、巴戟天、人参、桂心、薯蓣、丹参、远志、茯苓、细辛、牛膝各三两，石斛生姜各五两，杜仲、磁石各八两。

上二十二味，㕮咀，纳肾汁中，煮取三升。分三服，相去如人行五里，再服。

增损肾沥汤 治大虚不足，小便数，嘘吸焦乔引饮，膀胱满急。每年三伏中常服此三剂，于方中商量用之。

羊肾一具，人参、石斛、麦门冬、泽泻、干地黄、栝楼根、地骨皮各四两，远志、生姜、甘草、当归、桂心、五味子、桑白皮（一作桑寄生）、茯苓各二两，大枣三十枚。

上十七味，㕮咀，以水一斗五升，先煮肾，取一斗二升，去肾纳药，煮取三升，去滓，分三服。

治左胁气冲膈上满，头上有风如虫行，手中顽痹，鼻塞，脚筋，伸缩不能，两目时肿痛方：

猪肾一具，防风、芎劳、橘皮、泽泻、桂心、石斛各一两，生姜、丹参、茯苓、通草、半夏各二两，干地黄三两。

上十三味，㕮咀，以水一斗半，煮肾，减三升，去肾下药，煮取二升七合，去滓，分三服。

五补汤 治五脏内虚竭，短气，咳逆伤损，郁悒不足，下气通津液方：

桂心、甘草、五味子、人参各二两，麦门冬、小麦各一升，枸杞根白皮一斤，薤白一斤，生姜八两，粳米三合。

上十味，㕮咀，以水一斗二升，煮取三升。每服一升，日三。口燥者，先煮竹叶一把，水减一升，去叶，纳诸药煮之。

凝唾汤 治虚损短气，咽喉凝唾不出，如胶塞喉方：

茯苓、人参各半两，前胡三两，甘草一两，大枣三十枚，麦门冬五两，干地黄、桂心、芍药各一两。

上九味，㕮咀，以水九升，煮取三升，分温三服（一名茯苓汤）。

补汤方：

防风、桂心各二两，车前子二两，五加皮三两，丹参、鹿茸、巴戟天、干地黄、枸杞皮各五两。

上九味，㕮咀，以水八升，煮取三升，去滓，分三服。

人参汤 治男子五劳七伤，胸中逆满，害食，乏气，呕逆，两胁下胀，少腹急痛，宛转欲死，调中平脏、理绝伤方：

人参、麦门冬、当归、芍药、甘草、生姜、白糖各二两，前胡、茯苓、蜀椒、五味子、橘皮各一两，桂心二两，大枣十五枚，枳实三两。

上十五味，㕮咀，取东流水一斗半，渍药半日，用三岁陈芦梢以煎之，取四升，纳糖，复上火煎令十沸。年二十以上，六十以下，一服一升；二十以下，六十以上，服七八合；虽年盛而久羸者，亦服七八合，日三夜一。不尔，药力不接，则不能救病也。要用劳水、陈芦，不则水强火盛猛，即药力不出也。贞观初有人久患羸瘦殆死，余处此方一剂则瘥，如汤沃雪，所以录记之。余方皆尔，不能一一具记。

内补散 治男子五劳六绝，其心伤者，令人善惊，妄怒无常；其脾伤者，令人腹满喜噫，食竟欲卧，面目萎黄；其肺伤者，令人少精，腰背痛，四肢厥逆；其肝伤者，令人少血面黑；其肾伤者，有积聚，少腹腰背满痹，咳唾，小便难。六绝之为病，皆起于大劳脉虚，外受风邪，内受寒热，令人手足疼痛，膝以下冷，腹中雷鸣，时时泄痢，或闭或痢，面目肿，心下愦愦不欲语，憎闻人声方：

干地黄五分，巴戟天半两，甘草、麦门冬、人参、苁蓉、石斛、五味子、桂心、茯苓、附子一两半，菟丝子、山茱萸各五分，远志半两，地麦五分。

上十五味，治下筛。酒服方寸匕，日三，加至三匕。无所禁。

石斛散 治大风，四肢不收，不能自反复，两肩中疼痛，身重胫急筋肿，不可以行，时寒时热，足端如似刀刺，身不能自任。此皆得之饮酒，中大风露，卧湿地，寒从下入，腰以下冷，不足无气，子精虚，众脉寒，阴下湿，茎[①]消，令人不乐，恍惚时悲。此方除风、轻身、益气、明目、强阴，令人有子，补不足，方：

石斛十分，牛膝二分，附子、杜仲各四分，芍药、松脂、柏子仁、石龙芮、泽泻、萆薢、云母粉、防风、山茱萸、菟丝子、细辛、桂心各三分。

上十六味，治下筛。酒服方寸匕，日再。阴不起，倍菟丝子、杜仲；

---

① 茎：［考异］："诸本径作茎。"据改。

腹中痛，倍芍药；膝中疼，倍牛膝；背痛，倍萆薢；腰中风，倍防风；少气，倍柏子仁；蹶不能行，倍泽泻；随病所在倍三分。亦可为丸，以枣膏丸如梧子，酒服七丸。

肾沥散 治虚劳百病方：

羊肾一具，阴干，茯苓一两半，五味子、甘草、桂心、巴戟天、石龙芮、牛膝、山茱萸、防风、干姜、细辛各一两，人参、石斛、丹参、苁蓉、钟乳粉、附子、菟丝子各五分，干地黄二两。

上十二味，治下筛，令钟乳粉和搅，更筛令匀。平旦清酒服方寸匕，稍加至一匕，日再。

肾沥散 治男子五劳七伤，八风十二痹，无有冬夏，悲忧憔悴，凡是病皆须服之方：

羊肾一具，阴干、厚朴、五味子、女萎、细辛、芍药、石斛、白蔹、茯苓、干漆、矾石、龙胆、桂心、芎势、苁蓉、蜀椒、白术牡荆子、菊花、续断、远志、人参、黄芪、巴戟天、泽泻、萆薢、石龙芮、黄芩、山茱萸各一两，干姜、附子、防风、菖蒲、牛膝各一两半，桔梗二两半，薯蓣、秦艽各二两。

上三十七味，治下筛。酒服方寸匕，日三。忌房室。

又方：石龙芮、续断、桔梗、干姜、山茱萸、菖蒲、茯苓各二两，蜀椒、芍药、人参、龙胆、女萎、厚朴、细辛、巴戟天、萆薢、附子、石斛、黄芪、芎劳、白蔹、乌头、天雄、桂心、肉苁蓉各一两半，秦艽、五味子、白术、礜石、牡荆子、菊花、牛膝各一两，远志二两半，羊肾一具，阴干，薯蓣一两半，干漆三两。

上三十六味，治下筛。酒服方寸匕，日三（此方比前方无泽泻黄芩、防风，有乌头、天雄各一两半，余并同）。

薯蓣散 补丈夫。一切病不能具述方：

薯蓣、牛膝、菟丝子、苁蓉、巴戟天、杜仲、续断（一方用远志）各一两，五味子二分，荆实（一方用枸杞子）一两，山茱萸（一方用防风）一分，茯苓（一方用茯神）一两，蛇床仁二分。

上十二味，治下筛。酒服方寸匕，日二夜一。唯禁醋、蒜，自外无忌。服后五夜知觉，十夜力生，十五夜力壮如盛年，二十夜力倍。若多忘加远志、茯苓，体涩加柏子仁。服三两剂益肌肉。亦可丸，一服三十丸，日二夜一。以头面身体暖为度。其药和平不热，调五脏，久服健力不可当，妇人服者，面生五色。

治五劳六极七伤虚损方：

苁蓉、续断、天雄、阳起石、白龙骨各七分，五味子、蛇床子、干地黄、牡蛎、桑寄生、天门冬、白石英各二两，车前子、地肤子、韭子、菟丝子各五合，地骨皮八分。

上十七味，治下筛。酒服方寸张，日三服。

补五劳方：

五月五日采五加茎，七月七日采叶，九月九日取根，治下筛。服方寸匕，日三。长服去风劳妙。

地黄散 主益气、调中、补绝，令人嗜食，除热方：

生地黄三十斤，细切曝干，取生者三十斤捣取汗，渍之，令相得，出曝干，复如是九反曝，捣末。酒服方寸匕，食后服，勿令绝。

钟乳散 治五劳七伤，虚羸无气力，伤极方：

钟乳六两，无问粗细，以白净无赤黄黑为上，铜铛中可盛三两斗，并取粟粗糠二合许纳铛中，煮五六沸，乃纳乳煮，水欲减，添之，如故。一卒时出，以暖水净淘之曝干，玉锤研不作声。重密绢水下澄取之尔。铁精一两，鹿角一两，白者，蛇床仁三两，人参、磁石、桂心、僵蚕、白马茎（别研）、硫黄（别研）、石斛各一两。

上十一味，末之，以枣膏和捣三千杵。酒服三十丸如梧子，日再。慎房及生冷、醋滑、鸡、猪、鱼、陈败。

寒食钟乳散 治伤损乏少气力，虚劳百病，令人丁强饮食，去冷风。方在第十七卷气极篇中。

三石散 主风劳毒冷，百治不瘥，补虚方：

钟乳、紫石英、白石英各五分，人参、栝楼根、蜀椒、干姜、附子、牡蛎、桂心、杜仲、细辛、茯苓各十分，白术、桔梗、防风各五分。

上十六味，治下筛。酒服方寸匕，日三。行十数步至五十步以上服此大佳，少年勿用之。自余补方通用老少，皆宜冬服之。

黄帝问五劳七伤于高阳负，高阳负曰：一曰阴衰，二曰精清，三曰精少，四曰阴消，五曰囊下湿，六曰腰（一作胸胁）苦痛，七曰膝厥痛冷不欲行，骨热，远视泪出，口干，腹中鸣，时有热，小便淋沥，茎中痛，或精自出。有病如此，所谓七伤。一曰志劳，二曰思劳，三曰心劳，四曰忧劳，五曰疲劳，此谓五劳。黄帝曰：何以治之？高阳负曰：石韦丸主之。方：

石韦、蛇床子、肉苁蓉、山茱萸、细辛、署石、远志、茯苓、泽泻、柏子仁、菖蒲、杜仲、桔梗、天雄、牛膝、续断、薯蓣各二两，赤石脂、防风各三两。

上十九味，末之，枣膏若蜜和丸。酒服如梧子三十丸，日三。七日愈，二十日百病除，长服良。

五补丸治肾气虚损，五劳七伤，腰脚酸疼，肢节苦痛，目暗疏疏，心中喜怒①，恍惚不定，夜卧多梦，觉则口干，食不得味，心常不乐，多有恚怒，房室不举，心腹胀满，四体疼痹，口吐酸水，小腹冷气，尿有余沥，大便不利，方悉主之。久服延年不老，四时勿绝，一年万病除愈。方：

人参、五加皮、五味子、天雄、牛膝、防风、远志、石斛、薯蓣、狗脊各四分，苁蓉、干地黄各十二分，巴戟天六分，茯苓、菟丝子各五分，覆盆子、石龙芮各八分，萆薢、石楠、蛇床子、白术各二分，天门冬七分，杜仲六分，鹿茸十五分。

上二十四味，末之，蜜丸如梧子。酒服十丸，日三。有风加天雄、芎、当归、黄芪、五加皮、石楠、茯神、独活、柏子仁、白术各三分；有气加厚朴、枳实、橘皮各三分；冷加干姜、桂心、吴茱萸、附子、细辛、蜀椒各三分；泄精加韭子、白龙骨、牡蛎、鹿茸各三分；泄痢加赤石脂、龙骨、黄连、乌梅肉各三分。春依方服，夏加地黄五分，黄芩三分，麦门冬四分，冷则去此，加干姜、桂心、蜀椒各三分，若不热不寒，亦不须增损，直尔服之。三剂以上，即觉庶事悉佳。慎醋、蒜、绘、陈臭、大冷、醉吐，自外百无所慎。稍加至三十丸，不得增，常以皮为度。

治诸虚劳百损，**无比薯蓣丸**方：

薯蓣二两，苁蓉四两，五味子六两，菟丝子、杜仲各三两，牛膝、泽泻、干地黄、山茱萸、茯神、巴戟天、赤石脂各一两。

上十二味，末之，蜜丸如梧子。食前以酒服二下丸至三十丸，日再。无所忌，唯禁醋蒜陈臭之物。服之七日后令人健，四体润泽，唇口赤，手足暖，面有光悦，消食，身体安和，音声清明，是其验也。十日后，长肌肉，其药通中入脑鼻，必酸疼，勿怪。若求大肥，加敦煌石膏二两；失性

---

① 喜怒：［考异］：“诸本怒作忘。”

健忘，加远志一两；体少润泽，加柏子仁一两。

大薯蓣丸　主男子女人虚损伤绝，头目眩，骨节烦痛，饮食微少，羸瘦百病方：

薯蓣、人参、泽泻、附子各八分，黄芩、天门冬、当归各十分，桔梗、干姜、桂心各四分，干地黄十分，白术、芍药、白蔹、石膏、前胡各三分，干漆、杏仁、阿胶各二分，五味子十六分大，豆卷五分，甘草二十分，大枣一百枚，赶黄六分。

上二十四味，末之，蜜和枣膏，捣三千杵，丸如梧子。酒服五丸，日三，渐增至十丸。

肾气丸　治虚劳，肾气不足，腰痛阴寒，小便数，囊冷湿，尿有余沥，精自出，阴痿不起，忽忽悲喜方：

干地黄八分，苁蓉六分，麦门冬、远志、防风、干姜、牛膝、地骨皮、萎蕤、薯蓣、石斛、细辛、甘草、附子、桂心、茯苓、山茱萸各四分，钟乳粉十分，羊肾一具。

上十九味，末之，蜜丸。以酒服如梧子十五丸，日三，稍加至三十丸。

肾气丸　主男子妇人劳损虚羸，伤寒冷乏少，无所不治方：

石斛二两，紫菀、牛膝、白术各五分，麻仁一分，人参、当归、茯苓、芎劳、大豆卷、黄芩、甘草各六分，杏仁、蜀椒、防风、桂心、干地黄各四分，羊肾一具。

上十八味，末之，蜜丸。酒服如梧子十丸，日再，渐增之。（一方有苁蓉六分。）

肾气丸　胜胡公肾气丸及五石丸方：

干地黄、茯苓、玄参各五两，山茱萸、薯蓣、桂心、芍药各四两，附子三两，泽泻四两。

上九味，末之，蜜丸。酒服如梧子二十丸，加至三十丸，以知为度。

八味肾气丸　治虚劳不足，大渴欲饮水，腰痛，小腹拘急，小便不利方：

干地黄八两，山茱萸、薯蓣各四两，泽泻、牡丹皮、茯苓各三两，桂心、附子各二两。

上末之，蜜丸如梧子。酒下十五丸，日三，加至二十五丸。

肾气丸　主肾气不足，羸瘦日剧，吸吸少气，体重，耳聋眼暗，百病方：

桂心四两，干地黄一斤，泽泻、薯蓣、茯苓各八两，牡丹皮六两，半夏二两。

上七味，末之，蜜丸如梧子大。酒服十丸，日三。

黄芪丸 治五劳七伤诸虚不足，肾气虚损，目视疏疏，耳无所闻方：

黄芪、干姜、当归、羌活（一作白术）、芎劳、甘草、茯苓、细辛、桂心、乌头、附子、防风、人参、芍药、石斛、干地黄、苁蓉各二两，羊肾一具，枣膏五合。

上十九味，末之，以枣膏与蜜为丸。酒服如梧子十五丸，日二，加之三十丸。（一方无干姜、当归、羌活、芎劳，只十四味。）

黄芪丸 疗虚劳方：

黄芪、鹿茸、茯苓、乌头、干姜各三分，桂心、芎劳、干地黄各四分，白术、菟丝子五味、柏子仁、枸杞、白皮各五分，当归四分，大枣三十枚。

上十五味，末之，蜜丸如梧子。旦酒服十丸，夜十丸以知为度。禁如药法。

神化丸 主五劳七伤，气不足，阴下湿痒或生疮，小便数，有余沥，阴头冷疼，失精自出，少腹急，绕脐痛，膝重不能久立，目视漠漠，见风泪出，胫酸，精气衰微，卧不欲起，手足厥冷，调中利食方：

苁蓉、牛膝、薯蓣各六分，山茱萸、续断、大黄各五分，远志、泽泻、天雄、人参、柏子仁、防风、石斛、杜仲、黄连、菟丝子、栝楼根、白术、甘草、礜石、当归各一两，桂心、石楠、干姜草、茯苓、蛇床子、细辛、赤石脂、菖蒲、芎蒡各二两。

上三十一味，末之，蜜丸梧子大。酒服五丸，日三，加至二十丸。

三仁九子丸 主五劳七伤，补益方：

酸枣仁、柏子仁、薏苡仁、菟丝子、菊花子、枸杞子、蛇床子、五味子、莲间子、地肤子、乌麻子、牡荆子、干地黄、薯蓣、桂心各二两，苁蓉三两。

上十六味，末之，蜜丸如梧子。酒服二十丸，日二夜一。

填骨丸 主五劳七伤，补五脏，除万病方：

石斛、人参、巴戟天、当归、牡蒙、石长生、石韦、白术、远志、苁蓉、紫菀、茯苓、干姜、天雄、蛇床子、柏子仁、五味子、牛膝、牡蛎、干地黄、附子、牡丹、甘草、薯蓣、阿胶各二两，蜀椒三两。

上二十六味，末之，白蜜和丸如梧子大。酒服三丸，日三。

通明丸 主五劳七伤六极，强力行事举重，重病后骨髓未满房室，所食不消，胃气不平方：

麦门冬三斤，干地黄、石韦各一斤，紫菀、甘草、阿胶、杜仲、五味子、肉苁蓉、远志、茯苓、天雄各半斤。

上十二味，末之，蜜丸如梧子。食上饮若酒服十丸，日再，加至二十丸。

补虚益精大通丸 主五劳七伤百病方：

干地黄八两，天门冬、干姜、当归、石斛、肉苁蓉、白术、甘草、芍药、人参各六两，麻子仁半两，大黄、黄芩各五两，蜀椒三升，防风四两，紫菀五两，茯苓、杏仁各三两，白芷一两。

上十九味，末之，白蜜枣膏丸如弹子。空腹服一丸，日三，日效。

赤石脂丸 主五劳七伤，每事不如意，男子诸疾方：

赤石脂、山茱萸各七分，防风、远志、栝楼根、牛膝、杜仲、薯蓣各四分，蛇床仁六分，柏子仁、续断、天雄、菖蒲各五分，石韦二分，肉苁蓉二分。

上十五味，末之，蜜枣膏和丸如梧子。空腹服五丸，日三，十日知。久服不老，加菟丝子四分佳。

鹿角丸 补益方：

鹿角、石斛、薯蓣、人参、防风、白马茎、干地黄、菟丝子、蛇床子各五分，杜仲、泽泻、山茱萸、赤石脂、干姜各四分，牛膝、五味子、巴戟天各六分，苁蓉七分，远志、石龙芮各三分，天雄二分。

上二十一味，末之。酒服如梧子三十丸，日二。忌米醋。（一方无干姜、五味子。）

治五脏虚劳损伤，阴痹，阴下湿痒或生疮，茎中痛，小便余沥，四肢虚吸，阳气绝，阳脉伤，苁蓉补虚益气方：

苁蓉、薯蓣各五分，远志四分，蛇床子、菟丝子各六分，五味子、山茱萸各七分，天雄八分，巴戟天十分。

上九味，末之，蜜丸如梧子。酒服二十丸，日二服，加至二十五丸。

治五劳七伤六极，脏腑虚弱，食欲不下，颜色黧黯，八风所伤，干地黄补虚益气，能食，资颜色长阳方：

干地黄七分，蛇床子六分，远志十分，茯苓七分，苁蓉十分，五味子四分，麦门冬五分，杜仲十分，阿胶八分，桂心五分，天雄七分，枣肉八分，甘草十分。

上十三味，末之，蜜丸如梧子。酒下二十丸，日再，加至三十丸。常服尤佳。

治虚劳不起，囊下痒，汗出，小便淋沥，茎中数痛，尿时赤黄，甚者失精，剧苦溺血，目视疏疏，得风泪出，茎中冷，精气衰，两膝肿，不能久立，起则目眩，补虚方：

蛇床子、细辛、天雄、大黄、杜仲、柏子仁、菟丝子、茯苓、防风、萆、菖蒲、泽泻各四两，栝楼根三分，桂心、苁蓉、薯蓣、山茱萸、蜀椒、石韦、白术各三分，远志、牛膝各六分。

上二十二味，末之，蜜丸如梧子。酒服十五丸，日再，渐加至五十丸。十五日身体轻，三十日聪明，五十日可御五女。

覆盆子丸 主五劳七伤羸瘦，补益令人充健方：

覆盆子十二分，苁蓉、巴戟天、白龙骨、五味子、鹿茸、茯苓、天雄、续断、薯蓣、白石英各十分，干地黄八分，菟丝子十二分，蛇床子五分，远志、干姜各六分。

上十六味，末之，蜜丸如梧子。酒服十五丸，日再，细细加至三十丸。慎生冷、陈臭。

治五劳七伤，虚羸无气力伤极方：

菟丝子、五味子各二两，蛇床子一两。

上三味，末之，蜜丸如梧子。一服三丸，日三。禁如常法。

补益方：

干漆、柏子仁、山茱萸、枣仁各四分。

上四味，末之，蜜丸如梧子大。服二七丸，加至一十丸，日二。

曲囊丸 治风冷，补虚弱，亦主百病方：

干地黄、蛇床子、薯蓣、牡蛎、天雄、远志、杜仲、鹿茸、五味子、桂心、麝衔草、石斛各加至七丸，日三夜一。禁如常法。须常有药气，大益人。服药十日以后。少少得强。

藿平世 ①治五劳七伤方：

① 藿平世：［考异］：“诸本藿作崔。”

钟乳粉、萆薢各一分，干姜（一作干地黄）三分，巴戟天、菟丝子、苁蓉各二分。

上六味，末之，蜜丸如梧子。酒服七丸，日三。服讫，行百步，服酒三合，更行三百步，胸中热定，即食干饭，牛、羊、兔肉任为羹，去肥腻，余不忌。

明目益精，长志倍力，久服长生耐老方：

远志、茯苓、细辛、木兰、菟丝子、续断、人参、菖蒲、龙骨、当归、芎劳、茯神。

上十二味，各五分，末之，蜜丸如梧子。服七丸至十丸，日二夜一，满三年益智。

磁石酒　疗丈夫虚劳冷，骨中疼痛，阳气不足，阴下痳：

磁石、石斛、泽泻、防风各五两，杜仲、桂心各四两，桑寄生、天雄、黄芪、天门冬各三两，石楠二两，狗脊八两。

上十二味，㕮咀，酒四斗浸之，服三合，渐加至五合，日再服。亦可单渍磁石服之。

石英煎　主男子女人五劳七伤。消枯羸瘦，风虚痼冷，少气力，无颜色，不能动作，口苦咽燥，眠中不安，噩梦惊惧，百病方：

紫石英、白石英各一斤，碎如米，以醇酒九升，铜器中微火煎取三升，以竹篦搅，勿住手，去滓澄清。干地黄一斤，石斛五两，柏子仁、远志各一两，茯苓、人参、桂心、干姜、白术、五味子、苁蓉、甘草、天雄、白芷、细辛、芎劳、黄芪、山茱萸、麦门冬、防风、薯蓣各二两，白蜜三升，酥一升，桃仁三升。

上二十四味，治下筛，纳煎中，如不足，加酒取足为限，煎之令可丸，丸之。酒服三十丸，如梧子，日三，稍加至四十丸为度。无药者可单服煎。令人肥白充实。

麋角丸　方：

取当年新角连脑顶者为上，看角根有斫痕处亦堪用，退角根下平者，是不堪。诸麋角丸方，凡有一百一十方，此特出众方之外，容成子羔服而羽化。夫造此药，取角五具，或四具、三具、两具、一具为一剂，先去尖一大寸，即各长七八寸，取势截断，量把镑得，即于长流水中以竹器盛悬，浸可十宿。如无长流水处，即于净盆中满著水浸，每夜易之，即将出，削去皱皮，以利镑镑取白处至心即止，以清粟米泔浸之，经两宿，初经一宿即干，握去旧水，置新绢上曝干，净择去恶物、粗骨、皮及镑不匀者，即以无灰美酒于大白瓷器中浸经两宿，其酒及器物随药多少，其药及酒俱入净釜中，初武火煮一食久后，即又著火微煎，如蟹目沸，以柳木篦长四尺、阔三指，徐搅之，困即易人，不得住，时时更添美酒，以成煎为度，煎之皆须平旦下手，不得经两宿，仍看屑消似稀胶，即以牛乳五大升，酥一斤，以次渐下后药：

秦艽、人参、甘草、肉苁蓉、槟榔、麋角一条，炙令黄为散，与诸药同制之，通草、菟丝子酒浸两宿，待干别捣之，各一两。

上捣为散，如不要补，即不须此药共煎，又可一食时候，药似稠粥即止火，少时歇热气，即投诸药散相合，搅之相得，仍待少时渐稠堪作丸，即以新器中盛之，以众手一时丸之如梧子大，若不能众手丸，旋暖渐丸亦得，如粘手，着少酥涂手。其服法，空腹取三果浆以下之，如无三果浆，酒下亦得，初服三十丸，日加一丸，至五十丸为度，日二服。初服一百日内，忌房室，服经一月，腹内诸疾自相驱逐，有微痢勿怪，渐后多泄气，能食，明耳目，补心神，安脏腑，填骨髓，理腰脚，能久立，发白更黑，儿老还少。其患气者，加枳实、青木香，准前各一大两。若先曾服丹石等药，即以三黄丸食上压令宣泄。如饮酒、食面口干，鼻中气粗，眼涩，即以蜜浆饮之，即止。如不止，加以三黄丸使微利，诸如此，一度发动已后方使调畅。服至二百日，面皱自展光泽。一年，齿落更生，强记，身轻若风，日行数百里。二年，常令人肥饱少食，七十以上却成后生。三年，肠作筋髓，预见未明。四年，常饱不食，自见仙人。三十以下服之不辍，颜一定。其药合之时须净室中，不得令鸡、犬、女人、孝子等见。妇人服之亦佳。

五脏虚劳，小腹弦急胀热，灸肾俞五十壮，老小损之。若虚冷，可至百壮，横三间寸灸之。

第十三章　膀胱腑

膀胱虚实

膀胱实热

左手尺中神门以后，脉阳实者，足太阳经也。病苦逆满，腰中痛，不可俯仰，劳也，名曰膀胱实热也。

右手尺中神门以后，脉阳实者，足太阳经也。病苦胞转不得小便，头眩痛，烦满，脊背强，名曰膀胱实热也。

治膀胱实热方：

石膏八两，栀子仁（一作瓜子仁）、茯苓、知母各三两，蜜五合，生地黄、淡竹叶各切一升。

上七味，㕮咀，以水七升，煮取二升，去滓下蜜，煮二沸，分三服。须利，加芒硝三两。

治磅胱热不已，舌干咽肿方：

升麻、大青各三两，蔷薇根白皮、射干、生玄参、黄柏各四两，蜜七合。

上七味，㕮咀，以水七升，煮取一升，去滓下蜜，煮二沸，细细含之。

膀胱虚冷

左手尺中神门以后，脉阳虚者，足太阳经也。病苦脚中筋急，腹中痛引腰背，不可屈伸，转筋，恶风偏枯，腰痛，外踝后痛，名曰膀胱虚冷也。

右手尺中神门以后，脉阳虚者，足太阳经也。病苦肌肉振动，脚中筋急，耳聋忽忽不闻，恶风嗖嗖作声，名曰膀胱虚冷也。

治膀胱虚冷，饥不欲饮食，面黑如炭，腰胁疼痛方：

磁石六两，黄芪、茯苓各三两，杜仲、五味子各四两，白术、白石英各五两。

上七味，㕮咀，以水九升，煮取三升，分三服。

治膀胱冷，咳唾则有血，喉鸣喘息方：

羊肾一具，人参、玄参、桂心、芎劳、甘草各三两，茯苓四两，地骨皮、生姜各五两，白术六两，黄芪三两。

上十一味，㕮咀，以水一斗一升，先煮肾，减三升，去肾下药，煮取三升，去滓，分为三服。

龙骨丸 治膀胱肾冷，坐起欲倒，目䀮䀮气不足，骨痿方：

龙骨、柏子仁、甘草、防风、干地黄各五分，桂心、禹余糖、黄芪、茯苓、白石英各七分，人参、附子、羌活、五味子各六分，玄参、芎劳、山茱萸各四分，磁石、杜仲、干姜各八分。

上二十味，末之，蜜丸如梧子。空腹酒服三十丸，日二，加至四十丸。

治膀胱寒，小便数，漏精稠厚如米白泔方：

赤雄鸡肠两具，鸡胜胵两具，干地黄三分，桑螵蛸、牡蛎、龙骨、黄连各四分，白石脂五分，苁蓉六分，赤石脂五分。

上十味，治下筛，纳鸡肠及胜胵中缝塞，蒸之令熟，曝干，合捣为散，以酒和方寸匕，日三服。治膀胱，灸之如肾虚法。

胞 囊

治肾热应胞囊涩热，小便黄赤，苦不通，**榆皮通滑泄热煎**方：

榆白皮、葵子各一升，车前子五升，赤蜜一升，滑石、通草各三两。

上六味，㕮咀，以水三斗，煮取七升，去滓下蜜，更煎取三升，分三服。妇人难产，亦同此方。

治膀胱急热，小便黄赤，**滑石汤**方：

滑石八两，子芩三两，榆白皮四两，车前子、冬葵子各一升。

上五味，㕮咀，以水七升，煮取三升，分三服。

治虚劳尿白浊方：

榆白皮切二斤，水二斗，煮取五升，分五服。

又方：捣干羊骨末，服方寸匕，日二。

凡饱食讫忍小便，或饱食走马，或忍小便大走及入房，皆致胞转，脐下急满不通，治之方：

乱发急缠如两拳大，烧末，醋四合，和二方寸匕，服之讫，即炒熟黑豆叶蹲坐上。

治胞转方：

榆白皮一升，石韦一两，鬼箭三两，滑石四两，葵子、通草、甘草各一两。

上七味，㕮咀，以水一斗，煮取三升，分三服。

治丈夫、妇人胞转，不得小便八九日方：

滑石、寒水石各一斤，葵子一升。

上三味，㕮咀，以水一斗，煮取五升，分三

治胞转，小便不得方：

葱白四七茎，阿胶一两，琥珀三两，车前子一升。

上四味，㕮咀，以水一斗，煮取三升，分三服。

又方：阿胶三两，水二升，煮取七合，顿服之。

又方：豉五合，以水三升，煮数沸，顿服之。

又方：麻子煮取汁，顿服之。

又方：连枷关烧灰，水服之。

又方：笔头灰水服之。

又方：纳白鱼子茎孔中。

又方：烧死蜣螂二枚，末水服之。

又方：酒和猪脂鸡子大，顿服之。

三焦虚实

治上焦饮食下胃，胃气未定，汗出面背，身中皆热，名曰漏气，通脉泻热，**泽泻汤**方：

泽泻、半夏、柴胡、生姜各三两，地骨皮五两，石膏八两，竹叶五合，莼心一升，茯苓、人参各二两，甘草、桂心各一两。

上十二味，㕮咀，以水二斗，煮取六升，分五服。一云水一斗，煮取三升。分三服。

治上焦热，腹满而不欲食，或食先吐而后下，肘挛痛，**麦门冬理中汤**方：

麦门冬、生芦根、竹茹、廪米各一升，生姜四两，白术五两，工莼心五合，甘草、茯苓各二两，橘皮、人参、萎蕤各三两。

上十二味，㕮咀，以水一斗五升，取三升，分三服。

胸中膈气，聚痛好吐，灸厥阴俞随年壮，穴在第四椎两边各相去一寸五分，灸随年壮。

治上焦虚寒，短气不续，语声不出，**黄芪理中汤**方：

黄芪、桂心各二两，丹参、杏仁各四两，桔梗、干姜、五味子、茯苓、甘草、芎劳各三两。

上十味，㕮咀，以水九升，煮取三升，分为三服。

治上焦冷，下痢，腹内不安，食好注下，**黄连丸**方：

黄连、乌梅肉各八两，桂心二两，干姜、附子、阿胶各四两，榉皮、芎劳、黄柏各三两。

上九味，末之，蜜丸如梧子大，饮下二十丸，加至三十丸。

治上焦闭塞，干呕，呕而不出，热少冷多，好吐白沫清涎，吞酸，厚朴汤方：

厚朴、茯苓、芎劳、白术、玄参各四两，生姜八两，吴茱萸八合，桔梗、附子、人参、橘皮各三两。

上十一味，㕮咀，以水二斗，煮取五升，分五服。

治中焦实热闭塞，上下不通，隔绝关格，不吐不下，腹满膨膨，喘急，开关格，通隔绝，大黄泻热汤方：

蜀大黄切，以水一升浸。黄芩、泽泻、升麻、芒硝各三两，羚羊角、栀子各四两，生玄参八两，地黄汁一升。

上九味，㕮咀，以水七升，煮取二升三合，下大黄，更煮两沸，去滓下硝，分三服。

治中焦热，水谷下痢，蓝青丸方：

蓝青汁三升，黄连八两，黄柏四两，乌梅肉、白术、地榆、地肤子各二两，阿胶五两。

上八味，末之，以蓝青汁和，微火煎，丸如杏仁大，饮服三丸，日二。七月七日合大良，当并手丸之。

治中焦寒，洞泄下痢，或因霍乱后，泻黄白无度，腹中虚痛，**黄连煎**方：

黄连、酸石榴皮、地榆、阿胶各四两，黄柏、当归、厚朴、干姜各三两。

上八味，㕮咀，以水九升，煮取三升，去滓，下阿胶，更煎取烊，分三服。

四肢不可举动，多汗洞痢，灸大横随年壮，穴在挟脐两边各二寸五分。

治下焦热，大小便不通，**柴胡通寒汤**方：

柴胡、黄芩、橘皮、泽泻、羚羊角各三两，生地黄一升，香豉一升，别盛、栀子四两，石膏六两，芒硝二两。

上十味，㕮咀，以水一斗，煮取三升，去滓，纳芒硝，分三服。

治下焦热，或下痢脓血，烦闷恍惚，**赤石脂汤**方：

赤石脂八两，乌梅二十枚，栀子十四枚，白术、升麻各三两，廪米一升，干姜二两。

上七味，㕮咀，以水一斗，煮米取熟，去米下药，煮取二升半，分为三服。

治下焦热，气逆不续，呕吐不禁，名曰走哺，**止呕人参汤**方：

人参、萎蕤、黄芩、知母、茯苓各三两，白术、橘皮、生芦根、栀子仁各四两，石膏八两。

上十味，㕮咀，以水九升，煮取三升，去滓，分三服。

治下焦热毒痢，鱼脑杂痢赤血，脐下少腹绞痛不可忍，欲痢不出，**香豉汤**方：

香豉、薤白各一升，栀子、黄芩、地榆各四两，黄连、黄柏、白术、茜根各三两。

上九味，政咀，以水九升，煮取三升，分三服。

膀胱三焦津液下，大小肠中寒热，赤白泄痢，及腰脊痛，小便不利，妇人带下，灸下肠俞五十壮。

治下焦虚冷，大小便洞泄不止，黄柏止泄汤方：

黄柏、人参、地榆、阿胶各三两，黄连五两，茯苓、榉皮各四两，艾叶一升。

上九味，㕮咀，以水一斗，煮取三升，去滓，下胶消尽，分三服。

治下焦虚寒，津液不止，短气欲绝，**人参续气汤**方：

人参、橘皮、茯苓、乌梅、麦门冬、黄芪、干姜、芎劳各三两，白术、厚朴各四两，桂心二两，吴茱萸三合。

上十二味，㕮咀，以水一斗二升，煮取三升，分三服。

治下焦虚寒损，腹中瘀血，令人喜忘，不欲闻人语，胸中噎塞而短气，**茯苓丸**方：

茯苓、干地黄、当归各八分，甘草、人参、干姜各七分，杏仁五十枚，厚朴三分，桂心四分，黄芪六分，芎劳五分。

上十一味，末之，蜜丸如梧子。初服二十丸，加至三十丸为度，日二，清白饮下之。

治下焦虚寒损，或先见血后便转，此为近血，或利不利，伏龙肝汤方：

伏龙肝五合，末，干地黄（一方用黄柏）五两，阿胶三两，发灰二合，甘草、干姜、黄芩、地榆、牛膝（一作牛蒡根）各三两。

上九味，㕮咀，以水九升，煮取三升，去滓，下胶煮消，下发灰，分为三服。

治下焦虚寒损，或先便转后见血，此为远血，或利或不利，好因劳冷而发，宜续断止血方：

续断、当归、桂心各一两，干姜、干地黄各四两，甘草二两，蒲黄、阿胶各一两。

上八味，㕮咀，以水九升，煮取三升半，去滓，下胶取烊，下蒲黄，分三服。

治三焦虚损，或上下发泄、吐唾血，皆从三焦起，或热损发，或因酒发，宜当归汤方：

当归、干姜、干地黄、柏枝皮、小蓟、羚羊角、阿胶各三两，芍药、白术各四两，黄芩、甘草各二两，蒲黄五合，青竹茹半升，伏龙肝（一鸡子大），发灰（一鸡子）。

上十五味，㕮咀，以水一斗二升，煮取三升半，去滓，下胶取烊，次下发灰及蒲黄，分三服。

霍　乱

治中汤[①]　主霍乱吐下胀满，食不消，心腹痛方：

人参、干姜、白术、甘草各三两。

上四味，㕮咀，以水八升，煮取三升，分三服。不瘥，频服三两剂远行防霍乱，依前作丸如梧子，服三十丸。如作散，服方寸匕，酒服亦得。若转筋者，加石膏三两（仲景云：若脐上筑者，肾气动也，去术加桂心四两；吐多者，去术加生姜三两；下多者，复用术；悸者，加茯苓二两；渴欲得水者，加术合前成四两半；腹中痛者，加人参合前成四两半；若寒者，加干姜合前成四两半，腹满者，去术加附子一枚。服汤后一食顷，服热粥一升，微自温，勿发揭衣被也）。

吐利止而身体痛不休者，当消息和解，其外以桂枝汤小和之。

四顺汤　治霍乱转筋，肉冷汗出，呕哕者方：

人参、干姜、甘草各三两，附子一两。

上四味，㕮咀，以水六升，煮取二升，分三服。

四逆汤　主多寒手足厥冷，脉绝方：

吴茱萸二升，生姜八两，当归、芍药、细辛、桂心各三两，大枣二十五枚，通草、甘草各二两。

上九味，㕮咀，以水六升、酒六升，合煮取五升，分五服。旧方用枣三十枚，今以霍乱病法多痞，故除之。如退枣，入葛根二两佳。霍乱四逆，加半夏一合、附子小者一枚；恶寒乃与大附子。

吐下而汗出，小便复利，或下利清谷，里寒外热，脉微欲绝，或发热恶寒，四肢拘急，手足厥，**四逆汤**主之，方：

甘草二两，干姜一两半，附子一枚。

上三味，㕮咀，以水三升，煮取一升二合，温分再服，强人可与大附子一枚、干姜至三两。

吐利已断，汗出而厥，四肢拘急不解，脉微欲绝，通脉四逆汤主

① 治中汤：《外台》引作“理中汤”。

之，方：

大附子一枚，甘草一两半，干姜三两（强人可四两）。

上三味，㕮咀，以水三升，煮取一升二合，分二服，脉出即愈。若面色赤者，加葱白九茎；腹中痛者，云葱加芍药二两；呕逆，加生姜二两；咽痛，去芍药，加桔梗一两；利止脉不出者，去桔梗，加人参二两。皆与方相应乃服之。

霍乱吐利，已服理中、四顺，热不解者，以**竹叶汤**主之，方：

竹叶一握，生姜十累，白术三两，小麦一升，橘皮、当归、桂心各二两，甘草、人参、附子、芍药各一两。

上十一味，㕮咀，以水一斗半，先煮竹叶、小麦，取八升，去滓下药，煮取三升，分三服。上气者，加吴茱萸半升，即瘥。理中、四顺皆大热，若有热，宜竹叶汤。

妇人霍乱，呕逆吐涎沫，医反下之，心下即痞，当先治其涎沫，可服小青龙汤。涎沫止，次治其痞，可服**甘草泻心汤**方：

甘草四两，半夏半升，干姜、黄芩各三两，黄连一两，大枣十二枚。

上六叶，㕮咀，以水一斗，煮取六升，分六服。

治妇人霍乱呕吐，小青龙汤。方出第十八卷。

霍乱四逆，吐少呕多者，**附子粳米汤**主之，方：

中附子一枚，粳米五合，半夏半升，干姜、甘草各一两，大枣十枚。

上六味，㕮咀，以水八升，煮药取米熟，去滓，分三服。

治年老羸劣，冷气恶心，食饮不化，心腹虚满，拘急短气，霍乱呕逆，四肢厥冷，心烦气闷，流汗，扶老理中散方：

麦门冬、干姜各六两，人参、白术、甘草各五两，附子、茯苓各三两。

上七味，治下筛，以白汤三合，服方寸匕。常服，将蜜丸，酒服如梧子二十丸。

人参汤　主毒冷霍乱，吐利烦呕，转筋，肉冷汗出，手足指肿，喘息垂死，绝语音不出，百方不效，脉不通者，服此汤取瘥乃止，随吐续更服勿止，并灸之，方：

人参、附子、厚朴、茯苓、甘草、橘皮、当归、葛根、干姜、桂心各一两。

上十味，㕮咀，以水七升，煮取二升半，分三服。

霍乱蛊毒，宿食不消，积冷，心腹烦满，鬼气方：

极咸盐汤三升，热饮一升，刺口令吐宿食使尽，不吐更服，吐讫复饮，三吐乃住静止。此法大胜诸治，俗人以为田舍浅近法，鄙而不用，守死而已。凡有此病，即须先用之。

治霍乱方：

扁豆一升，香薷一升。

上二味，以水六升，煮取二升，分服。单用亦得。

霍乱洞下不止者方：

艾一把，水三升，煮取一升，顿服之，良。

又方：香茅一把，水四升，煮取一升，顿服之。青木香亦佳。

霍乱吐下腹痛方：

以桃叶，冬用皮，煎汁服，一升立止。

霍乱引饮，饮辄干呕方：

生姜五两，㕮咀，以水五升，煮取二升半，分二服。高良姜大佳。

治霍乱，**杜若丸**，久将远行防备方：

杜若、藿香、白术、橘皮、干姜、木香、人参、厚朴、瞿麦、桂心、薄荷、女萎、茴香、吴茱萸、鸡舌香。

上十五味，等分，末之，蜜丸如梧子，酒下二十丸。

治霍乱，使百年不发，丸方：

虎掌、薇衔各二两，枳实、附子、人参、槟榔、干姜各三两，厚朴六两，皂荚三寸，白术五两。

上十味，末之，蜜丸如梧子，酒下二十丸，日三。武德中，有德行尼名净明，患此已久，或一月一发，或一月再发，发即至死，时在朝太医蒋许甘巢之徒亦不能识，余以霍乱治之，处此方得愈，故疏而记之。

凡先服石人，因霍乱吐下，服诸热药吐下得止，因即变虚，心烦，手足热，口干燥，欲得水，呕逆遂闷，脉急数者，及时行热病后毒未尽，因霍乱吐下，仍发热，心胸欲裂者，以此解之。方：

荠苨、人参、厚朴、知母、栝楼根、茯苓、犀角、蓝子、枳实、桔梗、橘皮、葛根、黄芩、甘草各一两。

上十四味，㕮咀，以水一斗，煮取三升，分三服。

中热霍乱，暴利心烦，脉数，欲得冷水者方：

新汲井水，顿服一升，立愈。先患胃口冷者，勿服之。

治霍乱，医所不治方：

童女月经衣合血烧末，酒服方寸匕，秘之，百方不瘥者用之。

治霍乱转筋方：

蓼一把，去两头，以水二升，煮取一升，顿服之。(一方作梨叶。)

又方：烧故木梳灰，末之，酒服一枚小者，永瘥。

又方：车毂中脂涂足心下，瘥。

治霍乱转筋入腹，不可奈何者方：

极咸作盐汤，于槽中暖渍之。

又方：以醋煮青布之，冷复易之。

治转筋不止者方：若男子，以手挽其阴牵之；女子，挽其乳近左右边。

杂 补

琥珀散 主虚劳百病，除阴痿精清，力不足，大小便不利，如淋壮，脑门受寒，气结在关元，强行阴阳，精少余沥，腰脊痛，四肢重，咽干口燥，食无常味，乏气力，远视疏疏，惊悸不安，五脏虚劳，上气喘闷方：

琥珀研，一升，松子、柏子、荏子各三升，芜菁子、胡麻子、车前子、蛇床子、菟丝子、枸杞子、菴蕳子、麦门冬各一升，橘皮、松脂、牡蛎、肉苁蓉各四两，桂心、石韦、石斛、滑石、茯苓、芎劳、人参、杜蘅、续断、远志、当归、牛膝、牡丹各三两，通草十四分。

上三十味，各治下筛，合捣二千杵，盛以韦囊，先食服方寸匕，日三夜一，用牛羊乳汁煎令熟。长服令人志性强轻体，益气，消谷能食，耐寒暑，百病除愈，可御十女不劳损，令精实如膏，服后七十日可得行房。久服老而更少，发白更黑。齿落重生。

苁蓉散 主轻身益气，强骨，补髓不足，能使阴气强盛方：

肉苁蓉一斤，生地黄三十斤，取汁，慎火草二升，切，楮子二升，干漆二升，甘草一斤，远志、五味子各一斤。

上八味，以地黄汁浸一宿，出曝干，复渍令汁尽，为散。酒服方寸匕，空腹服，日三。三十日力倍常，可御十女。

秃鸡散　方：

蛇床子、菟丝子、远志、防风、巴戟、五味子、杜仲、苁蓉各二两。

上八味，治下筛。酒下方寸匕，日二，常服勿绝。无室勿服。

治五劳七伤，阴痿不起，衰损，**天雄散**方：

天雄、五味子、远志各一两，苁蓉十分，蛇床子、菟丝子各六两。

上六味，治下筛。以酒下方寸匕，日三，常服勿止。

治阴下湿痒，生疮，失精阴痿方：

牡蒙、菟丝子、柏子仁、蛇床子、苁蓉二两。

上五味，治下筛。以酒下方寸匕，日三，以知为度。

治阴痿精薄而冷方：

苁蓉、钟乳、蛇床子、远志、续断薯蓣、鹿茸各三两。

上七味，治下筛。酒下方寸匕，日二服。欲多房室，倍蛇床；欲坚，倍远志；欲大，倍鹿茸；欲多精，倍钟乳。

治五劳七伤，庶事衰恶方：

薯蓣、巴戟天、天雄、蛇床子各二分，雄蚕蛾十八、石斛、五味子、苁蓉各三分，菟丝子、牛膝、远志各二分。

上十一味，治下筛。以酒服方寸匕，日三。

石硫黄散　极益房，补虚损方：

石硫黄、白石英、鹿茸、远志、天雄、僵蚕、女萎、蛇床子、五味子、白马茎、菟丝子各等分。

上十一味，治下筛。酒服方寸匕，日三，无房禁服。

又方：萝摩六两，五味子、酸枣仁、柏子仁、枸杞根皮、干地黄各三两。

上六味，治下筛，酒服方寸匕，日三。

又方：车前子茎叶根，治下筛，服方寸匕，强阴益精。

常饵补方：

苁蓉、石斛、干姜各八两，远志、菟丝子、续断各五两，枸杞子一斤，天雄三两，干地黄十两。

上九味，治下筛。酒服方寸匕，日二服。不忌，服药十日，候茎头紫色，乃可行房。

治男子阴气衰，腰背痛，苦寒，茎消少精，小便余沥出，失精，囊下湿痒，虚乏，令人充实，肌肤肥悦方：

巴戟天、菟丝子、杜仲、桑螵蛸、石斛。

上五味，等分，治下筛。酒服方寸匕，日一，常服佳。

又方：薯蓣、丹参、山茱萸、巴戟、人参各五分，蛇床子、五味子各四分，天雄、细辛各三分，桂心二分，干地黄七分。

上十一味，治下筛。酒服方寸匕，日二夜一服。

又方：五味子、蛇床子各二两，续断、牛膝各三两，苁蓉、车前子各四两。

上六味，治下筛。酒服方寸匕，日二。

治男子羸瘦短气，五脏痿损腰痛，不能房室，益气补虚，**杜仲散**方：

杜仲蛇、床子、五味子、干地黄各六分，木防己五分，菟丝子十分，苁蓉八分，巴戟天七分，远志八分。

上九味，治下筛。食前酒服方寸匕，日三，长服不绝佳。

治阳气不足，阴囊湿痒，尿有余沥，漏泄虚损，云为不起，苁蓉补虚益阳方：

苁蓉、续断各八分，蛇床子九分，天雄、五味子、薯蓣各七分，远志六分，干地黄、巴戟天各五分。

上九味，治下筛。酒服方寸匕，日三。凡病皆由醉饱之后并疲极而合阴阳，致成此病也。

白马茎丸 主空房独怒，见敌不兴，口干汗出，失精，囊下湿痒，尿有余沥，卵偏大引疼，膝冷胫酸，目中疏疏，少腹急，腰脊强，男子百病，方：

白马茎、赤石脂、石韦、天雄、远志、山茱萸、菖蒲、蛇床子、薯蓣、杜仲、肉苁蓉、柏子仁、石斛续断、牛膝，栝楼根、细辛、防风各八分。

上十八味，末之，白蜜丸如梧子大。酒服四丸，日再服，七日知，一月日百病：愈，加至二十丸。

治阴痿：

雄鸡肝一具，鲤鱼胆四枚。

上二味，阴干百日，末之，雀卵和，吞小豆大一丸。

又方：菟丝子一升，雄鸡肝二具，阴干百日。

上二味，末之，雀卵和丸，服如小豆一丸，日三。

又方：干漆、白术、甘草、菟丝子、巴戟天、五味子、苁蓉、牛膝、桂心各三两，石南、石龙芮各一两，干地黄四两。

上十二味，末之，蜜和丸如梧桐子，酒服二十丸，日三。

治阳不起方：

原蚕蛾未连者一升，阴干去头足、毛羽，末之，白蜜丸如梧子，夜卧服一丸，可行十室，菖蒲酒止之。

又方：蛇床子、菟丝子、杜仲各五分，五味子四分，苁蓉八分。

上五味，末之，蜜丸如梧子，酒服十四丸，日二夜一。

又方：磁石五斤，研，清酒三斗，渍二七日，一服三合，日夜一。

又方：常服天门冬亦佳。

又方：五味子一斤新好者，治下筛，酒服方寸匕，日三，稍加至三匕。无所慎，忌食猪鱼、大蒜、大醋。服一斤尽，即得力，百日以上可御十女，服药常令相续不绝，四时勿废，功能自知。

又方：菟丝子、五味子、蛇床子各等分。

上三味，末之，蜜丸如梧子。饮服三丸，日三。

壮阳道方：

蛇床子末，三两，菟丝汁，二合。

上二味，相合涂，日五遍。

冷暖适性方：

苁蓉、远志各二分，附子一分，蛇床子三分。

上四味，末之，以唾和丸如梧子，安茎头纳玉泉中。

一行当百思相不忘方：

蛇床子三分，天雄、远志各二分，桂心一分，无食子一枚。

上五味，末之，唾丸如梧子，涂茎头纳玉泉中，稍时遍体热。

阳痿不起方：

蜂房灰夜卧敷阴上，即热起，无妇不得敷之。

第十四章　消渴　淋闭　尿血　水肿

消　渴

治消渴，除肠胃热实方：

麦门冬、茯苓、黄连、石膏、萎蕤各八分，人参、龙胆、黄芩各六分，升麻四分，枳实五分，枸杞子（《外台》用地骨皮）、栝楼根、生姜屑，各十分。

上十三味，末之，蜜丸如梧子大。以茅根、粟米汁服十丸，日二。若渴则与此饮至足。大麻亦得。饮方如下：

茅根切，一升，粟米三合。

上二味，以水六升煮，取米熟，用下前药。

又方：栝楼根、生姜各五两，生麦门冬用汁、芦根切，各二升，茅根（切）三升。

上五味，㕮咀，以水一斗，煮取三升，分三服。

治胃腑实热，引饮常渴，泄热止渴，**茯神汤**方：

茯神二两（《外台》作茯苓），栝楼根、生麦门冬各五两，生地黄六两，萎蕤四两，小麦二升，淡竹叶切，三升，大枣二十枚，知母四两。

上九味，㕮咀，以水三斗，煮小麦、竹叶，取九升，去滓下药，煮取四升，分四服。服不问早晚，但渴即进，非但正治胃渴，通治渴患热即主之。

猪肚丸　治消渴方：

猪肚一枚，治如食法、黄连、梁米各五两，栝楼根、茯神各四两，知母三两，麦门冬二两。

上七味，为末，纳猪肚中缝塞，安甑中蒸之极烂，接热及药木臼中，捣可丸，若强，与蜜和之，丸如梧子。饮服三十丸，日二，加至五十丸，随渴即服之。

又方：栝楼根、麦门冬、铅丹各八分，茯神（一作茯苓）、甘草各六分。

上五味，治下筛。以浆水服方寸匕，日三服。

又方：黄芪、茯神、栝楼根、甘草、麦门冬各三两，干地黄五两。

上六味，㕮咀，以水八升，煮取二升半，去滓。分三服，日进一剂，服十剂佳。

治消渴，**浮萍丸**方：

干浮萍、栝楼根等分。

上二味，末之，以人乳汁和丸如梧子。空腹饮服二十丸，日三。三年病者三日愈，治虚热大佳。

治消渴，日饮一石水者方：

栝楼根三两，铅丹二两，葛根三两，附子一两。

上四味，末之，蜜丸如梧子。饮服十丸，日三，渴则服之。春夏减附子。

治渴，**黄连丸**方：

黄连一斤，生地黄一斤，张文仲云十斤。

上二味，绞地黄取汁浸黄连，出曝之燥，复纳之，令汁尽干之，捣末，蜜丸如梧子。服二十丸，日三，食前后无在。亦可为散，以酒服方寸匕。

栝楼粉　治大渴秘方：

深掘大栝楼根，厚削皮至白处止，以寸切之，水浸一日一夜，易水，经五日取出，烂捣碎，研之，以绢袋滤之，如出粉法，干之，水服方寸匕，日三四。亦可作粉粥乳酪中食之，不限多少，取瘥止。

治渴方：

栝楼粉和鸡子曝干，理杵为末，水服方寸匕，日三。丸服亦得。

又方：水和栝楼散，服方寸匕。亦可蜜丸，服三十丸如梧子大。

又方：取七家井索近桶口结，烧作灰，井花水服之，不过三服必瘥。

又方：取豉渍汁，任性多少饮之。

又方：浓煮竹根取汁饮之，以瘥止。

又方：以青粱米煮取汁饮之，以瘥止。

论曰：寻夫内消之为病，当由热中所作也。小便多于所饮，令人虚极短气。夫内消者，食物消作小便也，而又不渴。正观[①]十年，梓州刺史李文博，先服白石英久，忽然房道强盛，经月余渐患渴，经数日，小便大利，日夜百行以来，百方治之，渐以增剧，四体羸，不能起止，精神恍惚，口舌焦干而卒。此病虽稀，甚可畏也。利时脉沉细微弱，服枸杞汤即效，但不能长愈。服铅丹散亦即减，其间将服除热宣补丸。

枸杞汤方：

枸杞枝叶一斤，栝楼根、石膏、黄连、甘草各三两。

上五味，㕮咀，以水一斗，煮取三升。分五服，日三夜二。剧者多合，渴即饮之。

铅丹散 主消渴，止小便数兼消中方：

铅丹、胡粉各二分，栝楼根[②]、甘草各十分，泽泻、石膏、赤石脂、白石脂各五分。

上八味，治下筛。水服方寸匕，日三，壮人一匕半。一年病者一日愈，二年病者二日愈。渴甚者夜服，腹痛者减之。丸服亦佳，一服十丸。伤多令人腹痛。

茯神丸 方：

茯神、黄芪、栝楼根、麦门冬、人参、甘草、黄连、知母各三两，干地黄、石膏各六两，菟丝子三合，苁蓉四两。

上十二味，末之，以牛胆三合，和蜜丸如梧子，以茅根汤服三十丸，日二服，渐加至五十丸。

口含酸枣丸 治口干燥内消方：

酸枣一升，五合酢安，石榴子五合，干子、葛根、覆盆子各三两，乌梅五十枚，麦门冬四两，茯苓、栝楼根各三两半，桂心一两六铢，石蜜四两半。

上十味，末之，蜜丸。含如酸枣许，不限昼夜，以口中津液为度，尽复更合，无忌。

消中日夜尿七八升方：

---

① 正观：即贞观，唐太宗年号。

② 栝楼根：宋本作“栝楼”。

鹿角炙令焦，末，以酒服五分匕，日二，渐加至方寸匕。

又方：沤麻汁服一升佳。

又方：葵根如五升盆大两束以水五斗，煮取三斗，宿不食，平旦一服三升。

论曰：强中之病者，茎长兴盛，不交精液自出也。消渴之后，即作痈疽，皆由石热。凡如此等，宜服猪肾荠苨汤，制肾中石热也，又宜服白鸭通汤方见下解石毒篇。

猪肾荠汤 方：

猪肾一具，大豆一升，荠苨、石膏各三两，人参、茯神（一作茯苓）、磁石绵裹、知母、葛根、黄芩、栝楼根、甘草各二两。

上十二味，㕮咀，以水一斗五升，先煮猪肾、大豆，取一斗，去滓下药，煮取三升，分三服，渴乃饮之。下焦热者，夜辄合一剂，病势渐歇即止。

增损肾沥汤 治肾气不足，消渴，小便多，腰痛方：

羊肾一具，远志、人参、泽泻、干地黄、桂心、当归、茯苓、龙骨、黄芩、甘草、芎䓖各二两，生姜六两，五味子五合，大枣二十枚，麦门冬一升。

上十六味，㕮咀，以水一斗五升煮羊肾，取一斗二升，下药，取三升，分三服。

治下焦虚热注脾胃，从脾注肺，好渴利方：

小麦、地骨白皮各一升，竹叶切，三升，麦门冬、茯苓各四两，甘草三两，生姜、栝楼根各五两，大枣三十枚。

上九味，㕮咀，先以水三斗煮小麦，取一斗，去滓澄清，取八升，去上沫，取七升，煮药取三升，分三服。

治渴利虚热，引饮不止，消热止渴方：

竹叶切，二升，地骨皮、生地黄切，各一升，石膏八两，茯神（一作茯苓）、萎蕤、知母、生姜各四两，生麦门冬一升半，栝楼根八两。

上十味，㕮咀，以水一斗二升，下大枣三十枚并药，煮取四升，分四服。

治面黄，手足黄，咽中干燥，短气，脉如连珠。除热、止渴利、补养，地黄丸方：

生地黄汁、生栝楼根汁，各二升，牛[1]羊脂三升，白蜜四升，黄连一斤，末之。

上五味，合煎令可丸。饮服如梧子大五丸，日二，加至二十丸。若苦冷而渴，渴瘥即别服温药也。

治渴，小便数方：

贝母六分，栝楼根、茯苓各四两，铅丹一分，鸡舭胵中，黄皮十四枚。

上五味，治下筛。饮服方寸匕，日三。瘥后常服基佳。去铅丹，以蜜丸之，长服勿绝，以麦饮服。

渴利方：

生栝楼根三十斤，切，以水一石，煮取一斗半，去滓，以牛脂五合，煎取水尽，以温酒先食服如鸡子大，日三服。

治渴小便利复非淋方：

榆白皮二斤，切，以水一斗，煮取五升，一服三合，日三。

又方：小豆藿一把，捣取汁，顿服三升。

又方：蔷薇根水煎服之佳。

又方：三年重鹊巢烧末，以饮服之。

又方：桃胶如弹丸，含之咽津。

又方：蜡如鸡子大，以醋一升，煮之二沸，适寒温顿服之。

论曰：凡人生放恣者众，盛壮之时，不自慎惜，快情纵欲，极意房中，稍至年长，肾气虚竭，百病滋生。又年少惧不能房，多服石散，真气既尽，石气孤立，唯有虚耗，唇口干焦，精液自泄；或小便萎黄，大便干实；或渴而且利，日夜一石；或渴而不利；或不渴百利，所食之物皆作小便。此皆由房事不节之所致也。

凡平人夏月喜渴者，由心王也，心王便汗，汗则肾中虚燥，故渴而小便少也。冬月不汗，故小便多而数也，此为平人之证也。名为消渴，但小便利而不饮水者，肾实也。经去肾实则消。消者，不渴而利是也。所以服石之人，于小便利者，石性归肾，肾得石则实，实则能消水浆，故利。利多则不得润养五脏，脏衰则生诸病。张仲景云：热结中焦则为坚，热结下焦则为溺血，亦令人淋闭不通。明知不必悉患小便利信矣。内有热者则喜

① 牛：宋本作“生”。

渴，除热则止，渴兼虚者，须除热补虚则瘥矣。

治不渴而小便大利，遂至于死者方：

牡蛎五两，以患人尿三升，煎取二升，分再服，神验。

治小便不禁多，日便一二斗或如血色方：

麦门冬、干地黄各八两，干姜四两，蒺藜子、续断、桂心各二两，甘草一两。

上七味，㕮咀，以水一斗，煮取二升五合，分三服。

九房散　主小便多或不禁方：

菟丝子、黄连、蒲黄各三两，硝石一两，肉苁蓉二两。

上五味，治下筛，并肶胵鸡中黄皮三两，同为散。饮服方寸匕，日三，如人行十里更服之。

又方：鹿茸二寸，踯躅、韭子各一升，桂心一尺，附子大者三枚，泽泻三两。

上六味，治下筛。浆服五分匕，日三，加至一匕。

黄芪汤　治消中，虚劳少气，小便数方：

黄芪、芍药、生姜、桂心、当归、甘草各二两，麦门冬、干地黄、黄芩各一两，大枣三十枚。

上十味，㕮咀，以水一斗，煮取三升。分三服，日三。

棘刺丸　治男子百病，小便过多，失精方：

棘刺、石龙黄、巴戟天各二两，麦门冬、厚朴、菟丝子、草薢（《外台》作草鞋）、柏子仁、萎蕤、小草、细辛、杜仲、牛膝、苁蓉、石斛、桂心、防葵、干地黄各一两，乌头三两。

上十九味，末之，蜜和更捣五六千杵。以饮服如梧子十丸，日三，加至三十丸，以知为度。

治尿数而多方：

羊肺一具作羹，纳少羊肉和盐豉，如食法，任性食，不过三具。

治消渴阴脉绝，胃反而吐食方：

茯苓八两，泽泻四两，白术、生姜、桂心各三两，甘草一两。

上六味，㕮咀，以水一斗，煮小麦三取三升，去麦下药，煮取二升半，服八合，日再服。

又方：取屋上瓦三十年者，碎如雀脑三升，东流淌二石，煮取二斗，纳药如下：

生白术、干地黄、生姜各八两，橘皮、人参、甘草、黄芪、远志各三两，桂心、当归、芍药各二两，大枣三十枚。

上十二味，㕮咀，纳瓦汁中，煮取三升，分四服。单饮瓦汁亦佳。

治热病后虚热渴，四肢烦疼方：

葛根一斤，人参、甘草各一两，竹叶一把。

上四味，㕮咀，以水一斗五升，煮取五升，渴即饮之，日三夜二。

治虚劳渴无不效，**骨填煎**方：

茯苓、菟丝子、山茱萸、当归、牛膝、附子、五味子、巴戟天、麦门冬、石膏各三两，石韦、人参、桂心、苁蓉各四两，大豆卷一升，天门冬五两。

上十六味，为末，次取生地黄、栝楼根各十斤，捣绞取汁，于微火上煎之，减半，便作数分，纳药，并下白蜜二斤、牛髓半斤，微火煎之，令如糜，如鸡子黄大，日三服。亦可饮服之。

治虚热四肢羸乏，渴热不止，消渴，补虚，茯神煮散方：

茯神、苁蓉、萎蕤各四两，生石斛、黄连各八两，栝楼根、丹参各五两，甘草、五味子、知母、人参、当归各三两，麦糵三升（《外台》作小麦）。

上十三味，治下筛。以三方寸匕，水三升，煮取一升，以绢袋盛煮之，日二服，一煮为一服。

治虚劳，口中苦渴，骨节烦热或寒，**枸杞汤**方：

枸杞根白皮切，五升，麦门冬三升，小麦二升。

上三味，以水二斗，煮麦熟，药成去滓。每服一升，日再。

巴郡太守奏**三黄丸**治男子五劳七伤，消渴，不生肌肉，妇人带下，手足寒热者方：

春三月黄芩四两，大黄三两，黄连四两。

夏三月黄芩六两，大黄一两，黄连七两。

秋三月黄芩六两，大黄二两，黄连三两。

冬三月黄芩三两，大黄五两，黄连二两。

上三味，随时和捣，以蜜为丸如大豆。饮服五丸，日三，不知稍加至七丸，取下而已。服一月病愈，久服走逐奔马，常试有验。一本云夏三月不服。

治热渴，头痛壮热，及妇人血气上冲，闷不堪方：

茅根切二升，三捣，取汁令尽，渴即饮之。

治岭南山瘴，风热毒气入肾中，变寒热脚弱，虚满而渴方：

黄连（不限多少），生栝，楼根汁，生地黄汁，羊乳汁。

上四味，以三汁和黄连末为丸，空腹饮服三十丸如梧子大，渐加至四十丸，日三。重病五日瘥，小病三日瘥。无羊乳，牛乳、人乳亦得。若药苦难服，即煮小麦粥饮服之，亦得，主虚热大佳。

阿胶汤　治虚热，小便利而多，服石散人虚热，当风取冷，患脚气，喜发动，兼渴消肾①，脉细弱，服此汤立减方：

阿胶二挺，干姜二两，麻子一升，远志四两，附子一枚②。

上五味，㕮咀，以水七升，煮取二升半，去滓，纳胶令烊，分三服。说云：小便利多白，日夜数下行至一石，五日频服良。

论曰：凡消渴病经百日以上者，不得灸刺，灸刺则于疮漏脓水不歇，遂致痈疽羸瘦而死。亦忌有所误伤，但作针许大疮，所饮之水，皆于疮中变成脓水而出。若水出不止者，必死，慎之慎之。初得患者，可如方灸刺之佳。

消渴咽喉干，灸胃脘下俞三穴各百壮，穴在背第八椎下，横三寸，间寸灸之。

消渴口干不可忍者，灸小肠俞百壮，横三间寸灸之。

消渴咳逆，灸手厥阴随年壮。

消渴咽喉干，灸胸堂五十壮，又灸足太阳五十垃。

消渴口干烦闷，灸足厥阴百壮，又灸阳池五十壮。

消渴小便数，灸两手小指头，及足两小指头，并灸项椎佳。又灸当脊梁中央解间一处，与腰目上灸两处，凡三处。又灸背上脾俞下四寸，当挟脊梁灸之，两处。凡诸灸皆当随年壮。又灸肾俞二处，又灸腰目，在肾俞下三寸，亦挟脊骨两旁各一寸半左右。以指按取，关元一处，又两旁各二寸二处。阴市二处，在膝上当伏兔上行三寸，临膝取之。或三二列灸相去一寸名曰肾系者。曲泉、阴谷、阴陵泉、复溜，此诸穴断小行③最佳，不损阳气，亦云止遗溺也。太溪、中封、然谷、太白、大都、趺阳、行间、

① 渴消肾：《外台》作“消渴肾消”。

② 一枚：此后宋本及《外台》并有“人参一两，甘草三两”八字。

③ 小行：即小便。［考异］“嘉靖本、成历本行作‘便’”。

大敦、隐白、涌泉，凡此诸穴，各一百壮。腹背两脚凡四十七处，其肾俞、腰目、关元、水道，此可灸三十壮，五日一报之，各得一百五十壮佳。涌泉一处，可灸十壮。大敦、隐白、行间，此处可灸三壮。余者悉七壮，皆五日一报之，满三灸可止也。若发如此，灸诸阴而不愈，宜灸诸阳。诸阳在脚表，并灸肺俞募，按流注孔穴，壮数如灸阴家法。

小便数而少且难，用力辄失精者，令其人舒两手，合掌，并两大指令齐，急逼之令两爪甲相近，以一炷灸两爪甲本肉际，肉际方后自然有角，令炷当角中小侵入扑上，此两指共用一炷也。亦灸脚大趾，与手同法，各三炷而已。经三日又灸之。

淋 闭

治下焦结热，小便赤黄不利，数起出少，茎痛，或血出，温病后余热，用户霍乱后当风取热，过度饮酒房劳，及行步冒热，冷饮逐热，热结下焦，及散石热动，关格，小腹坚，胞胀如斗，诸有此淋，皆悉治之，立验，**地肤子汤**方：

地肤子三两，知母、黄芩、猪苓、瞿麦、枳实、升麻、通草、葵子、海藻各二两。

上十味，㕮咀，以水一斗，煮取三升，分三服。大小便皆闭者，加大黄三两；女人房劳，肾中有热，小便难不利，小腹满痛，脉沉细者，加猪肾一具。

治百种淋，寒淋、热淋、劳淋，小便涩，胞中满，腹急痛方：

通草、石韦、王不留行、甘草各二两，滑石、瞿麦、白术、芍药、冬葵子各三两。

上九味，㕮咀，以水一斗，煎取三升，分五服。

又方：栝楼根、滑石、石韦各二两。

上三味，治下筛。大麦饮服方寸匕，日三。

治诸种淋方：

葵根八两，大麻根五两，甘草一两，石首、鱼头石三两，通草二两，茅根三两，贝子五合。

上七味，㕮咀，以水一斗二升，煮取五升，分五服，日三夜二。亦主石淋。

又方：细白沙三升，熬令极热，以酒三升，淋取汁，服一合。

又方：榆皮一斤，车前子、冬瓜子各一升，鲤鱼齿、桃胶、通草、地脉各二两，瞿麦四两。

上八味，㕮咀，以水一斗，煮取三升，分三服，日三。

治淋痛方：

滑石四两，贝子七格，烧碎、茯苓、白术、通草、芍药各二两。

上六味，治一筛。酒服方寸匕，日三，十日瘥。

又方：葵子五合，茯苓、白术、当归各二两。

上四味，㕮咀，以水七升，煮取二升，分三服，日三。

又方：猪脂酒服三合，日三，小儿服一合，腊月者。

治小便不利，茎中疼痛，中腹急痛方：

通草、茯苓各三两，葶苈二两。

上三味，治下筛。以水服方寸匕，日三服。

又方：蒲黄、滑石等分。

上二味，治下筛。酒服方寸匕，日三服。

治小便不通利，膀胱胀，水气流肿方：

水上浮薄曝干，末，服方寸匕，日三服。

治小便不通方：

滑石三两，葵子、榆白皮各一两。

上三味，治下筛，煮麻子汁一地，取一升，以散二方寸匕和，分二服，即通。

又方：水四升，洗甑带取汁，煮葵子，取二升半，分三服。

又方：胡燕屎、豉各一合和捣，丸如梧子，服三丸，日三服。

又方：发去垢烧末一升，葵子一升，以饮服方寸匕，日三服。

又方：石首鱼头石末，水服方寸匕，日三。

又方：石槽寒灰土，井华水服之，日三。

又方：鲤鱼齿烧灰末，酒服言寸匕，日三。

又方：服车前子末方寸匕，日三，百日止。

治卒不得小便方：

车前草一把，桑白皮半两。

上二味，㕮咀，以水三升，煎取一升，顿服之。

又方：吞鸡子白，立瘥。葛氏云吞黄。

治妇人卒不得小便方：

杏仁二七枚，熬末，服之立下。

又方：紫菀末，井华水服三指撮，立通，血出四五度服之。

治黄疸后小便淋沥方：

猪肾一具，切茯苓一斤，瞿麦六两，车前根切，三升，黄芩三两，泽泻、地肤子各四两，椒目三合，绵裹。

上八味，㕮咀，以水二斗煮车前，取一斗六升，去滓下肾，煮取一斗三升，去肾下药，煮取三升，分三服。

治气淋方：

水三升，煮船底苔如鸭子大，取二升，顿服。

又方：水三升，煮豉一升，一沸云滓，纳盐一合，顿服。亦可单煮豉汁服。

又方：水一斗，煮比轮钱三百文，取三升，温服之。

又方：捣葵子末，汤服方寸匕。

又方：空腹单茹蜀葵一满口止。

又方：熬盐热熨少腹，冷复易，亦治小便血。

又方：脐中著盐，灸之三壮。

气淋，灸关元五十壮。又灸挟玉泉相去一寸半三十壮。

治石淋方：

车前子二升，绢袋盛，水九升，煮取三升，顿服之，石即出，先经宿不得食。

又方：取浮石使满一手，下筛，以水三升、醋一升，煮取二升，澄清，服一升，不过三服石出。亦治嗽，醇酒煮之。

又方：桃胶枣许大，夏以三合冷水，冬以三合汤，和一服，日三，当下石子如豆卵，石尽止。亦治小便出血。

石淋，脐下三十六种病，小得小便，灸关无三十壮。又灸气门三十壮。

石淋，小便不得，灸水泉三十垃，足大敦是也。

治膏淋：

捣律草汁二升，醋二合和，空腹顿服之，当尿小豆汁也。又浓煮汁饮，亦治淋沥。

治五劳七伤，八负十二痹，结以为淋，劳结为血淋，热结为肉淋，小便不通，茎中痛，及小腹痛，不可忍者方：

滑石、王不留行、冬葵子、桂心、通草、车前子各二分，甘遂一分，石韦四分。

上八味，治下筛。服方寸匕，以麻子饮五合和服，日三，尿沙石出也。（一方加榆白皮三分。）

劳淋，灸足太阴百壮，在内踝上三寸，三报之。

治热淋方：

葵根一升，冬用子，夏用苗，切大枣二七枚。

上二味，以水三升，煮取一升二合，分二服。热加黄芩一两，出难加滑石二两束，血者加茜根三两，痛者加芍药二两。加药，水亦加之。

又方：白茅根切四斤，以水一斗五升，煮取五升。服一升，日三夜二。

又方：常煮冬葵根作饮服之。

治血淋，小便碜痛方：

鸡苏二两，滑石五两，生地黄半斤，小蓟根一两，竹叶一把，通草五两。

上六味，㕮咀，以水九升，煎取三升，去滓，分温三服，不利①。

治血淋，**石韦散**方：

石韦、当归、蒲黄、芍药各等分。

上四味，治下筛。酒服方寸匕，日三服。

又方：以水五升，煮生大麻根十枚，取二升，顿服之。亦治小便出血。

又方：以水四升，煮大豆叶一把，取二升，顿服之。

又方：以水三升，煮葵子一升取汁，日三服。亦治虚劳尿血。

血淋，灸丹田随年壮，又灸复溜五十壮，一云随年壮。

五淋不得小便，灸悬泉十四壮，穴在内踝前一寸斜行小脉上，是中封之别名。五淋，灸大敦三十壮。卒淋，灸外踝尖七壮。淋病不得小便，阴

① 不利：［考异］“诸本不利作温服，按不利二字恐衍”。

上痛，灸足太冲五十壮。淋病，九部[1]诸疾，灸足太阳五十壮。腹中满，小便数数起，灸玉泉下寸名尿胞，一名屈骨端，灸二七壮，小儿以意减之。

治遗尿，小便涩方：

牡蛎、鹿茸各四两，桑耳三两，阿胶二两。

上四味，㕮咀，以水七升，煮取二升。分二服，日二。

又方：防己、葵子、防风各一两。

上三味，㕮咀，以水五升，煮取二升半，分三服，散服亦佳。

遗尿，灸遗道，挟玉泉五寸，随年壮；又灸阳陵泉随年壮；又灸足阳明髓年壮。

遗尿失禁，出不自知，灸阴陵泉随年壮。

治小便失禁方：

以水三升煮鸡肠，取一升，分三服。

小便失禁，灸大敦七壮。又灸行间七壮。

治失禁不觉尿方：

豆酱汁和灶突墨如豆大，纳尿孔中。

治尿床方：

取羊肚系盛水令满，线缚两头，熟煮即开，取中水顿服之，立瘥。

又方：取鸡一具并肠，烧末，酒服，男雌女雄。

又方：取关胞盛水满中，炭火烧之尽肉，空腹食之，不过四五顿瘥。

又方：以新炊热饭一盏，泻尿床处拌之，收与食之，勿令知，良。

尿床，垂两手两髀上，尽指头上有陷处，灸七壮。

又：灸脐下横纹七壮。

尿 血

治房损伤中尿血方：

牡蛎、车前子、桂心、黄芩等分。

---

① 九部：［考异］“据《资生经》九字当作下”。

上四味，治下筛。以饮服方寸匕，稍加至二匕，日三服。

治小便血方：

生地黄八两，柏叶一把，黄芩、阿胶各二两。

上四味，㕮咀，以水八升，煮取三升，去滓下胶，分三服。（一方加甘草二两。）

又方：蒲黄、白芷、荆实、菟丝子、干地黄、芎劳、葵子、当归、茯苓、酸枣（《小品》作败酱）各等分。

上十味，末之，蜜丸。服如梧子，饮送五丸，日三，稍加至十丸。

治溺血方：

戎盐六分，甘草、蒲黄、鹿角胶、芍药各二两，矾石三两，大枣十枚。

上七味！㕮咀，以水九升，煮取二升，分三服。

又方：胡麻三升，捣细末，以东流水二升渍一宿，平旦绞去滓，煮两沸，顿服之。

治小便去血方：

龙骨细末之，温水服方寸匕，日五六服。

又方：捣荆叶取汁，酒服二合。

又方：酒三升，煮蜀当归四两，取一升，顿服之。

治小便出血方：

煮车前根、叶、子，多饮之为佳。

又方：刮滑石末，水和，敷绕少腹及绕阴际佳。

又方：豉二升、酒四升，煮取一升，顿服。

又方：酒服乱发灰。

又方：酒服葵茎灰方寸匕，日三。

水　肿

贡帝问岐伯曰：水与肤胀、鼓胀、肠覃、石瘕何以别之？岐伯曰：水之始起也，目果上微肿如新卧起之状，颈脉动，时咳，阴股间寒，足胫肿，腹仍大，其水已成也。以手按其腹，随手而起，如裹水之状，此其候也。

肤胀何以候之？肤胀者，寒气客于皮肤之间，壳壳然而坚，腹大，身尽肿，皮厚，按其腹陷而不起，腹色不变，此其候也。

鼓胀如何？鼓胀者，腹胀，身肿大，大与肤胀等，其色苍黄，腹脉起，此其候也。

肠杳何如？肠覃者，寒气客于肠外，与胃气相薄，正气不得荣。因有所系，瘕而内著，恶气乃起，息肉乃生，始也如鸡卵，稍以益大，至其成也，若怀子之状，久者离岁月，按之即坚，推之则移，月事时下，此其候也。

石瘕如何？石瘕者，生于胞中，寒气客于子门，子宫闭塞，气不得通，恶血当泻不泻，虾以留止，日以益大，状如怀子，月事不以时下。皆生于女子，可导而下之。

曰：肤胀、鼓胀可刺耶？曰：先泻其腹之血络，后调其经，刺去其血脉。

师曰：病有风水、有皮水、有正水、有石水、有黄汁。风水，其脉自浮，外证骨节疼痛，其人恶风；皮水，其脉亦浮，外证浮肿，按之没指，不恶风，其腹如豉不满不渴，当发其汗；正水，其脉沉迟，外证自喘；石水，其脉自沉，外证腹满不喘；黄汗，其脉沉迟，身体发热，胸满，四肢头面并肿，久不愈，必致痈脓。心水者，其人身体重而少气，不得卧，烦而躁，其人阴大肿；肝水者，其人腹大，不能自转侧，而胁下腹中痛，时时津液微生，小便续通；脾水者，其人腹大，四肢苦重，津液不生，但苦少气，小便难也；肺水者，其人身体肿，而小便难，时时鸭糖；肾水者，其人腹大，脐肿腰痛，不得溺，阴下湿如牛鼻上汗，足为逆冷，其面反瘦。师曰：治水者，腰以下肿当昨小便，腰以上肿当发汗，即愈。

问曰：有病下利后渴饮水，小便不利，腹满因肿，何故？师云：此法当病水，若小便自利及汗出者，自当愈。

凡水病之初，先两目上肿起如老蚕色，挟颈脉动，股里冷，胫中满，按之没指，腹内转侧有声，此其候也。不即治之，须臾身体稍肿，腹中尽胀，按之随手起水为已成，犹可治也。此病皆从虚损。

大病或下利后，妇人产后饮水不即消，三焦决漏，小便不利，仍相结，渐渐生聚，遂流诸经络故也。

水有十种，不可治者有五：第一，唇黑伤肝；第二，缺盆平伤心；第三，脐出伤脾；第四，背平伤肺；第五，足下平满伤肾。此五伤，必不可治。

凡水病，忌腹上出水，出水者月死，大忌之。

中军侯黑丸 治胆玄水，先从头面至脚肿，头眩痛，身虚热，名曰玄水，体肿，大小便涩，宜此方。

治小肠水，少腹满，暴肿，口苦干燥方：

巴豆三十枚，和皮㕮咀，水五升，煮取三升，绵纳汁中，拭肿上，随手减矣，日五六拭，莫近目及阴。

治大肠水，乍虚乍实，上下来去方：

赤小豆五升，桑白皮切，二升，鲤鱼重四斤，白术八两。

上四味，㕮咀，以水三斗，煮取鱼烂，去鱼食取尽，并取汁四升许细细饮下。鱼勿用盐。

又方：羊肉一斤，当陆切一升。

上二味，以水二斗，煮令当陆烂，去滓，下肉为霍，葱、豉、醋事事如霍法。

治膀胱石水，四肢瘦，腹肿方：

桑白皮、谷白皮、泽漆叶各三升，大豆五升，防己、射干、白术各四两。

上七味，㕮咀，以水一斗五升，煮取六升，去滓，纳好酒三升，更煮取五升，每日二服，夜一服，余者明日更服。

又方：桑白皮六两，射干、黄芩、茯苓、白术各四两，泽泻三两，防己二两，泽漆切，一升大豆三升。

上九味，㕮咀，以水五斗，煮大豆，取三斗，去豆澄清，取汗一斗，下药，煮取三升，空腹分三服。

治胃[1]水，四肢肿，腹满方：

猪肾一具，茯苓四两，防己、橘皮、玄参、黄芩、杏仁、泽泻（一作泽漆）、桑白皮各二两，猪苓、白术各三两，大豆三升。

上十二味，㕮咀，以水一斗八升，煮肾、桑白皮、大豆泽、泻取一斗，澄清，去滓纳药，煮取三升，分三服。若咳，加五味子三两，凡服三剂，间五日一剂，常用有效。

① 胃：宋本作“肾”。

有人患气虚损久不瘥，遂成水肿，如此者众，诸皮中浮水攻面目，身体从腰以上肿，皆以此汤发汗，悉愈方：

麻黄四两，甘草二两。

上二味，㕮咀，以水五升煮麻黄，再沸去沫，纳甘草，取三升，分三服，取汗愈，慎风冷等。

治面肿，小便涩，心腹胀满方：

茯苓、杏仁各八分，橘皮、防己、葶苈各五分，苏子三合。

上六味，末之，蜜丸如小豆，以桑白皮汤送十丸，日二，加至三十丸。

治面目手足有微肿，常不能好者方：

楮叶切二升，以水四升，煮取三升，去滓，煮米作粥，食如常，作勿绝。冬则预见取叶干之，准法作粥，周年永瘥，慎生冷一切食物。

治大腹水肿，气息不通，命在旦夕者方：

牛黄二分，昆布、海藻各十分，牵牛子、桂心各八分，葶苈子六分，椒目三分。

上七味，末之，别捣葶苈如膏，合和丸之如梧子，饮服十丸，日二，稍加，小便利为度，大良。正观九年，汉阳王患水，医所不治，余处此方，日夜尿一二斗，五六日即瘥。瘥后有他犯，因而殂矣。计此即是神方。

有人患水肿，腹大，四肢细，腹坚如石，小劳苦足胫肿，小饮食便气急，此终身疾，不可强治，徒服利下药，极而不瘥，宜服此药，将以微除风湿，利小便，消水谷，风久服之乃可得力耳，瘥后可长服之方：

丹参、鬼箭羽、白术、独活各五两，秦艽、猪苓各三两，知母、海藻、茯苓、桂心各二两。

上十味，㕮咀，以酒三培，浸五日，服五合，日三，任性量力渐加之。

治水肿，利小便，酒客虚热，当风饮冷水，腹肿，阴胀满方：

当陆四两，甘遂一两，芒硝、吴茱萸、芫花各二两。

上五味，末之，蜜丸，服如梧子，饮服三丸，日三。（一方有大黄、荛花各二两，无茱萸，加麝香、猪苓各一两。）

治久水，腹肚如大鼓者方：

乌豆一斗，熬令香，勿令大熟，去皮，为细末，筛下，饧粥皆得服之，初服一合，稍加之。若服初多后即嫌臭，服尽则更造，取瘥止，不得食肥腻，渴则饮羹汁，慎酒、肉、猪、鸡、鱼、生冷、醋滑、房室，得食浆粥、牛羊免鹿肉。此据大饥渴得食之，可忍亦勿食也。此病难治，虽诸大药丸散汤膏，当时虽瘥，过后发，唯此大豆散瘥后不发，终身服之，终身不发矣。其所禁之食，常须少啖，莫恣意咸物诸杂食等。

又方：葶苈末二十匕，苍耳子灰二十匕。

上二味，调和，水服之，日二。

又方：椒目水沉者，取熬之，捣如膏，酒服方寸匕。

又方：水煮马兜铃服之。

治水气肿，鼓胀，小便不利方：

莨菪子一升，羊肺一具，青羊亦佳。

上二味，先洗羊肺，汤微渫之，薄切，曝干，作末；以三年大醋，渍莨菪子一时出，熬令变色，熟捣如泥；和肺末，蜜和捣三千杵，作丸。食后一食久，以麦门冬饮服如梧子四丸，日三，以喉中干、口粘、浪语为候，数日小便大利佳。山连疗韦司业得瘥，司业侄云表所送，云数用神验。

麦门冬饮方：

麦冬二一五个，米二十五粒。

上二味，以水一升，和煮米熟，去滓，以下前丸药，每服即作之。

徐王煮散 治水肿，服辄利小便方：

防己、羌活、人参、丹参、牛膝、牛角腮、升麻、防风、秦艽、谷皮、紫菀、杏仁、生姜屑、附子、石斛各三两，橘皮一两，桑白皮六两，白术、泽泻、茯苓、猪苓、黄连、郁李仁各一两。

上二十三味，治下筛，为粗散，以水一升五合，煮三寸匕，取一升，顿服，日再。不能者，但一服。二三月以前可服，主利多而小便涩者，用之大验。

褚澄汉防己煮散 治水肿上气方：

汉防己、泽漆叶、石韦、泽泻各三两，白术、丹参、赤茯苓、橘皮、桑根白皮、通草各三两，郁李仁五合，生姜十两。

上十二味，治下筛，为粗散，以水一升半，煮散三方寸匕，取八合，去滓。顿服，日三，取小便利为度。

治水肿，**茯苓丸**，甄权为安康公处者方：

茯苓、白术、椒目各四分，木防己、葶苈、泽泻各五分，甘遂十一分，赤小豆、前胡、芫花、桂心各二分，芒硝七分，别研。

上十二味，末之，蜜和，蜜汤服如梧子五丸，日一，稍加，以知为度。

治水肿利小便方：

大黄、白术（一作葶苈）、木防己各等分。

上三味，末之，蜜丸。饮下如梧子十丸，利小便为度，不知加之。

又方：葶苈四两，生用桂心一两。

上二味，末之，蜜丸。饮下梧子大七丸，日二，以知为度。

又方：牵牛子末子，水服方寸匕，日一，以小便利为度。

又方：郁李仁、末面各一升。

上二味，和作饼子七枚，烧熟。空腹热食四枚，不知更加一枚，不知加至七枚。

又方：水银三两，三日三夜煮葶苈子、椒目各一升，衣鱼二十枚，水萍、瓜蒂、滑石各一两，芒硝三两。

上八味，捣葶苈令细，下水银更捣，令不见水银止，别捣椒目令细，捣瓜蒂，水萍，下筛，合和余药，以蜜和，更捣三万杵成丸。初服一丸如梧子，次服二丸，次服三丸，次服四丸，次服五丸，次服六丸，至七日，还从一丸起，次服二丸，如是，每至六丸，还从一丸起。始服药，当咽喉上有历子肿起，颊车肿满，齿龈皆肿，唾啐血出，勿怪也，不经三五日即消，所苦皆瘥，亦止服药。若下多，停药以止利，药至五下止。病未瘥更服，病瘥止。此治诸体肉肥厚，按之不陷，甚者臂粗，著衣袖不受，及十种大水医不治者，悉主之，神良。

泽漆汤　治水气，通身洪肿，四肢无力，或从消渴，或从黄疸、支饮，内虚不足，荣卫不通，气不消化，实皮肤中，喘息不安，腹中响响胀满，眼不得视方：

泽漆根十两，鲤鱼五斤，赤小豆二升，生姜八两，茯苓三两，人参、麦门冬、甘草各二两。

上八味，㕮咀，以水一斗七升，先煮鱼及豆，减七升，去之纳药，煮取四升半，一服三合，日三，人弱服二合。再服，气下喘止，可至四合，时小便利，肿气减，或小溏下。若小便大早，还从一合始，大利便止。若无鲤鱼，鲷鱼亦可用。若水甚不得卧，卧不得转侧，加泽漆一斤；渴加栝楼根二两；咳嗽加紫菀二两、细辛一两、款冬花一合、桂三两，增鱼汁二升。

猪苓散　主虚满，通身肿，利三焦，通水道方：

猪苓、葶苈、人参、玄参、五味子、防风、泽泻、挂心、狼毒、椒目、白术、干姜、大戟、甘草各二两，苁蓉二两半，女曲三合，赤小豆二合。

上十七味，治下筛。酒服方寸匕，日三夜一，老小一钱匕，以小便利为度。

治水气通身洪肿，百药治之不瘥，待死者方：

大麻子一石，皆取新肥者佳，赤小豆一石，不得一粒杂。

上二味，皆以新精者，净拣择，以水淘洗，曝干，蒸麻子使熟，更曝令干，贮于净器中。欲服取五升麻子熬令黄香，唯须缓火，勿令焦，极细作末，以水五升搦取汁令尽，净密器贮之。明旦欲服，今夜以小豆一升，净淘浸之，至旦干漉去水，以新水煮豆，未用好熟，即漉出令干，纳麻子汁中，煮令大烂熟为佳，空腹恣意食之，日三服，当小心闷，少时即止，五日后小便数，或赤而唾粘、口干，不足怪之，服讫，常须微行，未得即卧，十日后针灸三里、绝骨下气，不尔气不泄，尽服药：后五日逆不可下者，取太鲤鱼一头先死者，去鳞尾等，以汤脱去滑，净洗、开肚、去脏，以上件麻汁和小豆，完煮令熟作羹，葱、豉、橘皮、生姜、紫苏调和食之，始终一切断盐。渴即饮麻汁，秋冬暖饮，春夏冷饮。常食不得至饱，止得免饥而已。慎房室、恚、大语、高声、酒面、油醋、生冷、菜茹、一切鱼肉、盐酱五辛。治十日瘥，神验。并治一切气病，服者皆瘥，凡作一月日服之，麻子熟时多收，新瓮贮，拟施人也①。

又方：吴茱萸、荜拔、昆布、杏仁、葶苈各等分。

上五味，末之，蜜丸如梧子，气急服五丸，勿令饱食，食讫饱闷气急，服之即散。

苦瓠丸　主大水，头面遍身大肿、胀满方：

苦瓠白穰实，捻如大豆，以面裹，煮一沸，空腹吞七枚，至午当出水一升，三四日水自出不止，大瘦乃瘥。三年内慎口味也。苦瓠须好，无厌翳，细理，研净者，不尔有毒不堪用。

治水通身肿方：

---

① 麻子熟时多收，新瓮贮，拟施人也：此十三字宋本无。

煎猪椒枝叶如饧，空腹服一匕，日三。痒，以汁洗之。

又方：苦瓠膜二分，葶苈子五分。

上二味，合捣为丸，服如小豆大五丸，日三。

又方：煎人尿令可丸，服如小豆大，日三。

又方：葶苈、桃仁各等分。

上二味，皆熬，合捣为丸服之，利小便。（一方用杏仁。）

又方：大枣肉七枚，苦瓠膜如枣核大，捣丸，一服三丸，如十五里，又服三丸，水出更服一丸，即止。

又方：葶苈子生捣，醋和服之，以小便数为度。

又方：烧姜百令赤，纳黑牛尿中令热，服一升，日一。

又方：单服牛尿大良。凡病水，服无不瘥，服法先从少起，得下为度。

水通身肿，灸足第二指上一寸随年壮。

又，灸两手大指缝头七壮。

麻黄煎　主风水，通身肿欲裂，利小便方：

麻黄、茯苓各四两，防风、泽漆、白术各五两，杏仁、大戟、清酒各一升，黄芪、猪苓各三两，泽泻四两，独活八两，大豆二升，水七升，煮取一升。

上十三味，㕮咀，以豆汁、酒及水一斗，合煮，取六升，分六七服，一日一夜令尽，当小便极利为度。

大豆汤　治风水，通身大肿，眼合不得开，短气欲绝方：

大豆、杏仁、清酒各一升，麻黄、防风、木防己、猪苓各四两，泽泻、黄芪、乌头各三两，生姜七两，半夏六两，茯苓、白术各五两，甘遂、甘草各二两。

上十六味，㕮咀，以水一斗上升煮豆，取一斗，去之，纳药及酒合煮，取七升。分七服，日四夜三，得小便利处为度，肿消停药，不必尽剂。若不利小便者，加重大戟一升、葶苈二两，无不快利，万不失一。

治风水肿方：

大豆三升，桑白皮五升，以水二斗，煮取一斗，去滓，纳后药：

茯苓、白术各五两，防风、橘皮、半夏、生姜各四两，当归、防己、麻黄、猪苓各三两，大戟一两，葵子一升，鳖甲三两。

上十三味，㕮咀，纳前汁中，煮取五升。一服八合，日三服，每服相去如人行十里久。

麻子汤　治遍身流肿方：

麻子五升，当陆一斤，防风三两，附子一两，赤小豆三升。

上五味，㕮咀，先捣麻子令熟，以水三斗煮麻子，取一斗三升，去滓，纳药及豆，煮取四升，去滓，食豆饮汁。

治男子、女人新久肿，得暴恶风入腹，妇人新产上圊，风入脏，腹中如马鞭者，嘘肿短气咳嗽，大豆煎方：

大豆一斗，净择，以水五斗，煮取一斗五升，澄清，纳釜中，以一斗半美酒纳中更煎，取九升，宿勿食，量服三升，温覆取汗，两食顷当下，去风气肿减，慎风冷，十日平复也。除日合服之，若急不可待，逐急合服。肿不尽，加之，肿瘥更服一二升。若醒醒瘥，勿服之。亦可任性饮之，常使酒气相接。

又方：楮皮枝叶一大束，切，煮取汁，随多少酿酒，但服醉为佳，不过三四日肿减，瘥后可常服之。（一方用猪椒皮枝叶。）

又方：鲤鱼长一尺五寸，以尿渍令没一宿，平旦以木从口中贯至尾，微火炙令微熟，去皮，宿勿食，空腹顿服之。不能者分再服，勿与盐。

凡肿病，须百方内外攻之，不可一概，摩膏主表方：

生当陆一斤，猪膏一斤。煎可得二升。

上二味，和煎令黄，去滓，以摩肿。亦可服少许，并涂，以纸覆之，燥辄敷之，不过三日瘥。

治妇人短气虚羸，遍身浮肿，皮肤急，人所稀见，**麝香散**方：

麝香三铢，雄黄六铢，芫花、甘遂各二分。

上四味，治下筛。酒服钱五匕，老小以意增减。亦可为丸，强人小豆大，服七丸。

虚劳浮肿，灸太冲百壮，又灸肾俞。

第十五章　疔肿痈疽

疔　肿

治凡是疔肿皆用之，此名齐州荣姥方：

白姜石一斤（软黄者），牡蛎九两（烂者），枸杞根皮二两，钟乳二两，白石英一两，桔梗一两半。

上六味，各捣，绢筛之，合和令调，先取伏龙肝九升末之，以清酒一斗二升，搅令浑浑然，澄取清二升，和药捻作饼子，大六分，厚二分；其浊滓仍置盆中，布饼子于笼上，以一张红藉盆上，以泥酒气蒸之，仍数搅令气散发，经半日药饼子干，乃纳瓦坩中，一重纸一重药遍布，勿食相著，密以泥封三七日，干以纸袋贮之，干处举之。用法：以针刺疮中心，深至疮根，燕刺四畔令血出，以刀刮取药如大豆许，纳疮上。若病重困，日夜三四度著，其轻者一二度著。重者二日根始烂出，轻者半日、一日烂出。当看疮浮起，是根出之候。若根出已烂者，勿停药，仍著之。药甚安稳，令生肌易。其病在口咽及胸腹中者，必外有肿异相也，寒热不快①，疑是此病，即以饮或清水和药如二杏仁许，服之，日夜三四服，自然消烂。或以物剔吐，根出即瘥，若根不出亦瘥，当看精神，自觉醒悟。合药以五月五日为上时，七月七日次，九月九日、腊月腊日并可合。若急须药，他日亦得，要不及良日也。合药时须清净烧香，不得触秽，孝子、不具足人、产妇、六畜鸡犬等见之。凡有此病，忌房室、猪、鸡、鱼、牛、生韭、蒜、葱、芸薹、胡荽、酒、醋、面、葵等。若犯诸忌而发动者，取

① 寒热不快：宋本作“皆恶寒发热”。

枸杞根汤和药服，并如后方。其二方本是一家，智者评论以后最是真本。

赵娆　方：

姜石二十五两，牡蛎十两，枸杞根皮四两，茯苓三两。

上四味，各捣筛，合和。先取新枸杞根合皮，切六升，水一斗半，煎取五升，去滓，纳狗屎二升，搅令调，澄取清和前药，熟捣，捻作饼子，阴干。病者以两刃针当头直刺疮，痛彻拔出针，刮取药末寒疮孔中，拔针出即纳药，勿令歇气，并遍封疮头上，即胀起，针挑根出。重者半日以上即出，或已消烂，挑根不出亦自瘥，勿忧之，其病在内者，外当有肿相应，并皆恶寒发热。疑有疮者，以水半盏，刮取药如桐子大五枚，和服之，日夜三度服，即自消也。若须根出，服药经一日，以鸡羽剔吐，即随吐根出。若不出根，亦自渤海烂。在外者，亦日夜三度敷药，根出后常敷勿住，即生肉易瘥。若犯诸忌而发动者，取枸杞根合皮骨切三升，以水五升，煎取二升，去滓，研药末一钱匕，和枸杞汁一盏服之，日二三服，并单饮枸杞汁两盏弥佳。又以枸杞汁搅白狗屎，取汁服之更良。合讫即用，不必待干。所言白狗屎，是狗食骨，其屎色如石灰，直言狗白屎也。如预造，取五月五日、七月七日、九月九日、腊月腊日造者尤良，神验。或有人忽患喉中痛，乍寒乍热者，即其病，当急以此药之。无[①]故而痛，恶寒发热者，亦是此病，但依前服之立瘥。前后二方同是一法，用一同，亦主痈痈甚效。

治疔肿病，忌见麻勃，见之即死者方：

胡麻、烛烬、针砂各等分。

上三味，末之，以醋和敷之。

又方：针刺四边及中心，涂雄黄末，立可愈，神验。

又方：马齿菜二分，石灰三分。

上二味，捣，以鸡子白和敷之。

又方：鼠新坌土，和小儿尿敷之。

又方：铁衣末，和人乳汁敷之，立可。

又方：以小豆花为末，敷之瘥。

又方：以人屎尖敷之，立瘥。

又方：以四神丹一枚，当头上安，经宿即根出矣。

---

① 无：此前宋本及《外台》并有“腹中”二字。

治一切疔肿方：

苍耳根、茎、苗、子，但取一色烧为灰，醋泔淀和如泥涂上，干即易之。不过十度即拔根出，神良。余以正观四年，忽口角上生疔肿，造[①]甘子振母为贴药，经十日不瘥，余以此药涂之得愈。以后常作此药以救人，无有不瘥者，故特论之，以传后嗣也。疔肿方殆有千首，皆不及此方，齐州荣姥方亦不胜此物造次易得也。

又方：取铁浆，每饮一升，立瘥。

又方：面和腊月猪脂封上，立瘥。

又方：蒺藜子一升，烧为灰，酽醋和封上，经宿便瘥。或针破头封上，更佳。

又方：皂荚子取仁作末敷之，五日内瘥。

正观初，衢州徐使君，访得治疗肿人玉山韩光[②]方：

艾蒿一提，烧作灰，于竹筒中淋取汁，以一二合和石灰如面浆，以针刺疮中至痛，即点之，点三遍，其根自拔，亦大神验。正观中治得三十余人瘥，故录之。

鱼脐疔疮似新火针疮，四边赤，中央黑色，可针刺之。若不大痛即杀人，治之方：

以腊月鱼头灰和发灰等分，以鸡溏屎和敷上。此疮见之，甚可而能杀人。

又方：以寒食饧敷之良。又硬者，烧灰涂贴即瘥。

治鱼脐疮，其头白似肿，痛不可忍者方：先以针刺疮上四畔作孔，捣白苣[③]取汁，滴著疮孔内。

又方：敷水獭屎，大良。

治赤根疔方：熬白粉令黑，蜜和敷之良。

又方：以新坌鼠壤，水和涂之，热则易之。

又方：捣马牙齿末，腊月猪脂和敷之，拔根出。亦烧灰用。

犯疔疮方：芜菁根、铁生衣。

上二味，各等分，和捣，以大针刺作孔，复削芜菁根如针大，以前铁

---

① 造：宋本作“遂告”。

② 韩光：宋本作“韩元”。

③ 白苣：宋本作“白豆”，《外台》引作“白芷”。

生衣涂上，刺孔中，又涂所捣者封上，仍以方寸匕绯帛涂贴上。有脓出易之，须臾拔根出，立瘥。忌油腻、生冷、醋滑、五辛、陈臭粘食。

又方：刺疮头及四畔，令汁极出，捣生栗黄敷上，以面围之，勿令黄出，从旦至午根拔出矣。

又方：以面围疮如前法，以针乱刺疮，铜器煮醋令沸，泻著面围中，令容一盏。冷则易之，三度即拔根出。

又方：取蛇蜕皮如鸡子大，以水四升，煮三四沸，去滓顿服，立瘥。

又方：烧蛇蜕皮灰，以鸡子清和涂之瘥。

又方：取苍耳苗，捣取汁一二升饮之，滓敷上，立瘥。

疔肿，灸掌后横纹后五指，男左女右，七壮即瘥。已用得效。疔肿灸法虽多，然此一法甚验，出于意表也。

痈疽

五香连翘汤 凡一切恶核、瘰疬、痈疽、恶肿患皆主之方：

青木香、沉香熏、陆香、丁香、麝香、射干、升麻、独活、寄生、连翘、通草各二两，大黄三两。

上十二味，㕮咀，以水九升，煮取四升，纳竹沥二升更煮，取三升，分三服，取快利。

治痈疽发背，**黄芪竹叶汤**方：

黄芪、甘草、麦门冬、黄芩、芍药各三两，当归、人参、石膏、芎䓖、半夏各二两，生姜五两，生地黄八两，大枣三十枚，淡竹叶一握。

上十四味，㕮咀，以水一斗二升，先煮竹叶，取一斗，去滓纳药，煮取三升。分四服，相去如人行三十里间食，日三夜一。

八味黄芪散 敷之方：

黄芪、芎䓖、大黄、黄连、芍药、莽草、黄芩、栀子仁各等分。

上冶下筛，鸡子白和如泥，涂故帛上，随肿大小敷之，干则易之。若已开口，封疮上，须开头令歇气。

王不留行散 治痈肿不能溃，困苦无聊赖方：

王不留行子三合，龙骨二两，野葛皮半分，当归二两，干姜、桂心各一两，栝楼根六分。

上七味，治下筛。食讫，温酒服方寸匕，日三，以四肢习习为度，不知稍加之，令人安稳，不觉脓自溃，即著疮痂平复，神良。此浩仲堪方。隋济闭黎所名为神散，痈肿即消，极安稳。

内补散 治痈疽发背，妇人乳痈，诸疖，未溃者便消，不消者令速溃疾愈方：

木占斯、人参、干姜、桂心、细辛、厚朴、败酱、防风、桔梗、栝楼根、甘草各一两。

上十一味，治下筛。酒服方寸匕，药入咽觉流入疮中。若痈疽灸之不能发坏者，可服之。疮未坏者去败酱，已发脓者纳败酱。服药日七八服，夜二三服，以多为善。若病在下，当脓血出，此为肠痈也。诸病在里，唯服此药，即觉其力，痛者即不痛。长服治诸疮及疽痔。疮已溃便早愈，医人不知用此药。发背无有治者，唯服此耳。若始觉背上有不好而渴者，即勤服之，若药力行，觉渴止，便消散。若虽已坏，但日夜服之勿住也，服之肿自消散，不觉去时，欲长服者，当去败酱。妇人乳痈，宜速服之。（一方无桂心，一名木占斯散，主痈肿坚结，若已坏者速愈，未坏者使不成痈便消。）

治大疮热退，脓血不止，疮中肉虚疼痛，**排脓内塞散**方：

防风、茯苓、白芷、桔梗、远志、甘草、人参、芎劳、当归、黄芪各一两，桂心二分，附子二枚，厚朴二两，赤小豆五合，酒浸熬之。

上十四味，治下筛。酒服方匕，日三夜一。

治痈疽发背，**猪蹄汤**方：

猪蹄一具，治如食法，黄芪、黄连、芍药各三两，黄芩二两，蔷薇根、狼牙根各八两。

上七味，㕮咀，以水三斗煮猪蹄令熟，澄清取二斗，下诸药，煮取一斗，去滓，洗疮，一食顷，以帛拭干，贴生肉膏，日二。如痛，加当归、甘草各二两。

治痈疽，发十指、或起膀胱及发背后生恶肉者方：

猪蹄一具，治如食法，当归、大黄、芎劳、芍药、黄芩、独活、莽草各一两。

上八味，㕮咀，以水三斗煮猪蹄，取八升，去之，纳诸药，煮取四升，去滓，以渍疮两食顷，洗之，拭令干，敷麝香膏。

治痈疽及发背诸恶疮，去恶肉，**麝香膏**方：

麝香、雄黄、矾石、蔄茹各一两。

上四味，治下筛，以猪膏调如泥涂之，恶肉尽止，却敷生肉膏。

食恶肉膏　方：

大黄、芎劳、莽草、真朱、雌黄、附子生用，各一两，白蔹、矾石、黄芩、蔄茹各二两，雄黄半两。

上十一味，㕮咀，以猪脂一升半，煎六沸，去滓，纳蔄茹、石末，搅调敷疮中，恶肉尽乃止。

治痈肿恶肉不尽者方：蒴藋灰、石灰。

上二味，各淋取汁，合煎如膏，膏成。食恶肉，亦去黑子。此药过十日后不中用。

又方：生地黄汁煎如胶，作饼子贴之，日四五度。

食恶肉散　方：

硫黄、马齿矾、漆头蔄茹、丹砂、麝香、雄黄、雌黄、白矾各二分。

上八味，治下筛，以粉之，吮食恶肉。

又方：蔄茹、矾石、雄黄、硫黄各二分。

上四味，治下筛，纳疮中，恶肉尽即止，不得过好肉也。

治痈疽发背坏后，**生肉膏**方：

生地黄一斤，辛夷二两，独活、当归、大黄、黄芪、芎劳、白芷、芍药、黄芩、续断各一两，薤白五两。

上十二味，㕮咀，以腊月猪脂四升煎，取白芷黄下之，去滓[①]，敷之立瘥。

生肉膏治痈疽发背溃后，令生肉方：

甘草、当归、白芷、苁蓉、蜀椒、细辛各二两，乌喙六分，生用，蛇衔一两，薤白二十茎，干地黄三两。

上十味，㕮咀，以醋半升渍一宿，猪膏二斤煎令沸，三上三下膏成，涂之立瘥。

蛇衔生内膏　主痈疽、金疮败坏方：

蛇衔、当归各六分，干地黄三两，黄连、黄芪、黄芩、大黄、续断、蜀椒、芍药、白及、芎劳、莽草、白芷、附子、甘草、细辛各一两，薤白

---

① 取白芷黄下之，去滓：此八字，宋本无。

一把。

上十八味，㕮咀，醋渍再宿，腊月猪脂七升，煎三上三下，醋尽下之，去滓，敷之。日三夜一。

五香汤 主热毒气，卒肿痛，结作核，或似痈疖而非，使人头痛，寒热气急者，数日不除杀人方：

青木香、藿香、沉香、丁香、熏陆香各一两。

上五味，㕮咀，以水五升，煮取二升，分三服。不瘥更服之，并以滓薄肿上。

漏芦汤 方：

漏芦、白及①、黄芩、麻黄、白薇、枳实、升麻、芍药、甘草各二两，大黄二两。

上十味，㕮咀，以水一斗，煮取三升，分三服，快下之。无药处，单用大黄下之良。

丹参膏 方：

丹参、蒴藋、莽草、蜀椒、踯躅各二两，秦艽、独活、白及、牛膝、菊花、乌头、防己各一两。

上十二味，㕮咀，以醋二升浸一宿，夏半日，如急要，便煎之。猪脂四升，煎令醋气歇，慢火煎之，去滓，用敷患上，日五六度。

治气痛，**小竹沥汤**方：

淡竹沥一升，射干、杏仁、独活、枳实、白术、防己、防风、秦艽、芍药、甘草、茵芋、茯苓、黄芩、麻黄各二两。

上十五味，㕮咀，以水九升，煮取半，下沥，煮取三升，分四服。

白薇散 方：

白薇、防风、射干、白术各六分，当归、防己、青木香、天门冬、乌头、枳实、独活、山茱萸、萎蕤各四分，麻黄五分，柴胡、白芷各三分，莽草、蜀椒各一分，秦艽五分。

上十九味，治下筛。以浆水服方寸匕，日三，加至二匕。

治气肿痛，**蒺藜散**方：

蒺藜子一升，熬令黄，为末，以麻油和之如泥，炒令焦黑。以敷故熟布上如肿大小，勿开孔贴之。无蒺藜，用小豆末和鸡子如前，干易之，

① 白及：宋本及《外台》作“白蔹”。

甚妙。

治赤色肿有尖头者，**藜芦膏**方：

藜芦二分，黄连、矾石、雄黄、松脂、黄芩各八分。

上六味，末之，猪脂二升二合煎令烊，调和以敷上，癣、头疮极效。又治浅疮，经年抓搔成痒孔者。

瞿麦散 治痈，排脓、止痛、利小便方：

瞿麦一两，芍药、桂心、赤小豆酒浸，熬，芎䓖、黄芪、当归、白蔹、麦门冬各二两。

上九味治下筛。先食，酒下方寸匕，日三（《千金翼》用细辛、薏苡仁、白芷，不用桂心、麦门冬、白蔹，治诸痈溃及未溃，疮中疼痛，脓血不绝，不可忍者）。

薏苡仁散 治痈肿，令自溃长肉方：

薏苡仁、桂心、白蔹、当归、苁蓉、干姜各二两。

上六味，治下筛。先食，温酒服方寸匕，日三夜再。

痈疽溃后脓太多，虚热，**黄芪茯苓汤**方：

黄芪、麦门冬各三两，芎䓖茯苓、桂心各二两，生姜四两，五味子四合，大枣二十枚。

上八味，㕮咀，以水一斗半，煮取四升，分六服。

内消散 治凡是痈疽皆宜服此方：

赤小豆一升，醋浸熬，人参、甘草、瞿麦、当归、猪苓、黄芩各二两，白蔹、黄芪、薏苡仁各三两，防风一两，升麻四两。

上十二味，治下筛。以酒服方寸匕，日三夜一，长服取瘥。

治痈疽脓血内漏，诸漏坏败，男发背女乳房，及五痔，**猬皮散**方：

猬皮一具，蜂房一具，地榆、附子、桂心、当归、续断各五分，干姜、蜀椒、藁本各四分，厚朴六分。

上十一味，治下筛。空腹以酒服方寸匕，日三，取瘥。加斑蝥七枚，益良。

凡患肿，皆因宿热所致，须服冷药，瘥后有患冷利不止者方：

赤石脂、人参、龙骨、甘草、干姜各二两，附子一枚。

上六味，㕮咀，以水八煮取二升半。分三服，每服八合。

栀子汤 主表里俱热，三焦不实，身体生疮，及发痈疖，大小便不利方：

栀子仁二七枚，芒硝二两，黄芩、甘草、知母各三两，大黄四两。

上六味，㕮咀，以水五升，煮减半，下大黄，取一升八合，去滓，纳芒硝，分三服。

五利汤　主年四十已还强壮，常大患热，发痈疽无定处，大小便不通方：

大黄三两，栀子仁五两，升麻、黄芩各二两，芒硝一两。

上五味，㕮咀，以水五升，煮取二升四合，去滓，下芒硝。分四服，快利即止。

干地黄丸　壮热人长将服之，终身不患痈疽，令人肥悦耐劳苦方：

干地黄五两，芍药、甘草、桂心、黄芪、黄芩、远志各二两，石斛、当归、大黄各三两，人参、巴戟天、栝楼根各一两，苁蓉、天门冬各四两。

上十五味，末之，蜜丸。酒服如梧子大十丸，日三，加至二十丸。

干地黄丸　主虚热，消疮疖方：

干地黄四两，大黄六分，芍药、茯苓、王不留行、甘草、远志、麦门冬、人参、升麻、黄芩各三两，桂心六两。

上十二味，末之，蜜和。酒服如梧子十丸，日三，加至二下丸。长服令人肥健。(一方有枳实三两。)

干地黄丸　主虚劳客热，数发痈肿疮疖，经年不除方：

干地黄四两，天门冬五两，黄芪、黄芩、大黄、黄连、泽泻、细辛各三两，甘草、桂心、芍药、茯苓、干漆各二两，人参一两。

上十四味，末之，蜜丸。酒服如梧子大十丸，日三夜一，加至十十丸。久服延年，终身不发痈疽。凡方中用大黄，薄切，五升米下蒸熟，曝干用之。热多，倍大黄。

地黄煎　补虚除热，散乳石、去痈疖痔疾，悉宜服之方：

生地黄随多少，三捣三压，取汁令尽，铜器中汤上煮，勿盖，令泄气，得减半出之，布绞去粗，碎，结浊滓秽，更煎之令如饧。酒服如弹丸许，日三，勿加。百日痈疽永不发。

枸杞煎　主虚劳，轻身益气，令人有力，一切痈疽永不发方：

枸杞三十斤，锉。叶生至未落可用茎，叶落至未生可用根。以水一石，煮取五斗，去滓淀。将滓更入釜，与水依前，煮取五斗，并前为一斛，澄之去淀，釜中煎之，取二斗许。更入小铜锅子煎，令连连如饧去①，或器盛，重汤煮更好。每日早朝服一合半，日再。初服一合，渐渐加之。

主风湿体痛，不能饮食，兼痈疽后补羸方：

蔷薇根、枸杞根各一百斤，生地黄、食蜜各十斤。

上四味，㕮咀，以水煮二根令味浓，取二斛，去淀，纳地黄煮令烂，绞去滓，微火煎令如粥，纳蜜，耗令相得，每食后服如弹丸许。

拓肿方：

大黄、黄芩、白蔹、芒硝各三分。

上四味，㕮咀，以水六升，煮取三升汁，故帛四重纳汁中，以拓肿上。干即易之，无度数，昼夜为之。

治痈疽始作，肿赤掀热，长甚速方：

青木香、犀角、大黄、升麻、黄芩、栀子仁、黄连、甘草、芒硝、射干、黄柏、紫檀香、羚羊角、白蔹各二分，地黄汁五合，麝香二分，研入。

上十六味，㕮咀，以水五升，煮取二升，小冷，故帛两重给汤中，拓肿上，干易之，日夜数百度。

治颈项及胸背有大肿赤发，即封令不成脓方：

生干地黄半斤，香豉半斤，朴硝五两。

上三味，合捣，令地黄烂熟，敷肿上，厚二分，日三四易，到瘥止。治兼治一切肿。

治痈肿痛烦闷方：

生楸叶十重贴之，以帛包令缓急得所，日二易。止痛兼消肿，蚀脓甚良，胜于众物。如冬月先收干者，用时盐润之，亦可薄削楸皮用之。

治痈始觉肿，令消方：

大黄、通草、葶苈、莽草各等分。

上四味，为末，以水和敷上，干则易之。

又方：以莨菪末三指撮，水和服之，日三，神良。

治痈方：

芫花为末，胶和如粥敷之。

治痈疽发腹背阴匿处，通身有数十痈者方：

---

① 去：[考异]：“诸本去作止。”

取干牛粪烧灰，下筛，以鸡子白涂之，干复易。

若已结脓，使聚长者方：

栝楼根末之，苦酒和敷上，燥复易。赤小豆亦佳。

治大人小儿痈肿方：

生猪脑敷纸上贴之，干则易，日三四度。

又方：芥子末，汤和敷纸上贴之。

又方：白姜石末，蒜和捣敷上瘥。

又方：马鞭草捣敷上，即头出。

大人小儿痈肿，灸两足大拇指岐中，立瘥，仍随病左右。

治疖子方：

凡疖无头者，吞葵子一枚，不得多服。

又方：烧葛蔓灰封上自消，牛粪灰封之亦佳。

又方：鼠粘根叶贴之。

又方：水和雀屎敷之。

又方：生椒末釜下土。

上二味，等分，醋和涂之。

又方：狗头骨、芸薹子。

上二味，等分，末之，醋和敷上。

治痈有脓令溃方：

鸡羽三七牧，烧末，服之即溃。

又方：人乳和面敷上，比晓脓血出①并尽，不用近手。

又方：箔经绳烧末，腊月猪脂和敷下畔即溃，不须针灸。

治痈肿发背初作，及经十日以上，肿赤掀热毒气盛，日夜疼痛，百药不效方：

毈②鸡子一枚，新出狗屎如鸡子大。

上二味，搅调和，微火熬令稀稠得所，捻作饼子。可肿头坚处贴之，以纸贴上，以帛抹之，时时看之，觉饼子热即易，勿令转动及歇气，经一宿定。如多日患者，三日贴之，一日一易，瘥止。此方秽恶，不可施之贵

① 比晓脓血出：宋本作“饶脓而出”。

② 毈：《淮南子·原道训》：“兽胎不赎，鸟卵不孵。”高诱注：“卵不成鸟曰毈。”

胜。然其愈疾，一切诸方皆不可及。自外诸方，还复备员，设仪注而已，觉耆当晓斯方，亦备诸急尔。

乌麻膏　主诸漏恶疮，一十三般疔肿，五色游肿，痈疖毒热，狐刺蛇毒，狂犬虫狼六畜所伤不可识者，二十年漏，金疮中风，皆以此膏贴之，恶脓尽即瘥，止痛生肌，一贴不换药，唯一日一度拭去膏上脓再贴之，以至瘥乃止，方：

生乌麻油一斤，黄丹四两，蜡四分，皆大两大升。

上三味，以腊日前一日从午，纳油铜器中，微火煎之，至明旦看油减一分，下黄丹消尽，下蜡令沫消，药成，至午时下之。唯男子合之，小儿、女人、六畜不得见之。

治诸肿**紫葛贴**方：

紫葛十分，大黄五分，白蔹、玄参、黄芩、黄连、升麻、榆白皮、由跋各三分，赤小豆一合，青木香一分。

上十一味，治下筛，以生地黄汁和如泥，敷肿上，干易之。无地黄汁，与米醋和之。

又贴膏方：

松脂一斤，大黄一两，猪脂半斤，细辛、防风、黄芩、芎劳、白蔹、当归、白芷、芍药、莽草、黄柏、黄连各半两，白蜡四两。

上十五味，吹咀，先煎脂蜡令烊，乃纳诸药，三上古下，绞以绵及布，以著水中为饼，取少许火炙之，油纸上敷之，贴疮上。

青龙五生膏　治痈疽痔漏恶疮，脓血出，皆以导之方：

生梧桐白皮、生龙胆、生桑白皮、生青竹茹、生柏、白皮各五两，蜂房、猬皮、蛇蜕皮各一具，雄黄、雌黄各一两，蜀椒、附子、芎劳各五分。

上十三味，吹咀，以三年苦酒二斗，浸药一宿，于炭火上炙干，捣，下细筛，以猪脂二升半，于微火上煎，搅令相得如饴。著新未中水白瓷器中盛。稍稍随病深浅敷之，并以清酒服如枣核，日一。

治痈疽痔漏恶疮，妇人妒乳，漆疮方：

野葛、芍药、薤白、当归、通草各二分，附子一分。

上六味，吹咀，醋浸半日，先煎猪脂八合，令烟出，纳乱发二分令消尽，下之待冷。又纳松脂八分、蜡二分，更著火上令和，即纳诸药，煎令沸，三上三下，去滓。故帛敷药贴肿上，干即易之。如春，去附子。其发须洗去垢，不尔令人疮痛。

治痈肿，**松脂膏**方：

黄芩、当归、黄芪、黄连、芍药、大黄蜡、芎劳各一两。

上八味，㕮咀，合松脂一斤半，猪脂一合半，微火煎之三上三下，绵布绞去滓。火炙敷纸上，随肿大小贴之，日三易之，即瘥。

治诸色痈肿恶疮后有瘢，**灭瘢膏**方：

矾石、安息香、狼毒、乌头、羊踯躅、附子、野葛、白芷、贼骨、赤石脂、皂荚、干地黄、天雄、芍药、芎劳、大黄、当归、茫莽革、石膏、地榆、白术、续断、鬼臼、蜀椒、巴豆、细辛各一两。

上二十六味，捣末，以成煎猪脂四斤和药，以此为准，煎之三上三下，以好盐一大匙下之，膏成。须服者与服之，须摩者与摩之，摩之忌近眼，服之忌妊娠人。若灭瘢者，以布揩令伤敷之。鼻中息肉，取如大豆纳鼻中。如瘀血，酒服如枣核大。痔漏，以绵裹如梅子纳下部。若中风，摩患上取瘥。崩中亦纳。若灭瘢，取少许和鹰屎白敷之。取腊日合之，神效。

治脓溃后疮不合方：

烧鼠皮一枚，作末，敷疮孔中。

又方：熟嚼大豆以敷之。

又方：炒乌麻令黑熟，捣以敷之。

又方：以牛屎敷之，干即易之。

又方：烧破蒲常灰，腊月猪脂和，纳孔中。

治痈久不瘥方：

马齿菜捣汁，煎以敷之。

治痈疖溃后脓不断，及诸物刺伤，疮不瘥方：

石硫黄粉二分，箸一片，捶头碎。

上二味，少湿箸，纳硫黄中以刺疮孔，疮瘥为度。

治痈肉中如眼，诸药所不效者方：

取附子削令如棋子，安肿上，以唾贴之，乃灸之，令附子欲焦，复唾湿之，乃重灸之。如是三度，令附子热气彻内即瘥。此法极妙。

禁肿法：

凡春初雷始发声时，急以两手指雷声，声止乃止，后七日勿洗手，于后有一切肿及蝎螫、恶注、肿疮，摩之寻手瘥。

治恶毒肿，或著阴卵，或著一边，疼痛挛急，引小腹不可忍，一宿杀人方：

取茴香草捣取汁，饮一升日三四服，滓薄肿上。冬中根亦可用。此是外国神方，从永嘉年末用之，起死人神验。

治风劳毒肿，疼痛挛急，或牵引小腹及腰髀痛方：

桃仁一升，研如常法，以酒三升搅和，顿服之，厚衣盖令汗，不过三剂。

若从脚肿向上至腹者，即杀人，治之方：

赤小豆一斗，以水三斗煮令烂，出豆，以汁浸脚至膝，每日一度，瘥止。若已入腹，不须浸，但煮豆食之。忌盐、菜、米、面等。渴饮汁，瘥乃止。

麻子小豆汤　治毒肿无定处，或赤色恶寒，或心腹刺痛烦闷者，此是毒气深重，方：

麻子、赤小豆各五升，生商陆二升，升麻四两，附子二两，射干三两。

上六味，㕮咀，以水四斗，先煮四味，取二斗半，去滓，研麻子碎，和汁煮一沸，滤去滓，取汁煮豆烂，取汁。每一服五合，日二夜一。当利小便为度，肿退即瘥，并食豆。

治一切毒肿，疼痛不可忍者方：

取蓖麻子捣敷之，即瘥。

治痈有坚如石核者，复大色不变，或作石痈，**练石散**方：

粗理黄石一斤，鹿角八两，烧，白蔹三两。

上三味，以醋五升，先烧石令赤，纳醋中，不限数，醋半止。总捣末，以余醋和如泥，厚敷之。干则易，取消止，尽更合。诸漏及瘰疬，其药悉皆用之。仍火针针头破，敷药。又单磨鹿角、半夏末和敷之，不如前方佳也。

治石痈坚如石，不作脓者方：

生商陆根捣敷之，干即易之，取软为度。又治湿漏诸痈疖。

又方：蜀桑根白皮阴干捣末，烊胶，以酒和药敷肿，即拔出根。

又方：醋和莨菪子末敷头上，即拔出根矣。

又方：蛇蜕皮贴之，经宿但瘥。

又方：栎子一枚，以醋于青石上磨之，以涂肿上，干更涂，不过十度即愈。

又方：梁上尘、葵根茎灰等分。

上二味，醋和敷之，即瘥。

凡发肿至坚有根者，名日石痈。治之法，当上灸之百壮，石子当碎出。如不出，益壮乃佳。

发背

治发背及痈肿已溃未溃方：

香豉三升，少与水和，熟捣成强泥，可肿作饼子，厚三分以上。有孔勿覆孔上，布豉饼，以艾列其上，灸之使温温而热，勿令破肉。如热痛，即急易之，患当减。快得安稳，一日二度灸之。如先有疮孔，孔中得汁出即瘥。

治发背，背上初欲结肿，即服此方：

大黄、升麻、黄芩、甘草各三两，栀子三七枚。

上五味，㕮咀，以水九升，煮取三升，分三服。取快利便止，不通更进。

治痈疽发背已溃未溃，及诸毒肿方：

栝楼根、榆白皮、胡燕窠、鼠坌土。

上四味，等分，末之。以女人月经衣，水洗取汁和如泥，封肿上，干易。溃者四面封之，亦觉即封，从一日至五日，令瘥。

内补散　治痈疽发背已溃，排脓生肉方：

当归、桂心各二两，人参、芎劳、厚朴、防风、甘草、白芷、桔梗各一两。

上九味，治下筛。酒服方寸匕，日三夜二。未瘥更服，勿绝。

内补散　治痈疮发背方：

蜀椒、干姜各二分，白蔹一两，黄芩、人参各二分，桂心一分，甘草一两，小豆一合半，附子、防风各一两，芎劳二两。

上十一味，治下筛。酒服方寸匕，日三夜二。

治痈疽发背及小小瘰疬，**李根皮散**方：

李根皮一升，通草、白蔹、桔梗、厚朴、黄芩、附子各一两，甘草、当归各二两，葛根三两，半夏五两，桂心、芍药各四两，芎䓖六两，栝楼根五两。

上十五味，治下筛。酒服方寸匕，日三。疮大困者，夜再服之。曾有人患骨从疮中出，兼有三十余痈疖，服此散得瘥。

治发背痈肿经年，瘥后复发。此因大风或结气在内，经脉闭塞，至夏月以来出攻于背，久不治，积聚作脓血为疮，内漏，**大内塞排脓散**方：

山茱萸、五味子、茯苓、干姜各一分，当归、石韦、芎䓖各四分，附子二分，苁蓉、巴戟天、远志、麦门冬、干地黄各八两，桂心、芍药各三分，地胆、菟丝子各三分，石斛、人参、甘草各五分。

上二十味，治下筛。酒服方寸匕，日三夜一，稍加之。长服终身不患痈疖。

治发背方：

乱发灰酒服方寸匕。亦治瘭疽。

又方：饮铁浆二升取利。

又方：三年醋滓，微火煎令稠，和牛脂敷上，日一易。

又方：猪狗牙烧灰，醋和敷上，日三四易之。

又方：猎脂敷上，日四五。亦治发乳。

又方：烧古蚌灰，鸡子白和敷之，日三易。

丹　毒

升麻膏　方：

升麻、白薇、漏芦、连翘、芒硝、黄芩各二两，蛇衔、枳实各三两，栀子四十枚，蒴藋四两。

上十味，微捣之，水三升浸半日，以猪膏五升煎，令水气尽，去滓，膏成敷，诸丹皆用之，日三，及热疮肿上。

治丹毒，**升麻拓汤**方：

升麻、漏芦、芒硝各二两，栀子二十枚，黄芩三两，蒴藋五两。

上六味，㕮咀，以水一斗浸良久，煮取七升，冷，以故帛染汁诸丹毒上，常令湿，拓后须服饮子并漏芦汤。方并在前痈肿条中，但服之立瘥。

治丹毒单用药方：

水苔、生蛇衔、生地黄、生菘菜、蒴藋菜、慎火草、五叶藤、豆叶、浮薄、大黄、栀子、黄芩、芒硝。

上十三味，但以一味单捣，涂之立瘥。大黄以下水和用。

又方：凡天下极冷，无过藻菜最冷。但有患热毒肿并丹等，取渠中藻菜细切，熟捣敷丹上，厚三分，干易之。

治诸丹神验方：

以芸薹菜熟捣，厚封之，随手即消。如余热气未愈，但三日内封之，陵①醒醒好瘥止，纵干亦封之勿歇，以绝本。余以正观七年三月八日于内江县饮多，至夜睡中觉四体骨肉疼痛，比至晓，头痛目眩，额左角上如弹丸大肿痛，不得手近，至午时至于右角，至夜诸处皆到，其眼遂闭合不得开，几至殒毙。县令周公以种种药治不瘥。经七日，余自处此方，其验如神，故疏之以传来世云耳。

赤流肿丹毒方：

取榆根白皮作末，鸡子白和敷之。

又方：捣大麻子，水和敷之。

又方：以羊脂煎了摩之。得青羊脂最良。

治小儿丹毒方：

捣马齿苋一握，取汁饮之，以滓薄之。

又方：捣赤小豆五合，水和，取汁饮之一合良，滓涂五心。

又方：浓煮大豆汁涂之良，瘥亦无瘢痕。

又方：腊月猪脂和釜下土敷之，干则易。

治小儿五色丹方：

捣蒴藋叶敷之。

又方：猪槽下烂泥敷之，干则易。

又方：服黄龙汤二合，并敷患上。

治小儿赤丹方：

芸薹叶汁服三合，滓敷上良。

治小儿赤丹斑驳方：

---

① 陵：四库本作“使”。

唾和胡粉，从外向内敷之。

又方：铜铁屎，以猪脂和敷之。

又方：屋尘和腊月猪脂敷之。

治小儿火丹，赤如朱走皮中方：

以醋和豉研敷之。

治小儿天火丹，肉中有赤如丹色，大者如手，甚者遍身，或痛或痒或肿方：

赤小豆二升，末之，鸡子白和如薄泥敷之，干则易，便瘥。一切丹并用此方皆瘥。

又方：生麻油涂之。

治小儿骨火丹，其疮见骨方：

捣大小蒜厚封之，著足踝者是。

治小儿殃火丹，毒著两胁及腋下者方：

伏龙肝天和油敷之，干则易。若人腹及阴，以慎火草取汁服之。

治小儿尿灶丹，初从两股起，及脐间走入阴头，皆赤色者方：

水二升，桑皮切二升，煮取汁浴之良。

又方：烧李根为灰，以田中流水和敷之良。

治小儿朱田火丹，病一日一夜即成疮，先从背起渐至遍身，如枣大，正赤色者方：

深煮棘根汁洗之。已成疮者，赤小豆末敷之。未成疮者，鸡子自和小豆末敷之。凡方中用鸡子者，皆取先破者用之，完者无力。

治小儿天灶火丹，病从髀间起，小儿未满百日，犯行路灶君，若热流下，令阴头赤肿血出方：伏龙肝捣末，鸡子自和敷之，日三良。

又方：鲫鱼肉，锉，五合，赤小豆末五合。

上二味，和捣，少水和敷之良。

治小儿野火丹，病遍身皆赤者方：用油涂之。

治小儿茱萸丹，病初从背起，遍身如细缬，一宿成疮者方：

赤小豆作末，以粉之。如未成疮者，鸡子白和敷之。

治小儿废灶火丹，初从足趺起，正赤色者方：

以枣根煮汁，淋浴五六度。

隐　疹

石南汤　治六十四种风，淫液走入皮中如虫行，腰脊强直，五缓六急，手足拘挛，隐疹搔之作疮，风尸身痒，卒面目肿起，手不得上头，口噤不得言。方出第八卷中。此方但是隐疹宜服之瘥。

治风瘙隐疹，心迷闷乱方：

天雄、牛膝、桂心、知母各四分，防风六分，干姜、细辛各三分，人参二分，栝楼根、白术各五分。

上十味，治下筛。酒服半钱匕，加至一匕为度。

治搔痒皮中风虚方：

枳实三升，独活、苁蓉、黄芪、秦艽各四两，丹参、蒴藋各五两，松叶切，一升。

上八味，㕮咀，以酒二斗浸六宿。每服二合，日二，稍稍加之。

治风瘙隐疹方：

大豆三升，酒六升，煮四五沸。每服一盏，日三。

又方：牛膝为末，酒下方寸匕，日三。并治骨疽、癞病及瘖瘟。

又方：芥子末，浆水服方寸匕，日三。

又方：白术末，酒服方寸匕，日三。

又方：白术三两，戎盐、矾石各半两，黄连、黄芩、细辛、芎劳、茵芋各一两。

上八味，㕮咀，以水一斗，煮取三升，洗之良，日五。

又方：马蔺子、蒴盐、茺蔚子、矾石、蒺藜子、茵芋、羊桃、扁竹各二两。

上八味，㕮咀，以浆水二斗，煮取一斗二升，纳矾石，洗之，日三。

又方：蒴藋、防风、羊桃、石南、茵芋、芫花、蒺藜、矾石。

上八味，各一两，㕮咀，以浆水一斗，煮取五升，去滓，纳矾石令小沸，温浴之。

治隐疹痒痛方：

大黄、升麻、黄柏、当归、防风、芍药、黄芩、青木香、甘草各二两，枫香五两，芒硝一两，地黄汁一升。

上十二味，㕮咀，以水一斗，煮取三升半，去滓，下芒硝令消。帛染拓病上一炊久，日四五度。

治举体痛痒如虫啮，痒而搔之，皮便脱落作疮方：

蒺藜子三升，蛇床子、茺蔚子各二升，防风五两，大戟一斤，大黄二两，矾石三两。

上七味，㕮咀，酒四升、水七升，煮取四升，去滓，纳矾石，帛染拭之。

治风瘙肿疮痒在头面，大黄洗方：

大黄、芒硝各四分，莽草二分（一作甘草三两），黄连六分，黄芩八分，蒺藜子五合。

上六味，㕮咀，以水七升，煮取三升，去滓，下硝。以帛染拓之，日一度，勿近目。

治风瘙隐疹方：

蛇床子二升，防风二两，生蒺藜二斤。

上三味，㕮咀，以水一斗，煮取五升。拭病上，日三五遍。

治身体赤隐疹而痒，搔之随手肿起方：

莽草二分，当归、芎䓖、大戟、细辛、芍药、芫花、蜀椒、附子、踯躅各四分，猪膏二升半。

上十一味，㕮咀，以酒渍药一宿，猪膏煎之，候附子色黄膏成，去滓。以敷病上，日三。

青羊脂膏 主风热赤疹，搔之逐手作疮方：

青羊脂四两，甘草、芍药各三两，白芷、寒水石、防风、黄芩、白及、黄芪、升麻各四分，石膏一升，竹叶切，一升。

上十二味，㕮咀，先以水八升煮石膏、竹叶，取四升，去滓，浸诸药，以不中水猪脂二升合煎，膏成敷病上良。

治风搔隐疹方：石灰淋取汁，洗之良。

又方：白芷根叶煮汁洗之。

又方：酪和盐熟煮摩之，手下即消，良妙。

治隐疹，百疗不瘥者方：

景天一斤（一名慎火草），细捣取汁敷上。热炙手摩之，再三度瘥。

又方：芒硝八两，水一斗，煮取四升，适寒温绵拭。

又方：黄连切，芒硝，各五两。

上二味，以水六升，煮取半，去滓洗之，日四五。

治风搔隐疹，心迷闷乱方：

巴豆二两，以水七升，煮取三升。故帛粱汁拭之，大人小儿加减之。

又方：矾石二两末，酒三升渍令消，帛粱拭病上。

又方：吴茱萸一十，酒五升，煮取一升半，帛染拭病上。

治暴气在表，攻皮上，隐疹作疮方：

煮槐枝叶洗之。

治小儿患隐疹人腹，体肿强而舌干方：

芜菁子末，酒服方寸匕，日三。

又方：车前子作末，粉之良。

又方：蚕沙二升，水二升煮，去滓，洗之良。

又方：盐汤洗了，以蓼子援敷之。

瘭　疽

治瘭疽秘方，世所不传，神良无比方：

射干、甘草、枳实、干地黄、升麻、黄芩各二两，大黄十分，麝香二分，犀角六分，前胡三分。

上十味，㕮咀，以水九升，煮取三升，下大黄一沸，去滓，纳麝香。分三服，瘥止，不限剂数。

治瘭疽诸疽，十指头掀赤痛面痒方：

白芷、大黄、芎劳、黄芩、黄连、甘草、细辛、藁本、当归、藜芦、莽草各一两。

上十一味，㕮咀，以水二斗，煮猪蹄一具，取一斗煮药，取五升，浸疮即瘥。

治瘭疽浸淫多汁。日渐大方：胡粉、甘草、茹蔺各二分，黄连二两。

上四味，治下筛。以粉疮上，日三四。

凡瘭疽著手足肩背，累累如米起，色白，刮之汁出，瘥后复发方：

黄芪六分，款冬花二分，升麻四分，附子、苦参、赤小豆各一分。

上六味，治下筛。酒服方寸匕，加之，日三。

又方：虎屎白者，以马屎和之，曝干，烧为灰，粉之良。

又方：胡粉一两，青木、香滑石、龙骨各三两，米粉一升，上五味，为末，稍以粉病上，日三。

又方：灶屋尘、灶突墨、釜下土各一升。上三味，合研令匀，以水一斗煮三沸，取汁洗疮，日三四度。

治瘭疽著手足肩背，忽发累累如赤豆，剥之汁出者方。

芜菁子熬捣，帛裹展转敷上良。

又方：以麻子熬作末，摩上良。

又方：酒和面敷之。

又方：鲫鱼长三寸者，乱发（鸡子大），猪脂一升。

上三味，煎为膏敷之。

又方：剥去疮痂，温醋泔清洗之，以胡燕窠和百日男儿屎如膏，敷之。

又方：乱发灰服方寸匕，日三。亦治发背。

又方：煮苔薹菜，取汁一升服之，并食干熟苔薹数顿，少与盐酱。冬月研其子，水和服之。

又方：以猪胆敷之良。

又方：枸杞根、葵根叶煮汁煎如糖，服之随意。

又方：腊月糖昼夜浸之，数日乃愈。

治疽溃后方：

以盐汤洗拭了，烧皂荚灰粉上良。

又方：梁上尘和车杠中脂敷之。

又方：以牛耳中垢敷之良。

又方：以生麻油滓绵裹，布疮上，虫出。

又方：以沸汤灌疮中三四遍。

凡疽似痈而小有异，今日去脓了，明日还满，脓如小豆汁者方：

芸薹熟捣，湿布袋盛之，埋热灰中，更互熨之，即快得安。不过再三即瘥，冬用干者。

又方：皂荚煎汤洗疮拭干，以柏皮末敷，勿令作痂。

凡疽卒著五指，筋急不得屈伸者，灸踝骨中央数十壮，或至百壮。

治浸淫疮，苦瓠散方：

苦瓠一两，蛇蜕皮、蜂房各半两，梁上尘一合，大豆半合。

上五味，治下筛，以粉为粥和敷纸上，贴之，日三。

又方：以煎饼承热拓之。亦治细癣。

疮表里相当，名浸淫疮方：猪牙车骨年久者，椎破烧令脂出，热涂之。

又方：取苦楝皮若枝，烧作灰敷，干者猪膏和涂。并治小儿秃疮及诸恶疮。

治病疮方：醋一升温令沸，以生薤一把纳中，封疮上，瘥为度。

又方：捣桃叶和鲤鱼鲜糁[1]封之，亦可以鲜薄之。

又方：炒腊月糖薄之。

又方：烧故履系末敷之。

又方：烧松根取脂涂之。

治燥呐方：醋和灰涂之。

又方：热牛屎涂之。

又方：治湿呐方。

烧干虾蟆，猪脂和敷之。

治病疥百疗不瘥方：

楝实一升，地榆根、桃皮、苦参各五两。

上四味，㕮咀，以水一斗，煮取五升，稍温洗之，日一。

治久瘑疥湿疮，浸淫日广，痒不可堪，搔之黄汁出，瘥后复发方：

羊蹄根净去土，细切，熟敖，以醋和熟捣，净洗疮，敷上一时间，以冷水洗之，日一。又阴干作末，痒时搔汁出。以粉之。又以生葱根揩之。

治脚腊腨及曲腘中痒，搔之黄汁出，是风疽方：

以青竹筒一枚，径一寸半、长三尺，当中著大豆一升，以糖、马屎二物烧为火，当竹筒中烧之，以器承两头取汁。先以泔清和盐热洗疮了，即涂豆汁，不过三度，极效。

又方：嚼胡麻敷，以绵裹之，日一易之，神良。

治石疽，状如痤疖而皮厚方：捣谷子敷之。亦治金疮。

治久痈疮败坏成骨疽方：

末龙骨粉疮，四面厚二分，以膏著疮中，日二易之，虫出如发，尽

① 鲊糁：糁，粒也。鲊糁，即醃制鱼类制品颗粒。

愈。膏方如下：

大虾蟆一枚（自死者），乱发一块（鸡子大），猪脂一斤。

上三味，纳脂中煎之，二物略消尽，下待冷，更纳盐一合，搅和之，充前用。

治疮久不瘥，瘥而复发，骨从孔中出，名为骨疽方：以猪胆和楸叶捣封之。

又方：捣白杨叶末敷之。

又方：芜菁子捣敷之，帛裹，一日一易。

又方：穿地作坑，口小里大，深二尺。取干鸡屎二升，以艾及荆叶捣碎，和鸡屎令可燃火。坑中烧之令烟出，纳疽于坑中熏之，以衣拥坑口，勿泄气。半日当有虫出。甚效。

治久疽方：鲫鱼破腹勿损，纳白盐于腹中，以针缝之，于铜器中，火上煎之令干，作末敷疽疮中。无脓者，以猪脂和敷之，小疼痛无怪也，十日瘥。

治附骨疽方：槲皮烧末，饮服方寸匕。

又方：新剥鼠皮如钱孔大，贴肿上，即脓出。已溃者，取猪脊上脂贴之。则脓出。

附骨疽，灸间使后一寸，随年壮，立瘥。

治诸疮因风致肿方：烧白芋灰，温汤和之，厚三分敷疮上，干即易，不过五度瘥。

又方：栎根皮三十斤，锉，水三斛煮令热，下盐一把，令的的然热以浸疮，当出脓血，日日为之，瘥止。

治恶露疮方：捣薤菜敷疮口，以大艾炷灸药上，令热入内即瘥。

治反花疮，并治积年诸疮方：取牛蒡根熟捣，和腊月猪脂封上，瘥止。并治久不瘥诸肿、恶疮、漏疮等，皆瘥。

又方：取马齿莱捣封，瘥止。

又方：取蜘蛛膜贴疮上，数易之，瘥止。

治恶疮方：矾石、蜡、松脂、乱发各二分，猪膏四两。

上五味，煎发消，纳矾石，次纳松脂，次内蜡，去滓。先刮洗疮以涂之，日再三。不痛久疮时愈，新疮迟愈，蜗疥痒疮、头秃皆即愈生发，胜飞黄膏。

又方：烧扁竹灰，和楮白汁涂之。

又方：羊屎、麻根烧烟断膏和封上，有汁者干敷之。

又方：面（一升作饼），大小覆疮，灸上令热，汁出尽瘥。

治恶疮似火烂，洗汤方：白马屎曝干，以河水和煮十沸，绞取汁洗之。

治恶疮名曰马疥，其大如钱方：

以水渍自死蛇一头，令烂去骨，以汁涂之，手下瘥。

治身疮及头疮不止方：菖蒲末敷上，日三夜二。

治疮久不瘥方：

芜荑、藜芦各一两，姜黄、青矾、雄黄各一分，苦参、沙参各三分，附子一枚。

上八味，治下筛，先以蓝汁洗疮去痂，干拭敷之。小儿一炊久剥去之，大人半日剥之，再敷，不过三四度愈。

治恶疮十年不瘥，似癞者方：

蛇蜕皮一枚烧之，末下筛，猪脂和敷之，醋和亦得。

又方：苦瓠一枚，㕮咀，煮取汁洗疮，日三。又煎以涂癣，甚良。皆先以泔净洗乃涂，三日瘥。

又方：盐汤洗，捣地黄叶贴之。

又方：烧猪屎敷之。

又方：烧莨菪子末敷子。

又方：烧鲫鱼灰和酱清敷之。

治诸疮久不瘥，并治六畜方：

枣膏三升，水三斗，煮取一斗半，数洗取愈。

乌膏　主恶疮方：

雄黄、雌黄、芎䓖、升麻、乌头、防己、竹灰、黄连、黄柏、水银各二分，杏仁三十枚，胡粉一分，巴豆二十枚，松脂、乱发各一鸡子大，蜡三两。

上十六味，㕮咀，以猪膏三升急煎，令发消，去滓，停小冷，以真朱二钱匕投，搅令相得以敷之。凡用膏，先净疮，拭干乃敷之。敷讫，以赤石脂黄连散粉之。

乌膏　治种种诸疮不愈者方：

水银一两，黄连二两，经墨三分。

上三味，治下筛，以不中水猪膏和之敷上。不过再三愈。神良。若欲多作任人。唯不治金疮，水银大须熟研。

治代指方：

甘草二两，㕮咀，水五升，煮取一分半，渍之。若无，用芒硝代之。

又方：以唾和白硇砂，搜面作碗子。盛唾着硇砂如枣许，以抓指着中，一日瘥。

又方：以毛杂黄土作泥，泥指上，令厚五分，纳糖灰中煨之，令热可忍，泥干易，不过数度瘥。

又方：刺指热饭中二七遍。

又方：以麻沸汤渍之即愈。

又方：单煮地榆作汤，渍之半日。

又方：先刺去脓血，炙鱼鲊皮令温，以缠裹周匝，痛止便愈。

又方：以蜀椒四合，水一升煮三沸，以渍之。

又方：取萎黄葱叶煮沸，渍之。

治指痛欲脱方：

猪脂和盐煮令消，热纳指中，食久住。

治手足指掣痛不可忍方：

酱清和蜜温涂之。

治手足指逆胪方：

此缘厕上搔头。还坐厕上，以指到捋二七下即瘥。

又方：青珠一分，干姜二分。

上二味，捣，以粉疮上，日三。

治冻指瘃欲堕方：

马屎三升，以水煮令沸，渍半日愈。

治手足皴裂、逆胪、代指方：

酒搦猪胰洗之，慎风冷。

治手足皴劈破裂，血出疼痛方：

猪脂著热酒中洗之。

治冬月冒涉冻凌，面目手足皴瘃，及始热痛欲瘃者方：

取麦窠煮令浓，热洗之。

治手足皴痛方：

煮茄子根洗之。

又方：芎䓖三分，蜀椒二分，白芷、防风、盐各一两。

上五味，㕮咀，以水四升煎浓涂之。猪脂煎更良。

治人脚无冬夏常拆裂，名曰尸脚方：

鸡屎一升，水二升，煮数沸，停小冷，渍半日，瘥止。亦用马屎。

又方：烊胶，胶干帛贴上。

割甲侵肉不瘥方：硇砂、矾石末裹之，以瘥为候。

又方：捣鬼针草苗汁及鼠粘草根和腊月猪脂敷之。